Springer-Verlag Berlin Heidelberg GmbH

Der *Internist*

Weiterbildung für Internisten
Gastroenterologie und Stoffwechsel

Ihre Basis für die Facharztprüfung

H.-P. Schuster, K. Wilms, H. Lydtin, U.K. Lindner (Hrsg.)

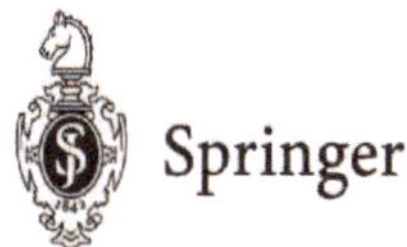

Springer

Prof. Dr. H.-P. Schuster
Medizinische Klinik II
Städtisches Krankenhaus
Weinberg 1
D-31135 Hildesheim

Prof. Dr. K. Wilms
Medizinische Poliklinik
Klinikstraße 6-8
D-97070 Würzburg

Prof. Dr. med. H. Lydtin
Kreiskrankenhaus, Innere Abteilung
Oßwaldstraße 1
D-82319 Starnberg

Dr. med. U.K. Lindner
Chefredakteur Facharztzeitschriften
Springer-Verlag
Tiergartenstraße 17
D-69121 Heidelberg

Aus der Zeitschrift *Der Internist*, Hefte 5/94 - 7/97

ISBN 978-3-540-64627-3 ISBN 978-3-642-59925-5 (eBook)
DOI 10.1007/978-3-642-59925-5

Die Deutsche Bibliothek-CIP-Einheitsaufnahme
Weiterbildung für Internisten : Ihre Basis für die Facharztprüfung / Hrsg.: H.-P. Schuster ... - Berlin ; Heidelberg ; New York ; Barcelona ; Budapest ; Hongkong ; London ; Mailand ; Paris ; Singapur ; Tokio: Springer. Gastroenterologie. 1999

Softcover reprint of the hardcover 1st edition 1999

Umschlaggestaltung: F. Steinen-Broo, eStudio Calamar, Pau/Girona, Spanien
Satz: W. Bischoff, DTP in-House Produktion, rbw, Heidelberg und Fotosatz-Service Köhler GmbH, Würzburg

SPIN: 10683842 23/3134 - 5 4 3 2 1 0 - Gedruckt auf säurefreiem Papier

Vorwort

Wissen zu sichern und gesichertes Wissen ärztlichem Entscheiden und Handeln zugänglich zu machen, ist die zentrale Aufgabe einer Zeitschrift, die sich der Fort- und Weiterbildung widmet. Seit 10 Jahren spiegelt die Rubrik „Weiterbildung" in Der Internist diesen Auftrag wider, und die „Blauen Seiten" haben sich geradezu zum Markenzeichen für alle Springer Facharzt-Zeitschriften entwickelt. Die Redaktion dieser Rubrik hat es sich in Abstimmung mit den Herausgebern von *Der Internist* zum Ziel gesetzt, im Zeitraum der Weiterbildung zum Facharzt für Innere Medizin wichtige Themen zu einem Katalog zusammenzutragen, die das gesamte Gebiet abdecken und darüber hinaus den Blick ins klinische Nachbarfach werfen. Dieser Anspruch scheint unerfüllbar zu sein, da im Weiterbildungzeitraum von 6 Jahren nur 72 Ausgaben der Zeitschrift erscheinen und sich das Fachgebiet mit 72 einzelnen Themen kaum darstellen läßt.

Die Didaktik und Planung der Weiterbildungsbeiträge stellen sich dieser Problematik. Durch die Einteilung des Stoffes in 4 Felder nach Darstellung von
- Symptomen („Was führt den Patienten zum Arzt?"),
- Befunden („Was sieht und findet der Arzt bei der klinischen Untersuchung?"),
- Untersuchungsergebnisse („Was mißt der Arzt?") und
- komplexen Krankheitsbildern oder Therapiekonzepten

wird in übergreifenden Fachartikeln die Komplexität der ärztlichen differenzierten Diagnostik und eines rationalen therapeutischen Prozedere beschrieben. Die Stoffsammlung wird in langfristiger Vorplanung erarbeitet und im Zusammenwirken mit anspruchsvollen Autoren, den besten ihres Fachgebietes, in einzelne Artikel umgesetzt.

Es verwundert nicht, daß den Herausgeber seit langem der Wunsch angetragen wurde, die Beiträge dieser Rubrik nach den Fragestellungen der internistischen Schwerpunkte zusammenzustellen. Für die [Kardiologie/Angiologie bzw. Gastroenterologie] haben wir hier ausgewählte Beiträge der letzten 5 Jahre zu einem Band zusammengefaßt. Alle Arbeiten sind inhaltlich durch die Autoren geprüft und ggf. aktualisiert worden. Für die Weiterbildung zum Facharzt und als Repetitorium für den Arzt in Klinik und Praxis bietet sich damit ein qualifiziertes Kompendium dieses Teilgebietes.

U.K. Lindner
H. Lydtin
K. Wilms
H.-P. Schuster

Inhalt

Erstgenannte Autoren

Prof. Dr. H. Csef
Arbeitsbereich Psychosomatische Medizin und Psychotherapie
Medizinische Poliklinik der Universität
Klinikstraße 8
D-97070 Würzburg

Prof. Dr. U.R. Fölsch
Medizinische Klinik, Klinik für Allgemeine Innere Medizin
Christian-Albrechts-Universität
Schittenhelmstraße 12
D-24105 Kiel

Dr. E. Frick
Klinikum der Universität Regensburg, Klinik und Poliklinik für Innere Medizin I
Franz-Josef-Strauß-Allee 11
D-93042 Regensburg
Tel.: 0941-944-7010 FAX: 0941-944-7002
e-mail: Egbert.Frick@klinik.uniregensburg.de

Prof. Dr. W. Gröbner
Kreiskliniken Zollernalb, Kreisklinik Balingen
Tübinger Straße 30
D-72336 Balingen
Tel.: 07433-922481 FAX: 07433-922594

Priv.-Doz. Dr. med. S. Martin
Diabetes-Forschungsinstitut an der Heinrich-Heine-Universität
Auf'm Hennekamp 65
D-40225 Düsseldorf
Tel.: 0211-3382-331 FAX: 0211-3382-603

Prof. Dr. med. D. Platt
Institut für Gerontologie der Universität Erlange-Nürnberg
Heimerichstraße 58
D-90419 Nürnberg
Tel.: 0911-398-2435 FAX: 0911-398-2117

Prof. Dr. T. Sauerbruch (Erstautor M. Neubrand)
Direktor der Medizinischen Universitätsklinik
Allgemeine Innere Medizin, Friedrich-Wilhelms-Universität
Sigmund-Freud-Straße 25
D-53105 Bonn
Tel.: 0228-287-5216 FAX: 0228-287-4322
e-mail: sauerbruch@uni-bonn.de

Dr. med. V. Schilling
HNO-Klinik und Poliklinik
der Ludwig-Maximilians-Universität München, Klinikum Großhadern
D-81366 München
Tel.: +49-89-7095-3850/-3897 FAX: +49-89-70958825
e-mail: schilling@hno.med.uni-muenchen.de

Dr. C. Trautwein
Abteilung Gastroenterologie und Hepatologie
Medizinische Hochschule Hannover
Carl-Neuberg-Straße 1
D-30625 Hannover

Dr. med. G.A. Wiesbeck
Psychiatrische Klinik und Poliklinik, Universität Würzburg
Klinische Suchtmedizin
Füchsleinstraße 15
D-97080 Würzburg

Der Internist
7 · 1997 · 38: 721–731 © Springer-Verlag 1997

Die Beiträge der Rubrik „Weiterbildung" sollen dem Stand der Facharztprüfung für den Internisten ohne Schwerpunktbezeichnung entsprechen und zugleich dem niedergelassenen Facharzt als Repetitorium dienen. Die Rubrik beschränkt sich auf klinisch gesicherte Aussagen zum Thema.

H. Csef • Arbeitsbereich Psychosomatische Medizin und Psychotherapie, Bayerische Julius-Maximilians-Universität Würzburg

Magersucht und Bulimia nervosa

Internisten stellen oft die Erstdiagnose

Die Anorexia nervosa weist eine relativ hohe Mortalitätsrate auf

Auch die verborgenen Eßstörungen gilt es zu erkennen

Die interdisziplinäre Kooperation von Innerer Medizin und Psychosomatik ist essentiell

► Anorexia nervosa – die erste psychosomatische Krankheit

Die Eßstörungen Anorexia nervosa (Magersucht) und Bulimia nervosa („Freßsucht") als klassische psychosomatische Krankheiten haben für die Fachgebiete Psychiatrie, Psychosomatik, Psychotherapie und Innere Medizin gleichermaßen hohe klinische Relevanz. Der Internist hat im diagnostischen und therapeutischen Prozeß große Bedeutung, weil er nicht selten die Erstdiagnose stellt und im Therapieverlauf häufig entscheidend für die Mitbehandlung wird. Je ausgeprägter die somatischen Komplikationen des Untergewichtes oder Erbrechens werden, um so mehr werden niedergelassene Internisten und internistische Abteilungen in den Therapieprozeß miteinbezogen.

Angesichts auch heute noch hoher Mortalitätsraten zwischen 5 und 15 % bei der Magersucht [2, 7] ist die lebensrettende Funktion der Inneren Medizin für Magersüchtige bei somatischer Dekompensation an Bedeutung nicht zu überschätzen. Die Medizinische Klinik ist dann bei der Notfalleinweisung die letzte Bastion, hinter der nicht selten der Tod lauert. Weit weniger dramatisch, aber dennoch groß ist der Stellenwert internistischer Diagnostik im diagnostischen Prozeß. Diskrete klinische Befunde oder pathologisch veränderte Laborwerte können die ersten Hinweise auf eine „verborgene" Eßstörung sein.

Insbesondere dann, wenn die Patientin bewußt die Eßstörung verschweigt und den geäußerten Verdacht strikt verneint, kann der Internist mit detektivischem Geschick die diagnostische Klärung fördern. Schon diese angedeuteten Zusammenhänge weisen darauf hin, daß von den klinischen Anforderungen her die Magersucht und Bulimia nervosa oft in die Zuständigkeit des Internisten fallen, so daß eine intensive Auseinandersetzung mit diesen Krankheitsbildern sinnvoll erscheint. Die interdisziplinäre Kooperation von Psychosomatik und Innerer Medizin kann darüberhinaus die Therapieergebnisse im Langzeitverlauf entscheidend optimieren.

Eßstörungen – die „Lieblingskrankheiten" der Psychosomatik

Die psychogenen Eßstörungen Anorexia nervosa und Bulimia nervosa gehören zu den „Lieblingskrankheiten" der Psychosomatiker. Über sie wird im Vergleich zu anderen psychosomatischen Krankheitsbildern ausgesprochen zahlreich publiziert und geforscht. Diese Vorreiterfunktion im Fachgebiet der Psychosomatik hat einige plausible Gründe:

- Die Magersucht ist vermutlich das ► **erste Krankheitsbild** überhaupt, das unter psychosomatischen Gesichtspunkten beschrieben und erklärt wurde [1, 4]. Entsprechende Beschreibungen finden sich bereits in der Antike.
- Die Eßstörungen Magersucht und Bulimia nervosa gelten primär als psychogene Erkrankungen. Sie können jedoch massive somatische Folgen haben. Die aktuell in

Prof. Dr. H. Csef, Arbeitsbereich Psychosomatische Medizin und Psychotherapie, Medizinische Poliklinik der Universität, Klinikstraße 8, D-97070 Würzburg

Die Anorexia nervosa ist eine psychische Störung mit großen somatischen Folgen

Langzeitkatamnesen erhobenen Mortalitätsraten von 5–15 % [2, 7] für die Magersucht belegen, daß die somatischen Folgen einer psychischen Störung hier in einer Weise deutlich werden, wie wir es von keinem anderen psychosomatischen Krankheitsbild kennen.

- Die primären Eßstörungen imponieren phänomenologisch durch das extrem gestörte Eßverhalten. Sie zeigen also primär eine Verhaltensstörung und verweisen dabei auf die psychosoziale Dimension dieser Erkrankungen [1, 3, 8].
- Es besteht international Übereinstimmung darin, daß es in den vergangenen zwei Jahrzehnten zu einem rapiden Anstieg der ▶ **Inzidenz** von psychogenen Eßstörungen gekommen ist [1, 4, 9].
- Anorexia und Bulimie stimulieren den therapeutischen Optimismus dadurch, daß Psychotherapie hier in einem kurativen Ansatz erfolgt: Psychotherapie ist das Mittel der Wahl [1, 8, 9]. Ein so schweres Krankheitsbild wie die Magersucht psychotherapeutisch heilen zu können, verweist auf die hohe Effizienz von Psychotherapie. Dieses ist durch zahlreiche Evaluationstudien bewiesen [2, 3, 4, 8].

▶ Inzidenz
Deutliche Zunahme der Eßstörungen

Die Psychotherapie ist das Mittel der Wahl

Diagnosekriterien im Internationalen Klassifikationsschema der WHO: ICD-10

▶ ICD-10-Klassifikation
10. Revision der International Classification of Diseases der WHO

In der ▶ **ICD-10-Klassifikation** werden die psychogenen Eßstörungen Magersucht und Bulimia nervosa in dem Kapitel F50.0 bis F59.0 – Verhaltensauffälligkeiten mit körperlichen Störungen und Faktoren – eingeordnet. Dort sind die entsprechenden Diagnosekriterien wie folgt beschrieben:

F.50.0 Anorexia nervosa – Diagnostische Leitlinien

▶ QUETELETS-INDEX: $\frac{W}{H^2}$

(W = Körpergewicht in kg; H = Körpergröße in Meter; der Quetelets-Index ist mit dem Body-Mass-Index (BMI) identisch)

- Tatsächliches Körpergewicht liegt mindestens 15% unter dem erwarteten (entweder durch Gewichtsverlust oder nie erreichtes Gewicht) oder ▶ **Quetelets-Index** von 17,5 oder weniger. Bei Patienten in der Vorpubertät kann die erwartete Gewichtszunahme während der Wachstumsperiode ausbleiben.
- Der Gewichtsverlust ist selbst herbeigeführt durch Vermeidung von hochkalorischen Speisen; und eine oder mehrere der folgenden Möglichkeiten:
  - selbst induziertes Erbrechen;
  - selbst induziertes Abführen;
  - übertriebene körperliche Aktivitäten;
  - Gebrauch von Appetitzüglern und/oder Diuretika.
- Es liegt eine ▶ **Körperschema-Störung** in Form einer spezifischen psychischen Störung vor: die Angst, zu dick zu werden, besteht als eine tiefverwurzelte überwertige Idee; die Betroffenen legen eine sehr niedrige Gewichtsschwelle für sich selbst fest.
- Es zeigt sich eine ▶ **endokrine Störung auf der Hypothalamus-Hypophysen-Gonaden-Achse.** Sie manifestiert sich bei Frauen als Amenorrhoe und bei Männern als Libido- und Potenzverlust. Eine Ausnahme stellt das Persistieren vaginaler Blutungen bei anorektischen Frauen mit einer Hormonsubstitutionstherapie zur Kontrazeption dar. Erhöhte Wachstumshormon- und Kortisolspiegel, Änderungen des peripheren Metabolismus von Schilddrüsenhormonen und Störungen der Insulinsekretion können gleichfalls vorliegen.
- Bei Beginn der Erkrankung vor der Pubertät ist die Abfolge der pubertären Entwicklunsschritte verzögert oder gehemmt (Wachstumsstopp; fehlende Brustentwicklung und primäre Amenorrhoe beim Mädchen; beim Knaben bleiben die Genitalien kindlich). Nach Remission wird die Pubertätsentwicklung häufig normal abgeschlossen, die Menarche tritt aber verspätet ein.

▶ Körperschema-Störung
Überwertige Idee und Angst, zu dick zu sein

▶ Dysregulation der Hypothalamus-Hypophysen-Gonaden-Achse

Amenorrhoe ist ein wichtiges endokrines Symptom beim weiblichen Geschlecht

F50.2 Bulimia nervosa – Diagnostische Leitlinien

„Freßgier" und Eßattacken (Hyperphagie) als Leitsymptom

- Es findet sich eine andauernde Beschäftigung mit Essen, eine unwiderstehliche Gier nach Nahrungsmitteln; die Patientin erliegt Eßattacken, bei denen große Mengen Nahrung in sehr kurzer Zeit konsumiert werden.
- Die Patientin versucht, dem dickmachenden Effekt der Nahrung durch verschiedene Verhaltensweisen entgegenzusteuern:

Gewichtsregulierende Verhaltensweisen als „Gegensteuerung".

- selbstinduziertes Erbrechen,
- Mißbrauch von Abführmitteln,
- zeitweilige Hungerperioden,
- Gebrauch von Appetitzüglern, Schilddrüsenpräparaten oder Diuretika. Wenn die Bulimie bei Diabetikerinnen auftritt, kann es zu einer Vernachlässigung der Insulinbehandlung kommen.

▶ Psychopathologische Auffälligkeit

- Die ▶ **psychopathologische Auffälligkeit** besteht in einer krankhaften Furcht davor, dick zu werden; die Patientin setzt sich eine scharf definierte Gewichtsgrenze, weit unter dem prämorbiden, vom Arzt als optimal oder „gesund" betrachteten Gewicht.

Übergänge von Anorexie in Bulimie sind häufig

- Häufig läßt sich in der Vorgeschichte mit einem Intervall von einigen Monaten bis zu mehreren Jahren eine Episode einer Anorexia nervosa nachweisen. Diese frühere Episode kann voll ausgeprägt gewesen sein, oder war eine verdeckte Form mit mäßigem Gewichtsverlust und/oder einer vorübergehenden Amenorrhoe.

Atypische Eßstörungen

In der ICD-10 werden auch Kriterien für „atypische" Fälle von Magersucht und Bulimia nervosa angeführt, ebenso für Eßattacken bei anderen psychischen Störungen (Polyphagie oder Hyperphagie) und für Formen des Erbrechens bei anderen psychischen Störungen (dissoziative Störungen, hysterisches Erbrechen, psychogene Hyperemesis gravidarum).

Prävalenz, Häufigkeitszunahme und Geschlechtsverteilung

▶ Hauptrisikogruppe

Die ▶ **Hauptrisikogruppe** für die psychogenen Eßstörungen Magersucht und Bulimia nervosa sind weibliche Personen zwischen 13 und 30 Jahren aus der Mittel- und Oberschicht der westlichen Industrienationen. Hier werden zwei fundamentale epidemiologische Daten deutlich, die wiederholt durch die wissenschaftliche Forschung bestätigt wurden [1, 3, 4, 8, 9]:

- Magersucht und Bulimia nervosa entstehen überwiegend beim weiblichen Geschlecht.

Psychogene Eßstörungen bevorzugt in westlichen Industrieländern mit Nahrungsüberschuß!

- Die Verbreitung der beiden Krankheitsbilder zeigt eine starke Häufung in den westlichen Industrieländern. Sie kommen selten in Ländern vor, in denen Armut und Nahrungsmangel herrschen. Soweit sie in Ländern der Dritten Welt vorkommen, sind fast ausschließlich weibliche Personen aus wohlhabenden Kreisen betroffen. Nahrungsüberfluß scheint also eine conditio sine qua non für die Entwicklung der psychogenen Eßstörungen zu sein [6].

▶ Häufigkeitszunahmee

Aus epidemiologischer Sicht erscheint noch sehr bedeutsam, daß in den letzten beiden Jahrzehnten eine erhebliche ▶ **Häufigkeitszunahme** von Magersucht und Bulimia nervosa zu verzeichnen ist [3, 4, 5, 9].

▶ Prävalenzraten
Anorexia nervosa 0,5 - 0,8 %
Bulimia nervosa 2 - 4 %

Die ▶ **Prävalenzraten** werden in der wissenschaftlichen Forschung für die Anorexia nervosa mit 0,5–0,8 %, für die Bulimia nervosa mit 2–4 % angegeben (bezogen auf die Hauptrisikogruppe der weiblichen Personen zwischen 13 und 30 Jahren). Die Geschlechtspräferenz mit einer Bevorzugung des weiblichen Geschlechts zeigt ein Verhältnis von etwa 10 : 1 bis 20 : 1.

Geschlechtspräferenz weibl./männl. = 10 : 1

▶ Psychogenes Übergewicht

Während die oben genannten Prävalenzraten auf relativ eng gefaßten Diagnosekriterien beruhen, liegt der Prozentsatz für ▶ **psychogenes Übergewicht** als sogenanntes „Frustessen" in den Prävalenzraten wesentlich höher. Die zeitgenössische molekulargenetische Gewichts- und Adipositasforschung dürfte hier bald neuere Erkenntnisse bringen.

Fließende Übergänge von Bulimia nervosa und Adipositas?

Der Einfluß psychischer und soziokultureller Faktoren bei Hyperphagie und Übergewicht bleibt jedoch unumstritten. Der fließende Übergang von Bulimia nervosa und psychogenem Übergewicht erscheint in diesem Kontext bedeutsam, zumal die internistischen Folgeerkrankungen im Langzeitverlauf besondere klinische Relevanz haben.

Ätiologie und Pathogenese

► Multifaktorielle Genese

► Genetische, biologische und neurochemische Faktoren

► Psychische Faktoren

► Soziokulturelle Faktoren

In den psychosomatischen Ätiologiemodellen zu den anorektischen und bulimischen Eßstörungen besteht international weitgehend Konsens darüber, daß es sich um eine ► **multifaktorielle Genese** sehr heterogener Faktoren handelt. Unterschieden werden:

- ► **Genetische, biologische und neurochemische Faktoren,**
- ► **Psychische Faktoren** (z.B. frühkindliche Belastungen, Sozialisationsbedingungen in Kindheit und Adoleszenz, Verlust- und Trennungerlebnisse, Selbstwertprobleme).
- ► **Soziokulturelle Faktoren** (Schlankheitsideal, kollektive Rollenkonflikte, einseitige Leistungsorientierung).

Bei den genannten prädisponierenden Faktoren kommt es meist in einer spezifischen auslösenden Lebenssituation zur Symptomentstehung der Eßstörung und damit zur Manifestation des Krankheitsbildes. Der weitere Verlauf wird sowohl durch krankheitsperpetuierende Faktoren als auch durch Bewältigungsmöglichkeiten („Coping") beeinflußt.

► Krankheitsperpetuierende Faktoren

► **Krankheitsperpetuierende Faktoren** bewirken eine Aufrechterhaltung der bulimischen oder anorektischen Symptomatik (z. B. Streß, unbewältigte familiäre oder partnerschaftliche Konflikte, neurobiologische Folgen der Eßstörungen, sekundäre somatische Veränderungen, zunehmende somatische Eigendynamik).

► Bewältigungsmöglichkeiten

Die ► **Bewältigungsmöglichkeiten** können das Krankheitsbild positiv beeinflussen. Sie können z. B. spontan durch den Patienten (positive Lebensveränderungen, neue tragfähige Beziehungen, Erfolge) oder durch gezielte spezifische Verhaltensänderungen im Rahmen einer psychotherapeutischen Behandlung erfolgen.

Abbildung 1 zeigt die komplexe Entstehungs- und Verlaufsdynamik der anorektischen und bulimischen Eßstörungen.

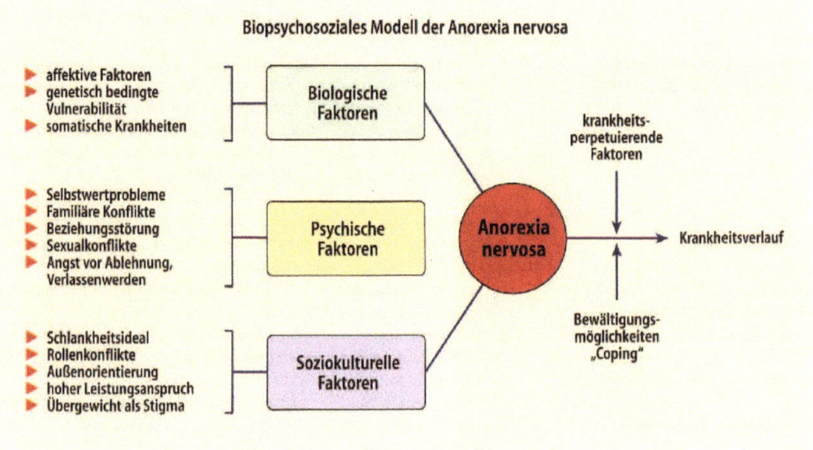

Abb. 1 ▲ **Biopsychosoziales Modell der Anorexia nervosa**

Magersucht und Bulimia nervosa im Vergleich

Magersucht und Bulimina nervosa haben zahlreiche Gemeinsamkeiten, jedoch auch grundlegende Unterschiede. Beide Formen der psychogenen Eßstörungen sind in sich sehr heterogene Krankheitsbilder, tauchen gemeinsam mit verschiedensten in-

▶ Komorbiditäten und Subtypen

ternistischen oder psychiatrischen ▶ **Komorbiditäten** auf und haben im Langzeitverlauf die Tendenz, daß sie ineinander übergehen können [1, 3, 4, 8].

So kann beispielsweise die asketische oder restriktive Form der Magersucht in eine bulimische Form der Anorexia nervosa übergehen. Diese wiederum hat phänomenologisch viele Gemeinsamkeiten mit der Bulimia nervosa (Heißhungerattacken, Freßanfälle, selbstinduziertes Erbrechen).

Übergänge von Anorexie und Bulimie im Langzeitverlauf.

Das Durchschnittsalter bei der Erstmanifestation liegt bei der Magersucht früher als bei der Bulimia nervosa. Im Langzeitverlauf ist der Übergang in eine Bulimia nervosa möglich. Umgekehrt kann eine langjährig bestehende Bulimia nervosa mit Normalgewicht bei zunehmendem Erbrechen und Untergewicht schließlich die Diagnosekriterien einer Magersucht erfüllen.

▶ Gemeinsamkeiten

Die Magersucht und die Bulimia nervosa zeigen hinsichtlich psychischer Faktoren, Psychopathologie und Psychodynamik grundlegende ▶ **Gemeinsamkeiten** auf. Hierfür spricht auch der relativ häufige Übergang von einem Krankheitsbild in das andere [1, 3, 4, 8]. Deshalb wurden in der Psychosomatik verschiedene dynamische und mehrdimensionale Modelle entwickelt. Diese sollen nosologische Diagnosesysteme ergänzen und die Übergänge der einzelnen Krankheitsbilder im Langzeitverlauf einbeziehen.

▶ Unterschiede

Trotz der geschilderten Gemeinsamkeiten gibt es jedoch auf der Symptomebene und hinsichtlich der international vereinbarten Diagnosekriterien auch deutliche ▶ **Unterschiede** zwischen beiden Krankheitsbildern (Tabelle 1).

Tabelle 1
Magersucht und Bulimia nervosa im Vergleich

	Anorexia nervosa	Bulimia nervosa
Prävalenz in Risikogruppen (15-30 J.)	0,8 %	4,0 %
Appetit	reduziert (Anorexie)	gesteigert (Hyperorexie)
Eßverhalten (Nahrungszufuhr)	Hypophagie, Nahrungsrestriktion „Hungern", Essensverweigerung	Hyperphagie, Heißhungerattacken, „Freßanfälle" Bulimie = „Ochsenhunger" griech. „bous" (Ochse), „limos" (Hunger)
Verhaltensziel (finaler Aspekt)	abnehmen wollen, schonungsloses Streben nach Abmagerung (relentless pursuit of thinness)	nicht zunehmen wollen, Angst vor Gewichtszunahme, „weight phobia"
Impulskontrolle	verstärkt, „Kontrollzwang"	vermindert, Kontrollverlust („Impulsdurchbruch" im Freßanfall)
Körpergewicht	immer Untergewicht, mindestens 15 % unter Normalgewicht	meist Normalgewicht, leichtes Untergewicht oder Übergewicht möglich, Übergänge zur Magersucht und Adipositas, große Gewichtsschwankungen
Erbrechen	bei 15–30 %	bei ca. 85 %
Amenorrhoe	60–100 % je nach Untergewicht	40–50 %
Leidensdruck	gering, starke Verleugnungstendenzen	groß
Therapieverlangen	gering	groß

Internistische Befunde

▶ Internistische Komplikationen

Sowohl bei der Magersucht als auch bei der Bulimie können das Eßverhalten und die gewichtsreduzierenden Manipulationen zu erheblichen organischen Folgezuständen und ▶ **internistischen Komplikationen** führen. Diese sind entweder Folge der Nahrungsrestriktion (biologischer Starvation-Status) oder von Erbrechen, Laxanzien- oder Diuretika-Abusus, die zur Gewichtsreduktion eingesetzt werden.

▶ Komorbiditäten
Alkoholismus, Drogen, Depressionen, Angststörungen

Vielgestaltige ▶ **Komorbiditäten** wie andere Suchterkrankungen (Alkohol-, Medikamenten- oder Drogenmißbrauch), Depressionen, Angststörungen und Persönlichkeitsstörungen komplizieren das Gesamtbeschwerdebild erheblich.

Die Anamnese und eine sorgfältige Verhaltensanalyse sind bedeutsam für die Beurteilung internistischer Befunde z. B. der Laborwerte. So hängen beispielsweise die Serumelektrolyte stark davon ab, welche der üblichen Verhaltensweisen der Patient in welchem Ausmaß hat und wie diese interagieren. Sowohl Erbrechen als auch Laxanzien- und Diuretika-Abusus haben erheblichen Einfluß auf die Serum-Elektrolyte.

Serumelektrolyte sind stark verhaltensabhängig (Erbrechen, Laxanzien- oder Diuretika-Abusus)

Die Gesamtkonstellation der jeweiligen Verhaltensauffälligkeiten bestimmt dann letztlich, welche Werte gemessen werden. Tabelle 2 zeigt die typischen Laborwerte in Abhängigkeit von den anorexie- und bulimiespezifischen Verhaltensweisen wie Erbrechen, Laxanzien- und Diuretikaabusus:

Tabelle 2
Typische Veränderungen der Serum-Elektrolyte bei Erbrechen, Laxanzien- und Diuretikaabusus

	Natrium	Kalium	Chlorid	Bikarbonat	pH
Erbrechen	n ↑↓	↓	↓	↑	↑
Laxanzien	n ↑	↓	n ↑	n ↓	↓
Diuretika	n ↓	↓	↓	↑	↑

↑ = erhöht; ↓ = erniedrigt; n = normal. (nach Brotman et al 1985)

▶ Körperliche Untersuchung

Deutlicher und stabiler sind internistischen Befunde der ▶ **körperlichen Untersuchung**. Da für die Magersucht ein Mindest-Untergewicht gefordert wird, sind die hierfür typischen Befunde meist gegeben, während bei der Bulimia nervosa eine größere Varianz feststellbar ist (Tabelle 3).

▶ Amenorrhoe
Amenorrhoe bei Magersucht und Bulimia nervosa

Wichtiges klinisches Merkmal der Magersucht ist die ▶ **Amenorrhoe**. Sie gehört definitionsgemäß zu den Diagnosekriterien. Die subjektiven Angaben der Patientinnen mit Amenorrhoe lassen sich bei der Anorexie durch entsprechende Hormonwerte objektivieren (präpubertäre Hormonmuster des LH und des FSH, deutlich erniedrigte Östradiol- und Progesteronwerte). Das Symptom Amenorrhoe ist bei der Bulimia nervosa bei 40–50 % der Patientinnen gegeben.

Es gibt kein typisches „Laborscreening"

Die Vielzahl der Einflußgrößen und Variablen auf Laborbefunde (Gewicht, Erbrechen, gewichtsreduzierende Manipulationen, Komorbiditäten) legen nahe, daß es ein typisches „Laborscreening" für die Magersucht oder Bulimie nicht geben kann.

Tabelle 3
Häufige Befunde der körperlichen Untersuchung bei Anorexia und Bulimie.

	Anorexie	Bulimie
Kachexie	+	(+)
Trockene Haut	+	-
Lanugobehaarung	+	-
Petechien	+	-
Ödeme	(+)	(+)
Akrozyanose	+	-
Hypothermie	+	-
Bradykardie	+	-
Arrhythmie	(+)	(+)
Hypotension	+	(+)
Sialadenose	(+)	+
Zahnschäden	-	+

(+) = vorhanden; (+) = fakultativ vorhanden; - = nicht vorhanden)
(nach Köpp & Herzog 1996)

Tabelle 4
Häufigkeit des Vorkommens pathologischer Laborbefunde bei Anorexie (n=103)

Hyperamylasämie	47,8 %
Hypokaliämie	35,9 %
Erhöhte SGPT	27,4 %
Hypochloridämie	24,2 %
Erhöhte BSG	22,8 %
Erhöhte SGOT	21,1 %
Hb-Erniedrigung	19.8 %
Erhöhtes Serumkreatinin	18,8 %
Hyponatriämie	18,0 %
Erhöhtes Serumbilirubin	15,7 %
Hypoalbuminämie	13,4 %
Leukozytopenie	12,1 %

(nach Herzog et al. 1992)

▶ Laborbefunde

Die ▶ **Laborbefunde** sind jedoch wertvolle Verlaufsprädiktoren und können natürlich etwas über den Schweregrad der Erkrankung aussagen. Die in Tabelle 4 aufgeführten Laborwerte sind üblicherweise bei der Magersucht pathologisch verändert.

Therapiekonzepte

Entsprechend der Heterogenität ätiologischer Faktoren und der sehr unterschiedlichen Verlaufsdynamik sind bei der Behandlung der Magersucht und Bulimia nervosa die folgenden Therapieansätze sinnvoll. Sie können je nach klinischer Situation und Krankheitsverlauf auch kombiniert zur Anwendung kommen.

▶ Somatische Therapieansätze
▶ Medikamentöse Therapie
▶ Psychotherapie

- ▶ **Somatische Therapieverfahren**
- ▶ **Medikamentöse Therapie mit Psychopharmaka**
- ▶ **Psychotherapie**

Die Behandlungsmodalitäten sind abhängig von der klinischen Gesamtsituation

Der Psychotherapieerfolg ist entscheidend für den Langzeitverlauf

Die klinische Gesamtsituation bestimmt, welche dieser drei genannten Behandlungsmodalitäten im Vordergrund stehen wird. Bei der Magersucht als „internistischer Notfall" mit lebensbedrohlichem Untergewicht oder gefährlichen medizinischen Komplikationen entscheiden rechtzeitige Diagnose und internistische Therapie über Leben und Tod. Für den Krankheitsverlauf ist der Erfolg effizienter psychotherapeutischer Interventionen von ausschlaggebender Bedeutung.

Somatische Therapieansätze

Somatische Therapieansätze stehen in folgenden Situationen im Vordergrund:

- Internistische Therapie bei lebensbedrohlichem Untergewicht (Sondenernährung, Substitutionstherapie, Korrektur pathologischer Stoffwechselentgleisungen),
- Behandlung somatischer Komplikationen,
- Langfristig Substitutionstherapie und Kompensation der Unter- und Mangelernährung (z. B. Osteoporosebehandlung, Kalzium- und Vitamin D-Zufuhr, ggf. niedrig dosierte Behandlung mit Östradiol-Gestagen-Kombinationspräparaten).

Praktische Handlungsanweisungen zur somatischen Therapie internistischer Notfälle oder medizinischer Komplikationen finden sich in den Übersichten bei Feiereis [3], Fichter & Goebel [6], Herzog et al [8], Vanderlinden et al [10].

Psychotherapie als Mittel der Wahl im Langzeitverlauf

Aus der ätiologischen Konzeption einer vorwiegend psychogenen Bedingtheit der Eßstörungen ergibt sich für die Therapie, daß psychotherapeutische Verfahren das Mittel der Wahl darstellen. Gewiß gibt es klinische Situationen, in denen somatische Therapieverfahren – wie zum Beispiel Sondenernährung – dringend indiziert sind. Dies gilt auch für die Behandlung mit Psychopharmaka.

▶ Katamneseergebnisse
Durch Psychotherapie können 60–80 % der Fälle geheilt oder gebessert werden

Im Langzeitverlauf hat sich – in großer internationaler Übereinstimmung – ergeben, daß die Güte der psychotherapeutischen Behandlung für den weiteren Verlauf entscheidend ist. Ein Vergleich von Spontanverlauf und ▶ **Katamneseergebnissen** nach psychotherapeutischen Behandlungen zeigt, daß durch Psychotherapie immerhin 60–80 % der Fälle geheilt oder gebessert werden können. Der Anteil chronifizierter Verläufe und die Mortalitätsrate können durch Psychotherapie erheblich reduziert werden.

▶ Verhaltenstherapie/Psychoanalyse
Bewährte Therapieverfahren

▶ Stationäre Psychotherapie

Die meisten empirischen Therapiestudien zu den psychogenen Eßstörungen stammen von der ▶ **Verhaltenstherapie** [4, 10] und der ▶ **Psychoanalyse** [3, 8, 9]. Die psychotherapeutische Behandlung kann im ambulanten oder im stationären Setting durchgeführt werden. Spezifische Indikationskriterien erleichtern die Entscheidung, ob eine ambulante oder ▶ **stationäre Psychotherapie** erfolgen sollte.

▶ Psychosomatische Fachkliniken

In Deutschland stehen für die stationäre Behandlung von Magersüchtigen und Bulimiekranken zahlreiche sehr spezialisierte psychosomatische Abteilungen oder ▶ **psychosomatische Fachkliniken** zur Verfügung. Die jeweiligen Kliniken arbeiten entweder nach einem verhaltenstherapeutischen oder psychodynamischen Konzept (Therapieführer mit ausführlichen Klinikbeschreibungen bei Herzog et al [8]).

Exkurs

Eßstörungen – eine Form der Depression?

Vorwiegend in den Vereinigten Staaten vertritt eine Gruppe von biologischen Psychiatern die Auffassung, daß Anorexia nervosa und Bulimia nervosa eine Form der Depression darstellen und deshalb eine thymoleptische Behandlung das Mittel der Wahl darstellt.
In der Tat gibt es eine Reihe von empirischen Untersuchungen, die den engen Zusammenhang von psychogenen Eßstörungen und Depressionen nahelegen. Hier sind insbesondere die hohe Koinzidenz von Depression und Eßstörung auf der Symptomebene, der positive Effekt von Antidepressiva und neurobiologische Befunde auf der Neurotransmitterebene erwähnenswert. Die große Heterogenität, die wir bei der Magersucht und der Bulimia nervosa vorfinden, läßt jedoch vermuten, daß dieser enge Zusammenhang mit der Depression nur für eine Untergruppe dieser Patienten zutrifft.

Aufgaben des Internisten in Diagnose und Therapie

▶ Interdisziplinäre Kooperation

Der oft schwierige und komplikationsreiche Verlauf von Magersucht und Bulimie erfordert eine enge ▶ **interdisziplinäre Kooperation** von Psychosomatik/Psychotherapie und Innerer Medizin. Je nach klinischer Situation ergänzen sich die jeweiligen Therapieansätze. Für die psychotherapeutische Langzeitbehandlung sind der Fachpsychotherapeut oder die Psychosomatische Fachklinik zuständig, da dies sehr spezifische Fachkompetenz erfordert. Der Internist hat im Krankheitsverlauf jedoch sowohl diagnostisch als auch therapeutisch große Bedeutung. Für ihn sind folgende ▶ **Aufgabengebiete** zu nennen:

▶ Aufgabengebiete des Internisten

- Erkennen „verborgener" (verschwiegener) Eßstörungen
- Erkennen und Behandeln somatischer Komplikationen
- Vermittlung von Fachpsychotherapie
- Patientenführung bei chronischen Verlaufsformen („psychosomatische Grundversorgung")
- Differenzierte Verlaufsdiagnostik (Differentialdiagnosen, Komorbiditäten, Erkennen von Fehldiagnosen)

▶ „Verborgene" Eßstörung

Große Bedeutung kann der Internist beim Erkennen ▶ **„verborgener" Eßstörungen** haben. Dies trifft weit mehr für die Bulimia nervosa als für die Magersucht zu, zumal die Verdachtsdiagnose Magersucht durch das erhebliche Untergewicht sehr schnell gestellt wird.

Bulimia nervosa

„Die heimliche Sucht, unheimlich zu essen"

▶ Schamgefühl

Anders ist die Situation bei der Bulimia nervosa, die zurecht als die „heimliche Schwester" der Magersucht bezeichnet wurde. „Die heimliche Sucht, unheimlich zu essen" ist der treffende Titel eines populärwissenschaftlichen Buches über die Bulimie. Insbesondere Bulimiekranke mit Normalgewicht befinden sich nicht selten wegen somatischen Befunden in internistischer Behandlung. Wegen intensiven ▶ **Schamgefühlen** verschweigen sie jedoch oft ihr gestörtes Eßverhalten und bewahren es als ihr Geheimnis. Wir finden noch nicht diagnostizierte Bulimiekranke bei niedergelassenen Internisten ebenso wie in den Hormonsprechstunden von Frauenkliniken (Amenorrhoe und Infertilität) oder bei Zahnärzten wegen säurebedingter Zahnschäden (Erbrechen).

Magersucht

Die fehlende Krankheitseinsicht und Compliance sind fast pathognomonisch

Bei Magersüchtigen ist nach gestellter Verdachtsdiagnose nicht selten die Vermittlung in eine Fachpsychotherapie das erste Problem. Bei der Magersucht sind die fehlende Krankheitseinsicht und die geringe Compliance geradezu pathognomisch.

Dies führt dazu, daß die Patienten oft eine adäquate Behandlung ablehnen. Hier kann der niedergelassene Internist einen besonderen Zugang haben und die Behandlungsmotivation der Patientin fördern, um anschließend eine Fachpsychotherapie erfolgreich zu vermitteln.

Kombination von Diabetes mellitus Typ I und Bulimia nervosa

▶ **Stoffwechselentgleisungen**

Cave: „Todbringende Komorbidität"

Eine besondere Herausforderung für Internisten stellt die Kombination von Diabetes mellitus Typ I und Bulimia nervosa dar. Hier kann die Eßstörung zu erheblichen ▶ **Stoffwechselentgleisungen** führen. Die Kombination dieser beiden Erkrankungen führt nicht selten zu letalen Krankheitsverläufen, zumal Bulimiekranke häufig Impulsstörungen und eine Tendenz zu selbstschädigendem Verhalten haben. Insulin stellt ein hochpotentes Mittel für autodestruktive Manipulationen dar! Zahlreiche Fallberichte mit tödlichem Ausgang unterstreichen die Dramatik dieser „todbringenden Komorbidität" [3].

Chronischer Krankheitsverlauf

Chronische Verläufe erfordern eine besondere Betreuung

Niedergelassenen Hausärzten und Internisten kommt auch die wichtige Aufgabe zu, jene Patienten mit Anorexia nervosa oder Bulimie zu betreuen, die einen chronischen Krankheitsverlauf zeigen. Sie haben nicht selten 5–10 stationäre Aufenthalte in psychosomatischen oder psychiatrischen Kliniken hinter sich, zeigen oft ein komplexes Krankheitsbild mit zahlreichen Komorbiditäten. Nicht selten hat die Patientin gerade zum Internisten, der ihr möglicherweise in mehreren kritischen Situationen bereits geholfen hat, eine besondere Vertrauensbeziehung.

▶ **Magersucht und Bulimie als mögliche Fehldiagnose**

Im Langzeitverlauf bleibt der Internist Garant dafür, daß die Diagnose der Eßstörungen immer wieder kritisch evaluiert wird. Es gibt eben auch ▶ **Magersucht und Bulimie als Fehldiagnose,** wobei ein riesiges Spektrum von internistischen Erkrankungen bis hin zum Hirntumor in Frage kommt. Oft muß gerade, wenn neue Aspekte oder Widersprüche auftreten, die Diagnose nochmals hinterfragt werden und zusätzliche somatische Diagnostik durchgeführt werden. Eindrucksvolle Beispiele von Fehldiagnosen finden sich in den Monographien von Fichter [4] und Feiereis [3].

▶ **Indikationen für stationäre internistische Therapie**

In besonderer Weise ist die internistische Fachkompetenz gefragt, wenn es um die notfallmäßige oder wegen internistischen Komplikationen dringend indizierte Krankenhauseinweisung geht. In der Fachliteratur werden folgende ▶ **Hauptindikationen für eine stationäre Behandlung** in einer medizinischen Klinik oder internistischen Abteilung genannt (Tabelle 5).

Tabelle 5.
Indikationen für die stationäre Behandlung psychogener Eßstörungen

- Arrhythmien ohne Elektrolytstörung (ausgenommen milde Brady- oder Tachyarrhythmie)
- Jegliche Arrhythmie im Kontext mit einer anderen medizinischen Komplikation (z.B. Schwindel, Brustschmerz)
- Arrhythmien im Zusammenhang mit Erbrechen, Laxanzien- oder Diuretikaeinnahme
- EKG- oder hämodynamische Veränderungen mit Symptomen (z. B. Schwindel, Brustschmerz)
- >40 % Gewichtsverlust insgesamt oder >30 % Gewichtsverlust in den letzten 3 Monaten
- Unabhängig von der Eßstörung bestehende andere Erkrankungen, vor allem Diabetes, Asthma o. ä.

(in Anlehnung an Brotman et al. 1985)

Verlauf und Prognose

Die Einschätzung des Krankheitsverlaufes und der Prognose hängt wesentlich von den angewandten Therapieverfahren, von den evaluierten Kernvariablen und vom Katamnesezeitraum ab. Insgesamt besteht wissenschaftlicher Konsens darüber, daß psychotherapeutisch unbehandelte Anorexie- und Bulimie-Patientinnen durchwegs einen wesentlich schlechteren Verlauf haben als behandelte.

Langzeitstudien liegen bislang nur über die Anorexia nervosa vor

Psychotherapie ist bei 70–80 % der Patienten erfolgreich

► Therapeutischer Optimismus

► Schwere Verläufe

► Heterogenität von Magersucht und Bulimia nervosa
Dies erfordert verschiedene Therapieansätze und eine differentielle Indikation

Langzeitstudien liegen bislang nur über die Anorexia nervosa vor, da zur Bulimia nervosa erst seit 1980 international vereinbarte Diagnosekriterien aufgestellt wurden. Werden somatische Zielvariablen wie Körpergewicht und Menstruationsstatus sowie Verhaltensmerkmale wie Erbrechen, bulimisches Eßverhalten und Laxanzienabusus in den Mittelpunkt gerückt, so zeigt sich in Langzeituntersuchungen bei psychotherapeutisch behandelten Patienten in 70–80 % der Fälle ein guter Verlauf [2, 3, 7, 8]. Die positiven Ergebnisse von Psychotherapiestudien erlauben es uns, der Behandlung der Magersucht und Bulimia nervosa mit ► **therapeutischem Optimismus** zu begegnen. Die Ergebnisse von Evaluationsstudien sind durchaus ermutigend.

Daß es auch ganz ► **schwere Verläufe** von Bulimia nervosa und Magersucht mit zahlreichen schwerwiegenden Komorbiditäten gibt, die im Suizid, in der Psychose oder in somatischen Komplikationen enden, ist die andere Seite der Eßstörungen. Diese Schattenseite muß die psychosomatische und internistische Fachwelt dazu herausfordern, die Suche nach effizienteren Therapiestrategien, nach differentiellen Indikationsstellungen und vor allem auch nach besseren Konzepten der interdisziplinären Kooperation in der Krankenversorgung voranzutreiben. Gerade die große ► **Heterogenität von Magersucht und Bulimia nervosa**, ihre sehr vielgestaltige Psychopathologie und die zahlreichen Komorbiditäten, die mit ihnen verbunden sein können, führen dazu, daß es keine bestimmten Vorgehensweisen gibt, die für alle Eßgestörten günstig sind.

Eine extrem zwanghafte Magersüchtige, die ausschließlich durch Nahrungsrestriktion einem sehr asketischen Ideal folgt, nie erbrochen hat und keine psychiatrischen Komorbiditäten hat, ist sicherlich anders zu behandeln als eine Magersüchtige mit bulimischem Eßverhalten, die täglich mehrmals erbricht, gleichzeitig exzessiven Alkoholmißbrauch zeigt und mehrere schwere Suizidversuche hinter sich hat. Die Bulimie einer Diabetikerin müssen wir anders behandeln als die Bulimie im Rahmen eines Borderline-Syndroms.

Psychosomatische Forschung

► Ziel der psychosomatischen Forschung

► Prädiktoren

► **Ziel der weiteren psychosomatischen Forschung** muß es also sein, auch jenen Magersüchtigen und Bulimiekranken zu helfen, die bislang therapeutisch schwer zugänglich waren. Damit wären die zum Teil noch recht hohen Mortalitätsraten der Magersucht von 5–15 % zu senken. Die bisherige Verlaufsforschung hat versucht, ► **Prädiktoren** zu identifizieren, die auf einen ungünstigen Krankheitsverlauf hinweisen. Feiereis [3] nennt prognostisch negative Faktoren, die in Tabelle 6 ausgeführt sind.

Tabelle 6
Prognostisch negative Faktoren bei psychogenen Eßstörungen

- Genetische Disposition
- Hereditäre psychopathologische Belastung
- Schwere prämorbide Entwicklungsstörung
- Große Zeitspanne zwischen Krankheitsbeginn und Therapie
- Mangelhafte Therapiebereitschaft
- Geringe Introspektionsfähigkeit
- Kombination mit anderen Krankheiten und Süchten
- Ausgeprägte psychische Symptomatologie
  - Zwänge, Selbstbeschädigung, Suizidversuche
- Abbrüche der Therapie
- Somatische Folgen der Krankheit
- Sozialmedizische Folgen der Krankheit
  - sozialer Abstieg
  - keine berufliche Perspektive
  - Rentenverfahren
  - Hospitalisation
- Fehlende Kontinuität der Langzeittherapie
  - „Therapieabriß" nach stationärer Behandlung

In der Heidelberg-Mannheim-Studie, in der ein Langzeitverlauf von 103 Magersüchtigen über 9–19 Jahre dokumentiert wurde [2], wurden die Todesursachen der verstorbenen Magersüchtigen analysiert (Mortalitätsrate von 10,7 %): Ein erhöhtes kurzfristiges Mortalitätsrisiko zeigte sich besonders bei Patienten mit massiven bulimischen Verhaltensweisen, die zu schweren Elektrolytstörungen und dann zu Herzrhythmusstörungen oder zu akuten gastrointestinalen Erkrankungen (Darmulzera, Peritonitis, Pankreatitis) neigen. Mittelfristig vom Tode bedroht seien Patienten mit erhöhter Suizidalität. Langfristig bedroht erscheinen chronisch anorektische Patienten, die somatische Komorbiditäten haben. Internistische Zusatzerkrankungen wie Diabetes mellitus oder Morbus Crohn wurden hier hervorgehoben.

Die psychosomatische Verlaufsforschung zur Magersucht und Bulimie macht die besondere Dramatik dieser Krankheitsbilder deutlich, da auf der einen Seite langfristige Heilungen, auf der anderen

Seite desolate Verläufe und hohe Mortalitätsraten stehen. Die betroffenen Patientinnen und Patienten führen dem Arzt eine eigentümliche Dialektik vor Augen, die er oft selbst im Umgang spürt. Er fühlt sich oft zwischen therapeutischem Optimismus und Hilflosigkeit hin- und hergerissen. Gerade das macht gleichzeitig das Faszinierende und das Erschreckende dieser Krankheitsbilder aus. Letztlich ist und bleibt die Krankheit ein existentieller Notruf, eine Hilfesuche trotz aller Widerspenstigkeit und eine Gratwanderung zwischen Leben und Tod.

Krankheit als existentieller Notruf

Gratwanderung zwischen Heilung und tödlichem Verlauf

Fragen und Antworten zur Selbstkontrolle

1. Wie ist der Quetelets-Index definiert, der mit dem Body-Mass-Index identisch ist? Welchen Wert unterschreitet dieser Index bei der Magersucht?

Der Quetelets-Index ist mit dem Body-Mass-Index (BMI) identisch und wurde empirisch ermittelt. Er hat die Formel: **Körpergewicht /Körperlänge zum Quadrat (kg/m^2).** Bei der Anorexia nervosa unterschreitet er den Wert von 17,5. Dies entspricht in etwa einem tatsächlichen Körpergewicht, das mindestens 15% unter dem erwarteten Körpergewicht liegt.

2. Wovon hängen pathologische Werte der Serumelektrolyte ab?

Die Serumelektrolyte hängen stark von Verhaltensweisen ab, die Patientinnen mit Eßstörungen unternehmen, um das Gewicht zu reduzieren. Hier sind Ausmaß und Schweregrad von Erbrechen sowie Laxanzien- und Diuretikaabusus entscheidende Faktoren.

3. Was sind die Hauptindikationen für eine stationäre Behandlung in einer Medizinischen Klinik?

Arrhythmien, EKG-Veränderungen mit klinischer Symptomatik, Gewichtsverlust von mehr als 40% insgesamt oder mehr als 30% innerhalb der letzten 3 Monate; Komorbiditäten wie Diabetes mellitus oder Asthma bronchiale.

4. Welche Magersuchtspatientinnen haben ein erhöhtes Mortalitätsrisiko?

Erhöhtes Mortalitätsrisiko liegt vor bei massivem bulimischen Eßverhalten, das zu Elektrolytstörungen, Herzrhythmusstörungen und akuten gastrointestinalen Erkrankungen (Darmulzera, Peritonitis, Pankreatitis) führen kann. Mittelfristig und langfristig sind erhöhte Suizidalität sowie somatische Komorbiditäten (z. B. Diabetes mellitus) mit einem erhöhten Mortalitätsrisiko verbunden.

5. Was ist das Mittel der Wahl in der Behandlung von Magersucht und Bulimie, welche Verfahren haben sich dabei bewährt und wie sind die Therapieergebnisse?

Für den Langzeitverlauf ist Psychotherapie das Mittel der Wahl. Psychotherapeutisch behandelte Patienten haben einen wesentlich günstigeren Krankheitsverlauf als unbehandelte. Bei den psychotherapeutisch behandelten Patienten zeigen 60–80 % einen guten Verlauf. Bei den psychotherapeutischen Interventionen haben sich Verhaltenstherapie und analytische Psychotherapie besonders bewährt. Die Kombination beider Verfahren kann durchaus sinnvoll sein.

Literatur

1. Bruch H (1991) **Eßstörungen. Zur Psychologie und Therapie von Übergewicht und Magersucht.** Fischer, Frankfurt a. M.
2. Deter HCh, Herzog W (1995) **Langzeitverlauf der Anorexia nervosa.** Vandenhoeck & Ruprecht, Göttingen Zürich
3. Feiereis H (1989) **Diagnostik und Therapie der Magersucht und Bulimie.** Marseille, München
4. Fichter MM (1985) **Magersucht und Bulimie.** Springer, Berlin Heidelberg New York Tokyo
5. Fichter MM (1990) **Bulimia nervosa: Basic Research, Diagnosis and Therapy.** Wiley & Sons, New York
6. Fichter MM, Goebel G (1991) **Anorexia und Bulimia nervosa: Systematik, medizinische Komplikationen, Atiologie und Behandlung.** Der Internist 32 (1991) 38–49
7. Herzog W, Deter HCh, Vanderdeycken W (1992) **The Course of Eating Disorders. Longterm Follow-up Studies of Anorexia and Bulimia Nervosa.** Springer, Berlin Heidelberg New York Tokyo
8. Herzog W, Munz D, Kächele H (1996) **Analytische Psychotherapie bei Eßstörungen. Therapieführer.** Schattauer, Stuttgart New York
9. Schulte MJ, Böhme-Bloem C (1990) **Bulimie, Entwicklungsgeschichte und Therapie aus psychoanalytischer Sicht.** Thieme, Stuttgart
10. Vanderlinden J, Norré J, Vanderdeycken W, Meermann R (1992) **Therapie der Bulimia nervosa. Behandlungskonzepte mit Fallbeispielen.** Schattauer, Stuttgart New York

Internist
4 · 1997 · 38:391–403 © Springer-Verlag 1997

Die Beiträge der Rubrik „Weiterbildung" sollen dem Stand des zur Facharztprüfung für den Internisten ohne Schwerpunktbezeichnung notwendigen Wissens entsprechen und zugleich dem niedergelassenen Facharzt als Repetitorium dienen. Die Rubrik beschränkt sich auf klinisch gesicherte Aussagen zum Thema.

M. Neubrand · M. Schepke · T. Sauerbruch · Medizinische Klinik, Allgemeine Innere Medizin, Friedrich-Wilhelms-Universität Bonn

Dysphagie

Ziel dieses Artikels ist es, dem Leser eine klinisch orientierte Übersicht über jene Erkrankungen zu geben, die mit dem Symptom Schluckstörung einhergehen. Es wird Wert darauf gelegt, die Ätiologie, Klinik, Diagnostik und Therapie der einzelnen Erkrankungen darzustellen.
Nach einer kurzen Zusammenfassung der Physiologie des Schluckaktes und der Ursachen der Dysphagie, konzentriert sich der Beitrag auf die drei häufigsten Diagnosen der ösophagealen Schluckstörung:
- **die peptische Stenose, verursacht durch die Refluxkrankheit**
- **die primären Motilitätsstörungen (Achalasie, Ösophagusspasmus, Nußknacker-ösophagus)**
- **die malignen Stenosen, insbesondere das Ösophaguskarzinom**

Außerdem wird das Zenker-Divertikel als Beispiel einer oropharyngealen Dysphagie beschrieben.

Definitionen

▶ **Oropharyngeale Dysphagie**

▶ **Ösophageale Dysphagie**

▶ **Odynophagie**

Symptome der Ösophaguserkrankung sind Dysphagie (Gefühl der Passagestörung nach dem Schlucken), Odynophagie (schmerzhafter Schluckakt) und schluckunabhägiger retrosternaler Schmerz mit Sodbrennen

▶ **Globusgefühl**

Die Dysphagie ist eine schmerzlose Schluckstörung infolge einer gestörten Passage der Nahrung in den Magen. Man unterteilt die Schluckstörung in eine ▶ **oropharyngeale Dysphagie** (Störung des Speiseübertrittes vom Schlund in die Speiseröhre) und eine ▶ **ösophageale Dysphagie** (Gleitstörung in der Speiseröhre).

Die Dysphagie unterscheidet sich damit vom schmerzhaften Schlucken (▶ **Odynophagie**), wie es bei Entzündungen der pharyngealen und ösophagealen Schleimhaut, bei systemischen Mangelerscheinungen (Eisenmangel, Plummer-Vinson-Syndrom) oder bei krampfartigen Kontraktionen der Speiseröhre (spastischer Ösophagus, Nußknackerösophagus) vorkommt. Die Dysphagie muß auch vom Sodbrennen unterschieden werden, das durch Säurereflux vom Magen in die Speiseröhre entsteht und häufig mit einer Insuffizienz des unteren Ösophagussphinkters einhergeht.

Ein weiteres und wichtiges von der Dysphagie abzugrenzendes Symptom ist das ▶ **Globusgefühl** im Pharynx. Es ist unabhängig vom Schluckakt und hat häufig psychosomatische Ursachen (Angst, Depression, Streß).

Physiologie des Schluckaktes

Bei der Nahrungspassage werden drei Phasen unterschieden.
- Zunächst wird die Nahrung durch den Kauapparat zerkleinert und durch den Speichel angefeuchtet. Gleichzeitig hält der Speichel die Schleimhäute gleitfähig.

Prof. Dr. T. Sauerbruch, Direktor der Medizinischen Universitätsklinik, Allgemeine Innere Medizin, Friedrich-Wilhelms-Universität, Sigmund-Freud-Str. 25, D-53105 Bonn

Motlitätsstörungen des Ösophagus können sowohl die Amplitude der Kontraktionen als auch den zeitlichen Ablauf der Peristaltik betreffen

- Anschließend gelangt die Speise durch Verschieben des Speisebreis nach dorsal und durch Verformung und Anpressen der Zunge an den harten Gaumen vom Mund in den Oropharynx. Sobald der Bolus den Zungengrund erreicht, wird der Schluckreflex ausgelöst, und alle nicht zum Speiseweg gehörenden Öffnungen verschließen sich. Afferente Fasern dieses Reflexbogens werden vom N. glossopharyngeus und vom N. vagus versorgt. Efferente Fasern werden vom N. trigeminus, N. hypoglossus und N. facialis geführt. Das Schaltzentrum für den Schluckakt liegt in der Medulla oblongata.
- Beim Durchtritt des Bolus durch den Hypopharynx öffnet sich der obere Ösophagussphinkter (M. cricopharyngeus) und die Speise wird durch Kontraktion des M. constrictor pharyngis in die Speiseröhre transportiert. Dort wird der Bissen durch die Speiseröhrenperistaltik zum terminalen Ösophagus transportiert und gelangt anschließend durch den relaxierten unteren Ösophagussphinkter in den Magen.

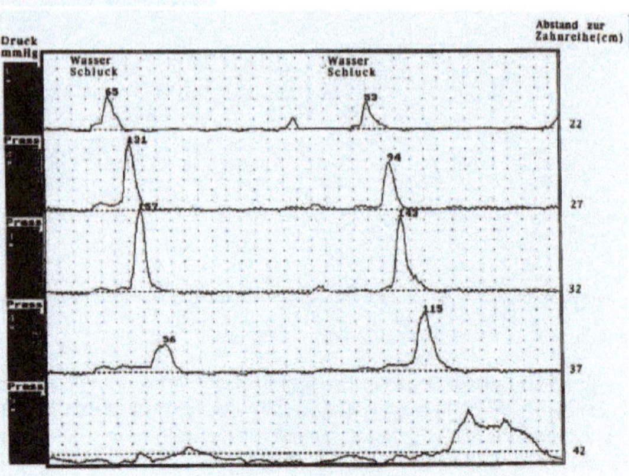

Abb. 1 ▲ **Manometrischer Befund des Schluckaktes bei einem Gesunden**

Ösophagusperistaltik

► **primäre/sekundäre/tertiäre Peristaltik**

In der Speiseröhre unterscheidet man zwischen primären, sekundären und tertiären peristaltischen Bewegungen. Die ► **primäre Peristaltik** wird reflektorisch durch den Schluckakt ausgelöst und ist gekennzeichnet durch fließende Kontraktionen des Ösophagus mit einer Amplitude von 30–180 mmHg (Abb. 1). Die Dauer dieser Bewegung vom oberen zum unteren Sphinkter beträgt ca. 5–12 sec. Bei Einleitung des Schluckaktes beginnt sich der untere Ösophagussphinkter zu relaxieren. Der Ruhedruck (15–30 mmHg) reduziert sich dabei um mindestens 75% des Ausgangsdruckes. Die ► **sekundäre Peristaltik** kommt in Gang, wenn steckengebliebene Speisen zu einer Dehnung der Ösophaguswand führen. Eine ► **tertiäre Peristaltik** wird bei funktionellen Ösophaguskrankheiten (z. B. spastischer Ösophagus oder Achalasie) gesehen. Sie ist durch gleichzeitige nicht wandernde Kontraktionen der tubulären Speiseröhrenmuskulatur gekennzeichnet (Abb. 2), die entweder eine sehr hohe (spastischer Ösophagus, hypermotile Achalasie) oder sehr niedrige Amplitude (klassische Achalasie) haben.

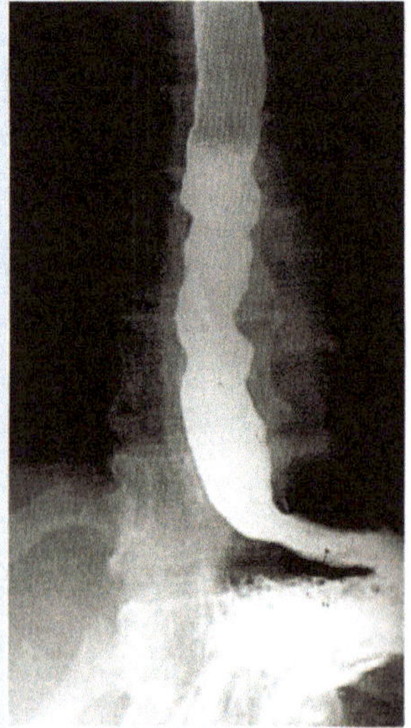

Klassifikation der Dysphagie

Oropharyngeale und ösophageale Dysphagie

Die Dysphagie wird klassisch in zwei Typen unterteilt. Die oropharyngeale Dysphagie wird durch funktionelle und/oder anatomische Störungen des Pharynx und des oberen Ösophagussphinkters hervorgerufen. Eine Minderung der Speichelsekretion (Xerostomie), wie sie beim Sjögrensyndrom, im Zustand der schweren Exsikkose und unter Pharmakotherapie mit anticholinerger Wirkung (Anticholinergika, Betablocker, Psychopharmaka) auftritt, kann zu erhebli-

Abb. 2 ▲ **Röntgenbreischluck eines Patienten mit Nußknackerösophagus mit Darstellung tertiärer Kontraktionen. Im Gegensatz zur Achalasie ist der gastroösophageale Übergang weit. Die Manometrie des Patienten ist in Abb. 4b dargestellt.**

Die Einteilung der Dysphagie erfolgt nach der Lokalisation der Störung; die ösophageale Dysphagie ist häufiger als die oropharyngeale Dysphagie

cher oropharyngealer Dysphagie führen. Die ösophageale Dysphagie kommt durch eine Reihe von Erkrankungen des tubulären Ösophagus und des unteren Ösophagussphinkters zustande.

Sekundäre Störungen der oropharyngealen und ösophagealen Motilität

Darüber hinaus können bei systemischen Erkrankungen sekundäre Störungen der oropharyngealen und ösophagealen Motilität auftreten (z. B. Infektionen wie Tollwut, Botulismus und Tetanus; systemische Mangelerscheinungen, wie Hypokaliämie, Vitamin A-Mangel und Eisenmangel; neurologische Krankheiten, wie Bulbärparalyse, Pseudobulbärparalyse, myatrophische Lateralsklerose und autoimmune Erkrankungen, wie Sklerodermie, Dermatomyositis, Lupus erythematodes und Myasthenia gravis), sowie lokale Kompression des Pharynx und des Ösophagus von außen (Struma, Aortenaneurysma, doppelter Aortenbogen, Mitralvitium mit Vergrößerung des linken Vorhofs, Mediastinaltumor) (Tabelle 1).

Gegenstand dieser Zusammenfassung sind gastroenterologische Ursachen der oropharyngealen und ösophagealen Dysphagie einschließlich der Refluxkrankheit.

Tabelle 1
Ursachen der Dysphagie

lokal		systemisch			
oropharyngeal	**ösophageal**	**zentral-neurologisch**	**autoimmun**	**infektiös**	**Mangelzustände**
1) Karzinome (Hypopharynx, Larynx, Schilddrüse) 2) Entzündung (Tonsillitis, Pharyngitis) 3) Zenker-Divertikel	1) Stenosen (Tumor, peptische Stenose, Ösophagus-membran, Impression) 2) Motilität (Achalasie, Spasmus, Nußknacker)	1) Schlaganfall 2) M. Parkinson 3) Hirnstamm-tumor 4) Myatrophische Lateralsklerose	1) Kollagenose 2) Myasthenie 3) Multiple Sklerose	1) Tetanus 2) Tollwut 3) Botulismus 4) Herpesviren (HSV, CMV) 5) Poliomyelitis 6) Chagas-Krankheit 7) Tabes dorsalis 8) Diphterie	1) Eisenmangel 2) Exsikkose 3) Vitamin A-Mangel 4) Hypothyreose 5) Hypokaliämie 6) Speichel-reduktion

Klinik und Diagnostik der oropharyngealen Dysphagie

Die Klinik der oropharyngealen Schluckstörung kann häufig bereits anamnestisch aufgrund von typischen Symptomen von der ösophagealen Schluckstörung unterschieden werden

Die Klinik der oropharyngealen Schluckstörung kann häufig bereits anamnestisch von der ösophagealen Schluckstörung unterschieden werden. Typischerweise hat der Patient Schwierigkeiten, den Schluckakt einzuleiten und benötigt mehrere Versuche zu schlucken. Das Gefühl des Hängenbleibens der Speise wird vom Patienten in den oberen Speiseröhrenbereich projiziert. Häufig verschluckt sich der Patient und die Speise gelangt in die Trachea oder den Nasenrachenraum. Die Folge sind Husten, Würgen oder auch rezidivierende Bronchopneumonien durch wiederholte Aspirationen.

Zenker-Divertikel

Neben der Muskelschwäche im Laimerschen Dreieck ist für die Entstehung eines Zenker-Divertikels die verzögerte oder unvollständige Öffnung des oberen Ösophagussphinkters bedeutend

Eine wichtige und therapeutisch angehbare Diagnose stellt das Zenker-Divertikel dar. Die Entwicklung eines Zenker-Divertikels wird durch eine Muskelschwäche der dorsalen Wand des Pharynx im Bereich des Laimerschen Dreiecks (Muskellücke zwischen pars obliqua und pars fundiformis des M. cricopharyngeus) einerseits und einer dyskinetischen Engstellung des M. cricopharyngeus andererseits begünstigt. Ursachen für das Divertikel sind vermutlich eine Tonuserhöhung des oberen Ösophagussphinkters und eine mangelnde Koordination des pharyngealen Schluckvorgangs mit einer verspäteten Öffnung des Sphinkters.

▶ Hypopharyngo-Ösophagoskopie

Diagnostisch findet man bei der ▶ **Hypopharyngo-Ösophagoskopie** häufig schaumiges Sekret im Recessus piriformis und zum Teil noch unverdaute Speisen im Divertikel. Häufig gelangt der Endoskopiker immer wieder in das Divertikel.

Daher sollte beim Verdacht auf ein Zenker-Divertikel vor der Endoskopie ein Breischluck angefertigt werden.

Andere funktionelle oropharyngeale Störungen

▶ Hochfrequenzkinematographie

Solche Störungen inklusive des oberen Sphinkters werden radiologisch am besten mit Hilfe der ▶ **Hochfrequenzkinematographie** (100–200 Bilder/sec) diagnostiziert. Die isolierte Tonuserhöhung des oberen Sphinkters (zervikale Achalasie) wird manometrisch festgestellt.

Klinik der ösophagealen Dysphagie

Sowohl der zeitliche Verlauf (langsam progredient oder alternierend) als auch die Nahrungsabhängigkeit (feste und/oder flüssige Speisen) der Dysphagie erlauben differentialdiagnostische Rückschlüsse

Anamnestisch klagt der Patient häufig darüber, daß die Speise nach dem Schlucken „in der Speiseröhre steckenbleibt". Oft muß er nachtrinken. Eine sorgfältige Anamnese kann in 80% der Formen die Genese der Dysphagie lokalisieren. Drei entscheidende anamnestische Punkte geben schon gute Auskunft über Ursache der Störung.

- Bei Schluckstörungen für feste Speisen allein ohne Beschwerden beim Schlucken von Flüssigkeiten besteht großer Verdacht auf ein mechanisches Hindernis z. B. durch eine Striktur oder ein Karzinom.
- Nimmt die Schluckstörung im Verlauf der Zeit zu, so spricht die Klinik eher für einen wachsenden Prozeß als für eine benigne Striktur. Dagegen sind periodische Schluckstörungen, die durch einen großen Wasserschluck häufig behebbar sind, richtungsweisend für zirkuläre Membranbildungen und Ringstenosen (Schatzki-Ring) im Ösophagus. Bestehen von Anfang an Schwierigkeiten, sowohl flüssige, als auch feste Speisen zu schlucken, so spricht dies eher für einen neuromuskulären Schaden (z.B. Achalasie).
- Bestehen oder bestanden retrosternale Schmerzen und/oder Sodbrennen, so spielen ein Reflux mit nachfolgender narbiger Striktur (sog. peptische Stenose), spastische Kontraktionen oder ein Barrett-Karzinom des Ösophagus eine wesentliche Rolle.

Ätiologie und Diagnostik der Motilitätsstörungen des tubulären Ösophagus

Das Leitsymptom der isolierten Motilitätsstörungen des tubulären Ösophagus (diffuser Ösophagusspasmus und der sogenannte „Nußknackerösophagus") ist der retrosternale Schmerz. Im Gegensatz dazu ist bei der Achalasie, einer funktionellen Erkrankung des tubulären Ösophagus und des unteren Ösophagussphinkters, das Leitsymptom die Dysphagie.

Typische manometrische Befunde der klassischen Achalasie sind die verminderte oder fehlende propulsive Peristaltik des tubulären Ösophagus und die fehlende oder inkomplette reflektorische Erschlaffung des unteren Ösophagussphinkters

Im Gegensatz zur Achalasie ist beim Nußknackerösophagus und beim diffusen Ösophagusspasmus die Relaxationsfähigkeit des unteren Ösophagussphinkters erhalten

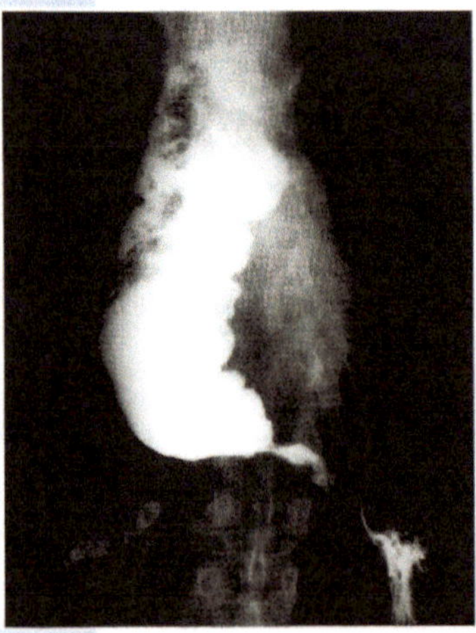

Abb. 3 ▲ **Röntgenbreischluck eines Patienten mit Achalasie. Der gastroösophageale Übergang ist sehr eng, das Ösophaguslumen dilatiert. Die Manometrie des Patienten ist in Abb. 4a dargestellt.**

Achalasie

Ätiologie. Ätiologisch werden bei der Achalasie eine Verminderung der Ganglienzellzahl des Plexus myentericus möglicherweise vermittelt durch Antikörperbildung gegen myenterische Neurone, sowie Verminderung der nicht-adrenergen, nicht-cholinergen (NANC) inhibitorischen Ganglienzellen des intramuralen ösophagealen Nervenplexus. Diese Schäden könnten autoimmun, neurotoxisch oder ischämisch verursacht sein (Abb. 3). Darüberhinaus wird über degenerative Veränderungen im vagalen Kerngebiet des Hirnstamms berichtet, und auch virale oder genetische Ursachen werden nicht vollständig ausgeschlossen.

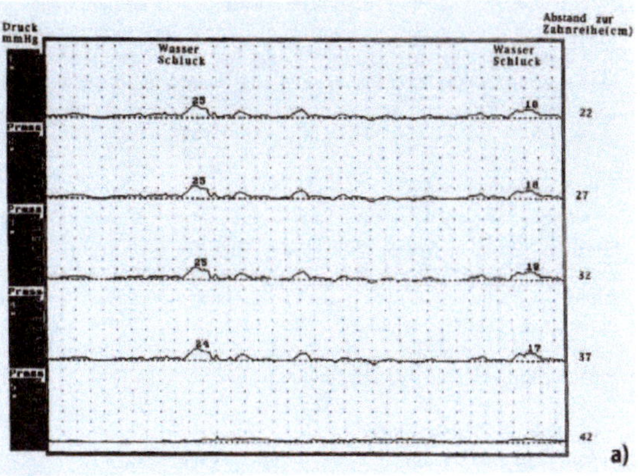

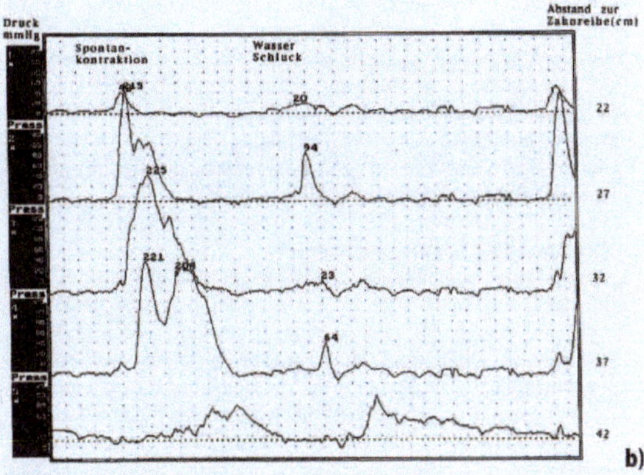

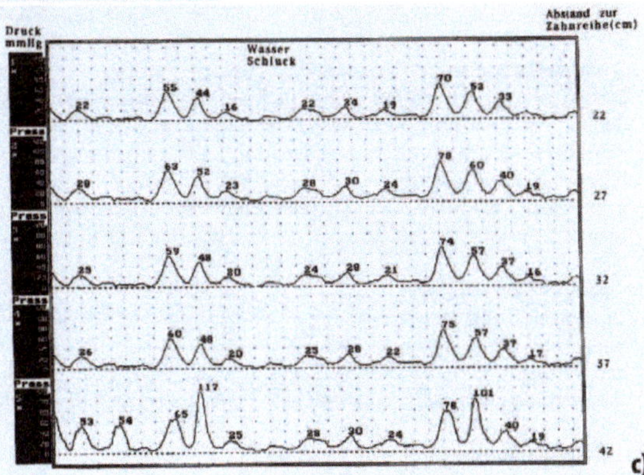

Klinik. Klinisch ist die Achalasie durch eine sehr lange Anamnese mit langsam progredienter Symptomatik gekennzeichnet. Der Patient hat die Neigung, nach jedem Bissen mit Wasser nachzuspülen. Im fortgeschrittenen Stadium kommt es zum Regurgitieren geschluckter Speisen, Husten und Erbrechen unverdauter Nahrung. Gleichzeitig verspürt der Patient retrosternalen Druck. Die Diagnose einer Achalasie wird manometrisch und radiologisch gestellt.

Manometrie. Nach dem Schluckreiz sind manometrisch peristaltische Wellen allenfalls bis zum Aortenbogen nachweisbar. Weiter distal ist die Peristaltikbewegung aufgehoben und durch eine simultan ablaufende Kontraktion mit niedriger Amplitude ersetzt (Abb.4a). Selten finden sich auch stärkere schmerzhafte Kontraktionen (hypermotile Achalasie). Der Ruhedruck im unteren Sphinkter ist hochnormal oder erhöht. Typisch ist eine fehlende schluckreflektorische Erschlaffung des unteren Sphinkters. Dies ist ein wichtiges differentialdiagnostisches Kriterium zum Ösophagusspasmus und Nußknackerösophagus, bei denen die Relaxation des unteren Ösophagus nicht gestört ist [4].

Radiologie. Bei der radiologischen Untersuchung imponieren ein dilatierter atonischer Ösophagus („Weinglas") mit glatter Wandbegrenzung und nicht selten Kontrastmittelaussparungen verursacht durch verbliebene Speisereste (s. Abb. 3).

Endoskopie. Endoskopisch ist trotz einer langen Nüchternphase häufig noch Speisebrei in der Speiseröhre nachweisbar. Das Ösophaguslumen ist typischerweise sehr weit. Die Passage des Gastroskops in den Magen ist jedoch nach federndem Druck leicht möglich. Zum Ausschluß eines ei-

Abb. 4 ◄ **Manometrische Befunde des Schluckaktes bei einem Patienten mit Achalasie (a). Auffällig ist die simultane Kontraktion mit niedriger Amplitude im tubulären Ösophagus, mit Nußknackerösophagus (b). Auffällig ist hier die erhaltene Peristaltik mit hoher doppelgipfliger Amplitude und mit spastischem Ösophagus (c). Auffällig sind hier simultane repetitive Kontraktionen im tubulären Ösophagus.**

Kann der untere Ösophagussphinkter nicht mit dem Endoskop passiert werden, so spricht dies für eine neoplastische Stenose

ne Achalasie vortäuschenden Kardiakarzinoms muß die Kardiaregion gründlich auch in Inversionsstellung vom Magen aus inspiziert werden. Wegen der schlechten Entleerung der Speiseröhre besteht die Gefahr der Aspirationspneumonie, und bei längerem Verlauf tritt ein Gewichtsverlust mit Mangelernährung komplizierend hinzu. Die erhöhte Inzidenz zur Entwicklung eines Plattenepithelkarzinoms (2-7% der Patienten mit Achalasie) ist vermutlich durch die chronische Irritation der Mucosa durch bakteriell kontaminierte und gärende Speisereste verursacht.

Nußknackerösophagus

Im Gegensatz zur Achalasie zeichnet sich der hyperkontraktile Ösophagus (Nußknackerösophagus) durch sehr hohe peristaltische Kontraktionswellen (Amplitude im Schnitt > 180 mmHg) aus (Abb. 4b). Diese sind anders als beim spastischen Ösophagus (Abb. 4c) und der Achalasie peristaltisch [4]. Die Kontraktionswellen besitzen allerdings eine verlängerte Kontraktionsdauer (> 6 s). Dadurch kann der Speisetransport noch erfolgen, das Leitsymptom ist der retrosternale Schmerz, nicht die Dysphagie .

Die diagnostische Aufarbeitung des Symptoms Dysphagie erfordert immer eine Ösophagoskopie, am besten nach einem vorgeschaltetem Breischluck

Ätiologie und Diagnostik der stenosierenden Erkrankungen des tubulären Ösophagus

Die anamnestisch vermutete Engstelle kann radiologisch im Breischluck dargestellt werden. Wandunregelmäßigkeiten weisen auf ein Karzinom. Die beste Methode zur Differentialdiagnostik einer Ösophagusstenose ist die Ösophagoskopie. Die Längenausdehnung, Höhe und Passagemöglichkeit mit dem Endoskop müssen genau dokumentiert werden, um eine eventuelle Stentimplantation oder Operation gut planen zu können. Durch ausgiebige Biopsien im zentralen und peripheren Gebiet der Stenose wird die Diagnose gesichert. Es gibt ▶ **4 Hauptursachen** für Stenosen im tubulären Ösophagus.

▶ **Ursachen für Stenosen des tubulären Ösophagus**

Membranbildungen und Ringstenosen

Zirkuläre Membranbildungen im Ösophagus (Webs) bestehen aus einer Mukosaschicht mit vereinzelt submukösen Anteilen. Zervikale Membranbildungen im Ösophagus können mit einer Eisenmangelanämie (Plummer-Vinson Syndrom) assoziiert sein und sind teilweise reversibel, wenn der Eisenmangel adäquat behandelt worden ist. Die Membran verlegt manchmal das gesamte Lumen und wird oft durch einen festen Bissen verbunden mit einem Wasserschluck durchbrochen. Die Membran kann im gesamten Ösophagus lokalisiert sein. Im Anfangsstadium bleibt der Patient häufig monatelang symptomfrei. Ringstenosen sind dicker und schließen Muskularisschichten mit ein. Liegen sie im unteren Drittel, so müssen sie differentialdiagnostisch von peptischen Strikturen unterschieden werden.

Narbige Strikturen

Die narbigen Strikturen mit und ohne Ulzera entstehen als Komplikation einer Ösophagitis. Diese kann durch Reflux von Magensäure und Duodenalsekret in den distalen Ösophagus, durch Verätzungen mit Säuren oder Laugen, durch Bestrahlung des Mediastinums oder als Folge infektiöser (Herpes simplex Virus, Zytomegalie Virus, Candida Soor) Ösophagitiden entstehen. Die häufigste Ursache der benignen Stenose ist die peptische Stenose als Folge der Refluxösophagitis.

Neben der häufigen Refluxkrankheit müssen bei Ösophagusulzera auch infektiöse Ösophagitiden berücksichtigt werden.

Kompression von außen

Dysphagien, hervorgerufen durch eine Kompression von außen, sind selten. Eine Endoskopie wird nur zum Ausschluß einer Schädigung der Ösophaguswand selber herangezogen. Soweit sie durch maligne Tumoren der Atemwege verursacht werden, kann eine mögliche Infiltration des Ösophagus festgestellt werden.

Ösophaguskarzinom

Das Ösophaguskarzinom wird histologisch unterteilt in ein Plattenepithel- und Zylinderepithelkarzinom. Im unteren Drittel ist das Adenokarzinom relativ häufig (ca. 50%), meist auf dem Boden eines ▶ **Barrett-Ösophagus**, definiert als ein Ersatz des Plattenepithels durch unreifes Zylinderepithel mit Becherzellen. Dies

▶ **Barrett-Ösophagus**
Beim Barrett-Ösophagus (Endobrachyösophagus) liegt eine Zylinderepithelmetaplasie der distalen Ösophagusschleimhaut vor, die zur Entstehung von Adenokarzinomen prädisponiert

kommt bei 10–20% aller Patienten mit Refluxösophagitis vor. Die Zylinderepithelmetaplasie kann aber auch bei Patienten ohne symptomatischen Reflux entstehen. Diese Patienten haben ein deutlich erhöhtes Risiko, ein Adenokarzinom zu entwickeln (ca. 15%).

▸ Plattenepithelkarzinom

An ein ▸ **Plattenepithelkarzinom** als Ursache der Dysphagie muß vor allem bei starken Rauchern, Alkoholikern oder bei Patienten nach Verätzungen gedacht werden.

Für das Wachstum des Ösophaguskarzinoms ist die späte Stenosierung und die frühe Infiltration der Umgebung, sowie die frühe lymphogene Metastasierung charakteristisch

Die maligne Stenose des Ösophagus

Das Ösophaguskarzinom wächst zunächst intra- und extramural und stenosiert spät. Damit ist die Dysphagie ein Spätsymptom. Aufgrund des fehlenden Serosaüberzuges infiltrieren die Ösophaguskarzinome schnell die umgebenden Strukturen. Auch die submuköse Ausbreitung ist nicht ungewöhnlich, so daß falsch negative Biopsien vorkommen. Die ▸ **lymphogene Metastasierung** erfolgt früh, so daß zum Zeitpunkt der Diagnose oft eine kurative operative Therapie nicht mehr möglich ist. Die ▸ **hämatogene Metastasierung** (Leber, Lunge und Knochen) erfolgt dagegen sehr spät. Wegen der frühen Infiltration der Umgebung besteht die Gefahr der Ausbildung ösophago-trachealer Fisteln mit therapieresistenten Pneumonien.

▸ Lymphogene Metastasierung

▸ Hämatogene Metastasierung

Staging

Unerläßlich für das Staging zur Beurteilung der Operabilität sind heutzutage Endosonographie und Computertomographie. Wenn der Tumor noch passierbar ist und der Ort der größten Ausdehnung noch mit dem Gerät erreicht werden kann, erlaubt die Endosonographie die beste Beurteilung. Ist dies nicht mehr möglich, so kann die lokale Tumorausdehnung unterschätzt werden, da nur der proximale Teil des Tumors beurteilbar ist. Ziel des präoperativen Staging ist die Feststellung der Längs- und Tiefenausdehnung des Karzinoms, des Lymphknotenstatus und der Höhenlokalisation zur Bifurkation. Letztere kann am besten mit einem Ösophagusbreischluck oder mit der Computertomographie festgestellt werden.

Im Rahmen des präoperativen Stagings eines Ösophaguskarzinoms sollte heute neben Ösophagoskopie, Breischluck und Computertomographie nach Möglichkeit auch eine Endosonographie durchgeführt werden

TNM Klassifikation

Klassifiziert wird das Karzinom nach der TNM Klassifikation:

- T1: Tumor infiltriert Mucosa und Submucosa.
- T2: Tumor infiltriert die Muscularis propria, aber die Adventitia ist noch intakt.
- T3: Der Tumor infiltriert die Adventitia.
- T4: Infiltration von Nachbarorganen, am häufigsten Trachea und Aorta – eine Infiltration dieser Organe bedeutet Inoperabilität.
- N1: Befall regionärer Lymphknoten (bei Befall des zervikalen Ösophagus: tiefe zervikale und supraklavikuläre Lymphknoten; intrathorakaler Ösophagus: mediastinale und paragastrische Lymphknoten).
- M1: Nachweis von Fernmetastasen (inklusive Lymphknotenmetastasen des Truncus coeliacus und jenseits der regionären Lymphknotenstationen).

Etwa 10–15% der gastroösophagealen Refluxpatienten entwickeln eine peptische Stenose

Peptische Stenose des Ösophagus

Etwa 10–15% der gastroösophagealen Refluxpatienten entwickeln eine peptische Stenose [3]. Sie entseht vor allem bei Patienten, bei denen die Entzündung die Submucosa mit einschließt, und sich eine narbige Fibrose entwickelt. Die Striktur ist meist relativ kurzstreckig, kann jedoch manchmal auch länger als 5 cm sein. Die umgebende Mucosa ist im Gegensatz zum Ösophaguskarzinom glatt und uniform, sofern sie nicht durch eine begleitende akute Refluxösophagitis erodiert erscheint. Das Ösophaguslumen ist in der Regel noch erkennbar (Abb. 5). Sie bildet sich bevorzugt an der Übergangszone zwischen Zylinder- und Plattenepithel und liegt damit

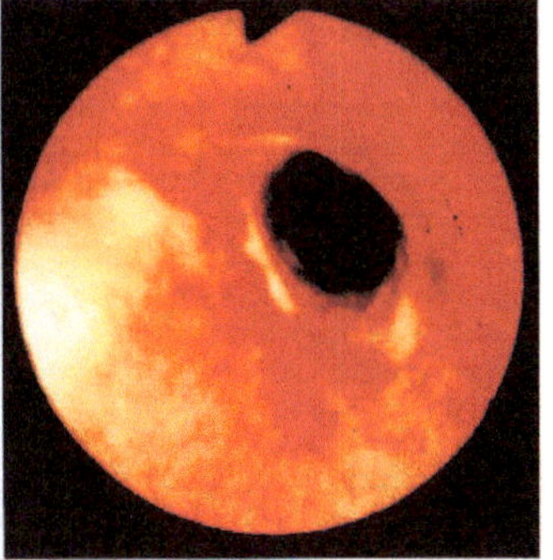

Abb. 5 ▲ **Endoskopisches Bild einer peptischen Stenose**

meist im distalen Ösophagus. Eine Stenose weiter proximal ist malignitätsverdächtig oder mit einem bis zur Stenose hochziehenden Barrett-Ösophagus assoziiert. Beide Befunde, Barrett-Ösophagus und peptische Stenose, sind refluxbedingt.

Der gastroösophageale Reflux

Komplikationen des Refluxes sind Ulzera des distalen Ösophagus, narbige Strikturen und der Barrett-Ösophagus

Der gastroösophageale Reflux ist eine der häufigsten gastroenterologischen Erkrankungen. Er kann mit und ohne begleitende Hiatushernie auftreten. Pathogenetisch bedeutend ist der verminderte Tonus des unteren Sphinkters. Daneben spielen eine verzögerte Magensaftentleerung, ein vermehrter duodenogastraler Reflux und eine gestörte Selbstreinigungskraft des Ösophagus auch eine Rolle. In der Regel ist zur Entwicklung einer Refluxkrankheit eine längerfristige Einwirkung des sauren Magensekretes notwendig. Kurzfristige Refluxepisoden lösen kaum Schleimhautschäden des Ösophagus aus. Leitsymptom sind retrosternales Brennen und Säuregeschmack im Mund. Die Komplikationen des Refluxes sind Ulzera des distalen Ösophagus, narbige Strikturen und der Barett-Ösophagus. Diagnossstisch wegweisend ist die Ösophagoskopie.

Diagnostik

▶ Endoskopie

▶ **Endoskopisch** existieren für die Klassifizierung der Refluxösophagitis zahlreiche Gradeinteilungen. Am häufigsten verwendet wird die Einteilung nach Savary und Miller. Vier Stadien werden unterschieden:
Stadium I: Isolierte Schleimhauterosionen mit (Ib) und ohne (Ia) Auflagerungen.
Stadium II: Longitudinal konflurierende Erosionen mit (IIb) und ohne (IIa) Fibrinauflagerungen.
Stadium III: Zirkulär konflurierende Erosionen.
Stadium IV: Komplikationsstadium: Ulzerationen und Strikturen. Die Zylinderzellmetaplasie (Barrett-Ösophagus) wird mittlerweile von einigen Endoskopikern als eigene Entität beurteilt.

▶ MUSE-Klassifikation
Die MUSE-Klassifikation dient der endoskopischen Gradeinteilung der Ösophagitis

Die ▶ **MUSE-Klassifikation** trennt die vier Befunde Metaplasie (M), Ulcus (U), Striktur (S) und Erosionen (E) in vier Schweregrade von 0 (keine) bis 3 (schwer).

▶ Langzeit pH-Metrie
Für die Diagnose der Refluxkrankheit ist neben dem charakteristischen ösophagoskopischen Befund die pH-Metrie wichtig

Bei der ▶ **Langzeit pH-Metrie** werden 5 cm proximal der Kardia vermehrte (>50/24 h) länger andauernde (> 20 s) Refluxepisoden mit einem pH < 4 registriert. Das Ergebnis ist pathologisch, wenn die Refluxzeit (pH<4) über 4,2% der Meßzeit beträgt. Die Röntgenuntersuchung leistet für den Nachweis des Refluxes keinen Beitrag.

▶ Manometrie

Mit der ▶ **Manometrie** kann die Sphinkterfunktion erfaßt werden, indem man durch Bauchkompression den Fundusdruck um etwa 10 mmHg anhebt. Dabei sollte bei funktionstüchtigem Sphinkter der Druck im Ösophagus nicht ansteigen. Pflanzt sich dagegen der Druck in den Ösophagus fort, liegt ein sogenanntes

▶ „Common Cavity Phänomen"

▶ **„common cavity Phänomen"** als Ausdruck der Sphinkterinsuffizienz vor.

Bei schwerer Ösophagitis kann die Motilität des distalen Ösophagus gestört sein und neben dem Symptom Odynophagie eine Dysphagie auftreten.

Therapie der oropharyngealen Dysphagie

Ein symptomatisches Zenker-Divertikel muß in der Regel operativ behandelt werden

Eine medikamentöse Therapie des Zenker-Divertikels existiert nicht. Die Indikation richtet sich nach der Beschwerdesymptomatik und dem Allgemeinzustand des Patienten. Die Therapie ist operativ. Das Divertikel wird chirurgisch abgetragen. Gleichzeitig sollte eine cricopharyngeale Myotomie angeschlossen werden, da die Koordinationsstörung des pharyngealen Schluckaktes sonst weiterbesteht.

Die wichtigste OP-Komplikation ist die Verletzung des N.recurrens

Die wichtigste OP-Komplikation ist die Verletzung des N.recurrens. Bei multimorbiden Patienten kann auch endoskopisch mit Hilfe eines Lasers eine Längsmyotomie der Divertikelschwelle durchgeführt werden. Die Gefahren hierbei sind Blutung aus Gefäßen, die durch den zu durchtrennenden Muskel laufen, und Perforation.

Therapie der tubulären Motilitätsstörung als Ursache der Dysphagie

Hypermotiler und spastischer Ösophagus

▶ **Kalziumantagonisten (Nifedipin)**

▶ **Nitrate**

Für die Therapie des hypermotilen Ösophagus (Nußknackerösophagus) und des spastischen Ösophagus kommen nur medikamentöse Verfahren in Frage. ▶ **Kalziumantagonisten (Nifedipin)** vor den Mahlzeiten reduzieren die Amplitude und Dauer der Kontraktionen sowie den Tonus des unteren Ösophagussphinkters. Der Effekt ist beim Einsatz von ▶ **Nitraten** sogar noch stärker. Diese Medikation führt jedoch nur bei einem Teil der Patienten zur Symptomlinderung.

Achalasie

Bei der Achalasie steht die Aufhebung der fehlenden oder inkompletten Relaxation eines hypertonen Sphinkters im Vordergrund. Vier verschiedene Verfahren werden eingesetzt: medikamentöse Therapie, pneumatische Dilatation, endoskopische Injektion von Botulinustoxin in die Sphinktermuskulatur und chirurgische Längsmyotomie.

Die medikamentöse Therapie (Nifedipin, Nitrat) zeigt eine Ansprechrate von etwa 50%

Medikamentöse Therapie. Die medikamentöse Therapie zeigt zwar unter den genannten Verfahren die geringste Erfolgsquote, sollte aber wegen ihrer geringen Komplikationsrate und einer Ansprechrate von etwa 50% zunächst versucht werden. 30–45 Minuten nach Einnahme von Nifedipin sinkt der Ruhedruck des unteren Sphinkters um ca. 30%. Die Dosierung richtet sich nach der Verträglichkeit bezüglich des Blutdrucks. Nitrate wirken schneller über eine NO-vermittelte Relaxation der glatten Muskulatur, während im proximalen Anteil des Ösophagus, der vorwiegend mit quergestreifter Muskulatur versehen ist, die Kontraktionskraft weniger beeinflußt wird.

Die pneumatische Dilatation hat bezüglich der Tonussenkung des unteren Ösophagussphinkters einen besseren Effekt als Medikamente

▶ **Komplikationsrate**

Pneumatische Dilatation. Die pneumatische Dilatation, mit dem Ziel einer Überdehnung des Sphinkters, hat bezüglich der Tonussenkung des unteren Ösophagussphinkters einen besseren Effekt als Medikamente. Bei 90% der Patienten verbessert sich die Symptomatik initial für im Schnitt etwa 3 Monate. Ältere Patienten profitieren häufiger als jüngere. Bei mehr als 30% wird eine Nachbehandlung notwendig. Die ▶ **Komplikationsrate** (z. B. Perforation und Blutung) liegt bei 1–5%. Bei Vorliegen eines epiphrenischen Divertikels ist die Perforationsgefahr erhöht und die Dilatation kontraindiziert.

Bei der endoskopischen Injektion von Botulinustoxin reagieren wie bei der pneumatischen Dilatation 90% initial mit einer Besserung der Beschwerden innerhalb einer Woche

Endoskopische Injektion von Botulinustoxin. Botulinustoxin inhibiert die Freisetzung von Acetylcholin an der motorischen Endplatte. Damit wird am Sphinkter das für die Achalasie typische Überwiegen der tonisierenden nervalen Überträger aufgehoben.

Bei Achalasiepatienten werden endoskopisch jeweils 20 IE Botulinustoxin in die vier Quadranten des unteren Ösophagussphinkters injiziert. Wie bei der pneumatischen Dilatation reagieren 90% initial mit einer Besserung der Beschwerden innerhalb einer Woche. Bei einem Drittel der Patienten kehrt die initiale Symptomatik innerhalb von 2–3 Monaten zurück. Patienten, die primär auf die Botulinusinjektion nicht ansprechen, können mit einer pneumatischen Dilatation erfolgreich behandelt werden. ▶ **Nebenwirkungen** sind selten und resultieren in vorübergehenden retrosternalen Schmerzen und Sodbrennen [5].

▶ **Nebenwirkungen**

Vielerorts wird immer mit der pneumatischen Dehnung begonnen und auf eine Botulinusinjektion verzichtet, zumal die Bedeutung der Botulinusinjektion im Behandlungskonzept der Achalasie noch offen ist, und das Medikament für diese Indikation noch nicht zugelassen ist. Patienten über 50 Jahre und Patienten mit einer hypertensiven Achalasie sprechen besser an als Patienten unter 50 Jahre mit einer klassischen Achalasie. Die Remissionszeit der erfolgreich behandelten Patienten (ca. zwei Drittel) liegt im Schnitt bei 1,3 Jahren.

Stufentherapie der Achalasie:

1. **Medikamentös (Kalziumantagonisten, Nitrate)**
2. **Endoskopisch (pneumatische Dilatation, ev. Botulinustoxininjektion)**
3. **operative Myotomie**

Die Ansprechraten der nicht operativen Therapieoptionen sind beim älteren Patienten (> 50 Jahre) besser als beim jüngeren

Operative Myotomie. Patienten, die konservativ nicht zufriedenstellend behandelt werden können, profitieren am besten von einer chirurgisch durchgeführten Myotomie nach Heller. Dieser Eingriff kann auch laparoskopisch vorgenommen werden. Vor allem bei jüngeren Patienten, die weder auf die pneumatische Dilatation noch auf die Botulinustoxininjektion ausreichend ansprechen, ist die Längsmyotomie mit Fundoplikatio das Verfahren der Wahl.

Therapie des Ösophaguskarzinoms als Ursache der Dysphagie

Das Ösophaguskarzinom hat eine schlechte Prognose. Die 5-Jahres-Überlebensrate beträgt weniger als 10%. Selbst wenn die Patienten unter einem kurativen Ansatz operiert werden, beträgt die 3-Jahres-Überlebensrate nur 25%–50%. In Abhängigkeit vom diagnostischen Staging kann man die Patienten in drei Gruppen einteilen: Operation mit kurativer Intention, Operation mit palliativer Intention und inoperable Patienten.

Chirurgische Therapie unter kurativer oder palliativer Zielsetzung

Bei jedem Ösophaguskarzinom muß die Möglichkeit einer kurativen Resektion geprüft werden

Patienten mit Ösophaguskarzinomen des unteren und mittleren Ösophagusdrittels, die nicht die Adventitia erreichen (T1/T2-Tumoren) und die nicht metastasiert haben (N0, M0) sollten mit ▶ **kurativer Zielsetzung** operiert werden. Bei hochsitzenden Karzinomen (zervikal) im gleichen Tumorstadium ist bei einer der Operation vergleichbaren Heilungsrate die Radiochemotherapie vorzuziehen, da bei dieser Therapieform dem Patienten die meist gleichzeitig notwendige Laryngektomie erspart werden kann.

Die kombinierte neoadjuvante präoperative Radio-Chemotherapie stellt vor allem beim lokal fortgeschrittenen nicht metastasierten T3/T4 Karzinom eine erfolgversprechende Therapie dar

Patienten mit lokal fortgeschrittenem Tumor (T3/T4) sind oft nicht primär kurativ resezierbar. Bei diesen Patienten erfolgt die Indikation unter palliativen Gesichtspunkten. Insgesamt besteht die chirurgische Option nur bei 50% der Patienten. Die Morbidität (10-20%) und die Mortalität (2-15%) sind bei diesem Eingriff sehr hoch. Der Allgemeinzustand des Patienten und das Ergebnis der Staginguntersuchung entscheiden, ob der Patient primär mit kurativer Zielsetzung operiert werden kann. Kontraindikationen für das chirurgische Vorgehen sind:

1. Nachweis von Fernmetastasen.
2. Komplette Wandinfiltration oberhalb der Bifurkation (T3/T4) oder Infiltration von benachbarten Organen, insbesondere der pars membranacea tracheae und der Aorta.
3. Schlechter Allgemeinzustand des Patienten mit erheblichem Gewichtsverlust und eingeschränkter Lungenfunktion (Vitalkapazität <40% der Norm, Sekundenkapazität <1l, p_aO_2 <55 mmHg).
4. prognostisch wichtige Zweiterkrankung, wie Leberzirrhose, fortgeschrittene kompensierte Niereninsuffizienz, symptomatische KHK und Herzinfarkt innerhalb der letzten 6 Monate.

Die Standardoperation ist eine en-bloc Ösophagektomie mit Lymphadenektomie und Magenhochzug. Bei einem distal sitzenden Karzinom kann die Ösophagektomie transhiatal von abdominell unter Verzicht einer Thorakotomie durchgeführt werden.

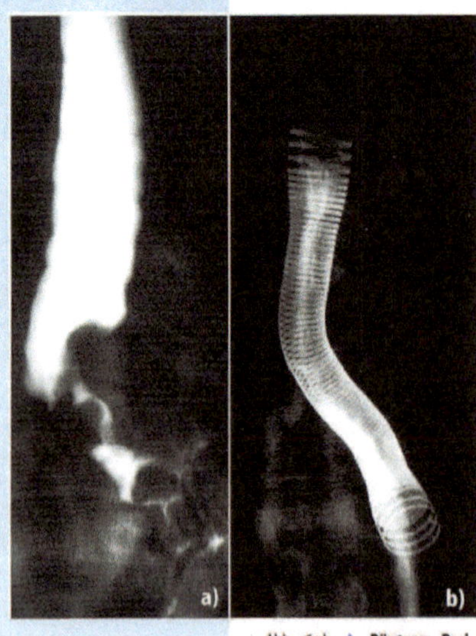

Abb. 6a,b ▲ **Röntgen Breischluck eines Patienten mit Ösophaguskarzinom vor (a) und nach (b) Stenteinlage**

Multimodale Therapie des Ösophaguskarzinoms: Kombination der Operation mit Bestrahlung und/oder Chemotherapie

Eine alleinige präoperative Bestrahlung ist nicht sinnvoll, da sie die Überlebensrate nicht verbessert, die Komplikationsrate aber gleichzeitig erhöht. Auch die postoperative Be-strahlung nach R0-Resektion bewirkt weder eine Verbesserung der Überlebens-, noch der Lokalrezidivrate.

Die ▶ **präoperative neoadjuvante kombinierte Strahlen-Chemotherapie** kann insbesondere bei Patienten mit T3/T4-Tumoren die Prognose signifikant verbessern. Bei gutem Ansprechen der Radiochemotherapie (Strahlen-Gesamtdosis 30-40 Gy mit einer gleichzeitigen Gabe von Cisplatin und 5-Fluoruracil) kann in dieser Patientengruppe, die primär bei einer alleinigen chirurgischen Therapie nicht unter kurativer Zielsetzung operiert würde, eine Ro-Resektion erzielt werden. Allerdings ist dieses Verfahren mit einer höheren Morbidität verbunden und daher nur im Rahmen klinischer Studien zu vertreten. Eine lebensverlängernde Wirkung der neoadjuvanten Strahlen-Chemotherapie ist bisher nicht sicher nachgewiesen.

Haben sich Arzt und Patient gegen die Operation entschieden, bleiben verschiedene palliative Optionen.

Strahlentherapie und kombinierte Radiochemotherapie

Beide histologische Formen des Ösophaguskarzinoms sind strahlensensibel. In der Regel wird eine Gesamtdosis von 60 Gy über 30 Fraktionen verteilt gegeben. Im Vergleich zur Operation unterscheidet sich bei unselektionierten Patienten in retrospektiven Analysen die Einjahres- und Fünfjahresüberlebensrate nicht signifikant. Bei einer kombinierten Radio-Chemotherapie scheinen die Ergebnisse besser zu sein. Allerdings ist auch die Nebenwirkungsrate höher (50% schwere bis lebensbedrohliche Nebenwirkungen). Die kombiniert behandelte Gruppe hat allerdings eine deutlich erhöhte 2-Jahresüberlebensrate (10% vs. 38%). Als Zytostatika wird eine Kombination aus 5-Fluoruracil (1000 mg/m2 über 4 Tage und Cisplatin 75 mg/m^2 am 1. Tag) bevorzugt gegeben. Die Gesamtstrahhlendosis liegt etwas geringer als bei alleiniger palliativer Strahlentherapie.

Durch die palliativen Behandlungsmethoden des Ösophaguskarzinoms (Strahlentherapie, endoskopische Dilatation, Koagulation oder Stenteinlage) soll vor allem die beschwerdefreie Nahrungspassage ermöglicht werden; die PEG-Anlage sollte frühzeitig erwogen werden

Palliative Therapie

Vor allem beim fortgeschrittenen Plattenepithelkarzinom spielt die palliative Strahlentherapie eine wichtige Rolle. Die Dysphagie bessert sich nach ca. 2 Wochen und hält für ca. 4-6 Monate an. Vor allem für die Karzinome im oberen Drittel des Ösophagus sollte diese Therapieform besonders erwogen werden, da Operation und andere palliative Ver-fahren für diesen Bereich weniger geeignet sind. Beim Adenokarzinom im metastasierten Stadium ist eher die alleinige Chemotherapie ohne begleitende Bestrahlung als palliative Maßnahme indiziert. Auch hier werden 5-Fluoruracil und Cisplatin bevorzugt.

Entscheidend für die palliative Behandlung ist die Erhaltung der Nahrungspassage. Dies kann durch regelmäßige Dilatationen auf 15-20 mm erzielt werden. Allerdings muß die Bougierung in kurzen Abständen (ca. 7-14 Tage) erfolgen. Diese können eine gleichzeitige Koagulation von Tumorgewebe durch Laserstrahl (Nd-YAG Laser) oder durch Argon-vermittelten Hochfrequenzstrom herausgezögert werden. Eine Restenosierung ist allerdings die Regel. Durch die Kombination mit endocavitärer Bestrahlung nach dem Afterloadingprinzip kann das behandlungsfreie Intervall hinausgezögert werden.

Tabelle 2
Substanzen, die den Tonus des unteren Ösophagussphinkters beeinflussen

	Erhöhung des Sphinkterdruckes	Erniedrigung des Sphinkterdruckes
Homone:	Gastrin Motilin Substanz P	Sekretin Cholezystokinin Glukagon Somatostatin GIP, VIP Progesteron
Neuronale Transmitter:	a-adrenerge Agonisten b-adrenerge Antagonisten Cholinergika NO-Antagonisten	a-adrenerge Antagonisten b-adrenerge Agonisten cholinerge Antagonisten NO-Agonisten
Speisen:	Proteine	Fett, Schokolade Alkohol, Tee, Kaffee Pfefferminze
Medikamente: u.a.	Histamin Antazida Metoclopramid Domperidon Cisaprid	Serotonin Prostaglandin E_2 u. I_2 Theophyllin Meperidine Dopamin Kalziumantagonisten Diazepam, Barbiturate

▸ **Nd-YAG Laser**
▸ **Argon Beamer Koagulation**

Alternativ werden Stents endoskopisch in die Speiseröhre nach vorheriger Dilatation gelegt. Die Komplikationen dieses Verfahrens sind jedoch nicht uner-

Im Vergleich zur Operation unterscheidet sich bei unselektionierten Patienten in retrospektiven Analysen die 1-Jahres- und 5-Jahres-Überlebensrate nicht signifikant von der Strahlentherapie

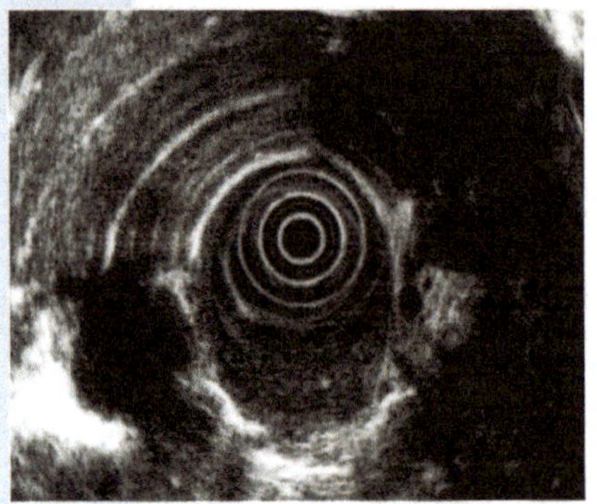

Abb. 7 ▲ **Endosonographie eines Patienten mit Ösophaguskarzinom. Die Ösophaguswand ist deutlich verdickt und inhomogen. Die Adventitia ist durch den Tumor durchbrochen.**

heblich (Perforation 10%, Blutung ca. 3-5%, Dislokation 10%, Letalität 4-5%). Mit den neuen selbstexpandierenden Metallstents wird die Komplika-tionsrate deutlich reduziert. Die Prothesen eignen sich besonders für Tumoren des mittleren Ösophagus. Wenn es zur Ausbildung von ösophagotrachealen Fisteln gekommen ist, stehen heute ummantelte Metallstents zur Verfügung. Eine Stentimplantation vor einer Bestrahlungstherapie erhöht die Wahrscheinlichkeit einer Stentdislokation und sollte daher vermieden werden. Bei allen palliativen Verfahren darf nicht vergessen werden, rechtzeitig perkutan endoskopisch eine Nährsonde zu legen, solange der Ösophagus noch endoskopisch passierbar ist.

Therapie der benignen peptischen Stenose und des gastroösophagealen Refluxes zur Vermeidung der Dysphagie

Bei Patienten mit jahrelangem Sodbrennen und frisch aufgetretener Dysphagie muß immer neben der peptischen Stenose auch an die Entstehung eines Adenokarzinoms auf dem Boden eines Barrett-Ösophagus gedacht werden. Da sowohl die peptische Stenose als auch der Barrett-Ösophagus Komplikationen der Refluxösophagitis (je 10%–20%) sind, muß schon durch eine gezielte Anti-Reflux Strategie die Komplikation der resultierenden Dysphagie vermieden werden.

Die medikamentöse Therapie der Refluxkrankheit richtet sich nach dem Schweregrad; bei symptomatischem Reflux sollten Antazida (Sucralfat) und Prokinetika (Cisaprid) eingesetzt werden; bei endoskopischen Entzündungszeichen (Grad II-III) sind Protonenpumpenhemmer am wirksamsten

Medikamentöse Therapie der Refluxösophagitis

Die hohe Rezidivrate der Refluxösophagitis (70%–90% innerhalb eines halben bis eines Jahres) nach erfolgreicher medikamentöser Therapie erklärt den relativ hohen Prozentsatz der Entwicklung einer peptischen Stenose (10%–20%) bei unbehandelten Patienten. H2-Blocker verhindern das Rezidiv nicht. Bei leichter Ösophagitis kann Cisaprid oder Sucralfat das Rezidiv herauszögern.

▶ Protonenpumpenhemmer

Bei schwererer Ösophagitis kann nur der ▶ **Protonenpumpenhemmer** dem Rezidiv vorbeugen. Protonenpumpenhemmer stellen auch initial die Therapie der Refluxösophagitis Grad II-III dar. Der therapeutische Gewinn gegenüber H2-Blocker ist erheblich und eine endokopische Heilung wird in 90% erreicht.

▶ Prokinetika

▶ **Prokinetika** (Metoclopramid, Cisaprid, Domperidon) können zusätzlich sowohl den Reflux durch eine Erhöhung des Sphinktertonus vermindern, als auch eine verbesserte Clearance des Ösophagus erzielen, falls unter Protonenpumpenhemmertherapie die Heilung nicht zu erreichen ist.

Bei der Rezidivprophylaxe der Refluxösophagitis sind Gewichtsabnahme, kleine Mahlzeiten, Schlafen mit erhöhtem Oberkörper und Vermeidung sphinkterrelaxierender Medikamente und Nahrungsmittel (s. Tab. 2) wichtige unspezifische Maßnahmen

Allgemeine Maßnahmen bei Refluxösophagitis

Da die Refluxösophagitis oft lebenslang besteht, sollten den Patienten mit Refluxösophagitis folgende Verhaltensregeln empfohlen werden:

- Ein zu hohes Körpergewicht muß reduziert werden, um den intraabdominellen Druck zu vermindern.
- Häufigere kleine Mahlzeiten halten den Druck auf den Sphinkter niedrig.
- Einige Bestandteile der Nahrung reduzieren den Sphinkterdruck (s. Tabelle 2).
- Säurehaltige Getränke (Zitrusgetränke, Wein, Cola) irritieren zusätzlich die Ösophagusschleimhaut und sollten ebenfalls gemieden werden.
- Das Rauchen sollte aufgegeben werden.
- Durch Schlafen mit erhöhtem Oberkörper werden die Refluxepisoden nachts deutlich reduziert.

Dilatation der peptischen Stenose

Die peptische Stenose wird am besten durch eine Dilatation behoben. Die mechanische Erweiterung des Lumens auf 14 mm resultiert in der Regel in einer erheblichen Besserung der Dysphagie. Dies kann durch kontinuierlich graduierte Dehnung der Stenose mit Hilfe der ▶ **Savary und Miller Dilatatoren** über einen Führungsdraht erfolgen oder durch eine ▶ **pneumatische Dilatation.** Bei ausgeprägten Stenosen können mehrere Sitzungen notwendig sein. In etwa der Hälfte der Patienten kann eine Operation vermieden werden. Allerdings ist auch eine Operation erfolgreich.

▶ Savary und Miller Dilatatoren
▶ Pneumatische Dilatation

Es bleibt zu bedenken, daß die Prävalenz eines gleichzeitig bestehenden Barrett-Ösophagus mit annähernd 50% der Patienten mit peptischen Stenosen sehr hoch ist und diese Patienten auch bei erfolgreicher Dilatation zur Früherkennung eines Adenokarzinoms endoskopisch engmaschig kontrolliert werden müssen. Die Antirefluxoperation mit einer Fundoplikatio nach Dilatation der Striktur zeigt vergleichbare Ergebnisse wie die Dilatation und anschließende Langzeittherapie mit Protonenpumpenhemmern. Umgekehrt ist jedoch auch die Langzeittherapie mit Protonenpumpenhemmern erfolgreich in der Verhinderung eines Strikturrezidivs, sofern die Dilatation erfolgreich war.

Die peptische Stenose ist häufig mit einem Barrett-Ösophagus vergesellschaftet

Therapeutisches Vorgehen beim Barrett-Ösophagus

Weder medikamentös, noch operativ kann beim Barrett-Ösophagus eine Rückbildung des Zylinderepithels in Plattenepithel erreicht werden, so daß regelmäßig in jährlichen Abständen durch endoskopisch-histologische Kontrollen der Dysplasiegrad festgestellt werden muß. Bei schwerer Dysplasie sollte nach erneuter Kontrolle und Bestätigung des Befundes die ▶ **Ösophagusteilresektion** angestrebt werden. Wegen der hohen Letalität dieser Operation (5%–10%) kann eine prophylaktische Resektion nicht empfohlen werden, und die Indikation zur Operation muß streng gestellt werden.

▶ Ösophagusteilresektion
Wegen der hohen Operationsletalität (5%–10%) kann eine prophylaktische Resektion nicht empfohlen werden

In neuen Veröffentlichungen wird über die Regeneration zu Plattenepithel nach ▶ **Laser-Fotokoagulation** oder ▶ **Argon Beamer Koagulation** des Zylinderepithels unter gleichzeitiger Protonenpumpenblockergabe berichtet. Möglicherweise entseht hier ein therapeutischer Ansatz für den Barrett-Ösophagus. Allerdings wird auch durch diese Therapie die Ursache für die Refluxkrankheit, nämlich der insuffziente Ösophagussphinkter, nicht beseitigt.

▶ Laser-Fotokoagulation
▶ Argon Beamer Koagulation

Dies ist bei rezidivierender Erkrankung nur durch eine Operation möglich. Besonders junge Patienten mit in der Langzeit pH-Metrie nachgewiesenem Reflux und manometrisch dokumentierter Sphinkterinsuffizienz sind Kandidaten für eine Operation. Die ▶ **Fundoplikatio nach Nissen,** die auch laparoskopisch durchgeführt werden kann, stellt dann nach wie vor die zu bevorzugende Operationstechnik dar.

▶ Fundoplikatio nach Nissen

Fragen und Antworten zur Erfolgskontrolle

1. Was ist die Definition der Dysphagie und welche Formen der Dysphagie unterscheidet man?

Die Dysphagie ist eine schmerzlose Schluckstörung infolge einer gestörten Passage der Nahrung in den Magen. Man unterteilt die Schluckstörung in eine:

- oropharyngeale Dysphagie (Störung des Speiseübertrittes vom Schlund in die Speiseröhre) und
- eine ösophageale Dysphagie (Gleitstörung in der Speiseröhre) [7].

2. Welche Histologie und welche Genese liegt beim sogenannten Barrett-Karzinom vor?

Der Barrett-Ösophagus entseht histologisch aus dem Ersatz von Plattenepithel durch Zylinderepithel. Es handelt sich dabei nicht um versprengte Zylinderepithelinseln und Becherzellen oder zungenförmige Ausläufer des Magenepithels in den Ösophagus, sondern um eine Zylinderepithelmetaplasie mit unreifen Zylinderzellen, die komplett von Plattenepithel umgeben sind. Ursache des Barrett-Ösophagus ist die Refluxösophagitis. Entsteht daraus ein Karzinom, so handelt es sich dabei histologisch um ein Adenokarzinom.

3. Welche Eigenschaften kennzeichnen das Wachstumsverhalten des Ösophaguskarzinoms und welche Untersuchungen sind im Rahmen des präoperativen Stagings erforderlich?

Das Ösophaguskarzinom metastasiert früh lymphogen und infiltriert schnell die Umgebung. Besonders gefürchtet ist die Infiltration der Aorta und der Trachea. Beide Befunde sind absolute Kontraindikationen für ein chirurgisches Vorgehen. Aus diesem Grund sind Röntgen-Thorax, Bronchoskopie, CT und wenn möglich Endosonographie für das Staging unerläßliche Untersuchungen.

4. Welche motilitätsbedingten Formen der Dysphagie gibt es?

Bei den motilitätsbedingten Formen der Dysphagie unterscheidet man zwischen dem hypermotilen Nußknackerösophagus, der Achalasie und dem diffusen Ösophagusspasmus.

Der Nußknackerösophagus zeichnet sich durch hohe Amplituden (> 180 mmHg) der Kontraktionswellen aus. Die Kontraktionsdauer ist auf über 6 s verlängert, und die Kontraktionswelle verläuft peristaltisch, während beim Ösophagusspasmus in über 30% der flüssigen Schluckakte simultane aperistaltische, repititive Kontraktionen (tertiäre Kontraktionen) von ebenfalls langer Dauer auftreten. Die Kontraktionen können, aber müssen nicht hypertone Werte aufweisen.

Beim Nußknackerösophagus und beim Spasmus ist die Relaxation des unteren Ösophagussphinkters ungestört. Dies trifft für die Achalasie nicht zu. Die Relaxation ist behindert und der Ruhetonus in der Regel erhöht. Bei der fortgeschrittenen Achalasie sind nahezu keine peristaltisch verlaufenden Kontraktionen mehr nachweisbar. Ihre Amplitude ist meist verringert, bei der selteneren „hypermotilen Achalasie" erhöht.

5. Beschreiben Sie die Stufentherapie der Achalasie.

Die Achalasie kann medikamentös mit der präprandialen Gabe von Kalziumkanalblockern oder Nitraten therapiert werden. Bei Erfolglosigkeit kommen eine Dilatation des unteren Ösophagussphinkters oder eine Injektion mit Botulinustoxin in Frage. Versagen auch diese Verfahren (Versagerquote bei jungen Patienten höher als bei alten Patienten) kann der untere Sphinkter auch laparoskopisch chirurgisch myotomiert werden.

6. Beschreiben Sie die Stufentherapie der peptischen Stenose.

Neben allgemeinen Maßnahmen und Vermeidung von sphinkter-relaxierenden Medikamenten, Getränken und Speisen werden beim symptomatischen Reflux mit maximaler Refluxösophagitis Grad I Antazida bzw. Sucralfat und/oder ein Prokinetikum gegeben. Bei der Refluxösophagitis Grad II-III beheben Protonenpumpenhemmer zu 90% die Entzündung. Bei rezidivierender Erkrankung wird der Protonenpumpenhemmer mit Cisaprid kombiniert. Erst bei Versagen dieser konservativen Maßnahmen oder häufigen Rezidiven beim jungen Menschen sollte eine Fundoplikatio vorgenommen werden.

Literatur

1. Armstrong D, Bennet J, Blum A, Dent J, DeDombal F, Galmiche J, Lundell L, Margulies M, Richter J, Spechler S, Tytgat G and Wallin L. (1996) **The endoscopic assessment of esophagitis: A progress report on observer agreement.** Gastroenterol 111:85–92
2. Armstrong D, Emde C, Inauen W and Blum A. (1992). **Diagnostic assessment of gastroesophageal reflux disease: what is possible vs what is practical.** Hepatogastroenterol 39:3–13
3. Kahrilas P (1996) **Gastroesophageal reflux disease.** JAMA 276:983–988
4. Katschinski M (1996) **Motility recording in upper gastrointestinal tract disease: Current concepts for clinical gastroenterology.** Zeitschr Gastroenterol 34 Suppl 4:26–35
5. Pasricha P, Rai R, Ravich W, Hendrix T and Kalloo A (1996) **Botulinum toxin for achalasia: long-term outcome and predictors of response.** Gastroenterol 110:1410–1415
6. Walsh T, Noonan N, Hollywood D, Kelly A, Keeling N and Hennessy T (1996) **A comparison of multimodal therapy and surgery for esophageal adenocarcinoma.** N Engl J Med 335:462–467
7. Richter JE (1993) **Heartburn, Dysphagia, Odynophagia and other Esophageal Symptoms.** In: Sleisenger and Fordtran (Eds) Gastrointestinal Disease Kap. 17. W. B. Saunders Company, Philadelphia pp 331–340

Der Internist
3·1997 · 38:283–295 © Springer-Verlag 1997

Die Beiträge der Rubrik „Weiterbildung" sollen dem Stand des zur Facharztprüfung für den Internisten ohne Schwerpunktbezeichnung notwendigen Wissens entsprechen und zugleich dem niedergelassenen Facharzt als Repetitorium dienen. Die Rubrik beschränkt sich auf klinisch gesicherte Aussagen zum Thema.

C. Trautwein · M. P. Manns · Abteilung Gastroenterologie und Hepatologie, Zentrum Innere Medizin, Medizinische Hochschule Hannover

Chronische Hepatitis

Unter dem Begriff chronische Hepatitis wird ein ätiologisch heterogenes Krankheitsbild zusammengefaßt, bei dem es zu einem chronisch entzündlichen Prozeß in der Leber kommt. Molekularbiologische und immunologische Methoden haben in den letzten Jahrzehnten zur verfeinerten Differenzierung der chronischen Lebererkrankungen beigetragen. Die Mehrzahl der chronischen Hepatitiden kann durch serologische und molekularbiologische Untersuchungen unterschieden werden. Wichtig ist die frühzeitige Diagnose und Therapie, um das Risiko von Spätkomplikationen, wie etwa die Entstehung einer Leberzirrhose oder eines hepatozellulären Karzinoms, zu vermeiden.

Am Ende dieses Beitrages befindet sich ein alphabetische Glossar mit Definitionen der wichtigsten im Text erwähnten Fachtermini.

Definition

▶ **Chronische Hepatits**

Die Diagnose ▶ **chronische Hepatitis** kann gestellt werden, wenn in der Leber eine Nekrose und Entzündung mit oder ohne Zeichen von Fibrose über einen Zeitraum von mindestens 6 Monaten vorliegen. Die Einteilung der chronischen Hepatitis erfolgt entsprechend der drei Kriterien Ätiologie, Ausprägung der entzündlichen Aktivität (Grading) und des fibrotischen Umbaus (Staging).

Histologie

▶ **Briding necrosis**
▶ **Piecemeal necrosis**
▶ **Fibrotischer Umbau**

Histologisch ist das Bild der Hepatitis durch eine Kombination von entzündlichen Zellinfiltraten und verschiedenen Formen des hepatozellulären Zelluntergangs (Nekrose und Apoptose) charakterisiert. Das entzündliche Infiltrat besteht zum überwiegenden Teil aus Lymphozyten und Plasmazellen, sowie verschiedenen Antigen-präsentierenden Zellen. Typische Zeichen des Zelluntergangs sind die sogenannte ▶ **„briding necrosis"** und ▶ **„piecemeal necrosis"**.

Mögliche Folgen des chronischen Entzündungsprozesses und Zelluntergangs sind eine kontinuierliche Regeneration der Leber und die vermehrte Ablagerung von extrazellulärem Kollagen, das Ausgangspunkt für den ▶ **fibrotischen Umbau** der Leber ist.

Aufgrund dieser histologischen Kriterien der chronischen Hepatitis fallen nur 4 verschiedene Erkrankungen unter den Begriff der chronischen Hepatitis (Tabelle 1). Dies sind die verschiedenen Formen der chronischen Infektion durch:

- Virushepatitis (Hepatitsviren)
- Autoimmunhepatitis
- Arzneimittel-induzierte Hepatitis
- kryptogene Hepatitis

Prof. Dr. med. M. P. Manns, Department of Gastroenterologie and Hepatology, Medizinische Hochschule Hannover, D-30625 Hannover

Tabelle 1
Heterogenität der chronischen Hepatitis

Hepatitis	HBsAG	HBV-DNA	anti-HDV (HDV-RNA)	anti-HCV (HCV-RNA)	Autoantikörper
viral					
B	+	+/-	-	-	-
D	+	-	+	-	10% anti-LKM-3
C	-	-	-	+	2% anti-LKM-1
autoimmun					
Typ I	-	-	-	-	ANA
Typ 2	-	-	-	-	LKM-1
Typ 3	-	-	-	-	SLA
medikamentös	-	-	-	-	Selten: ANA, LKM, LM
kryptogen	-	-	-	-	-

Entsprechend dieser Kategorisierung kann die histopatholgische Diagnose präzise gestellt werden. Sie setzt sich aus drei Stufen zusammen:

- der ätiologischen Diagnose (z. B. chronische Hepatitis B)
- der entzündlichen Aktivität – „grading“ – (4 Stufen; minimal bis stark)
- dem bindegewebigen Umbau – „staging“ – (5 Stufen; keine Fibrose bis Zirrhose)

▶ **Grading**
▶ **Staging**

Die histologische Erfassung der chronischen Hepatitis ist von zentraler Bedeutung

Diese neue, 1995 eingeführte Klassifikation soll die alte Unterteilung in chronisch aktive (CAH) und chronisch persistierende Hepatitis (CPH) ablösen, da durch die genaue Erfassung von ▶ **„grading“** und ▶ **„staging“** die zeitliche Progredienz der Erkrankung bzw. der mögliche Therapieerfolg abgeschätzt werden kann. Daher ist die histologische Erfassung der chronischen Hepatitis von zentraler Bedeutung für Diagnose, Therapie und Prognoseabschätzung.

Diagnose

Aufgrund der histologischen Angabe akute oder chronische Hepatitis und Persistenz der Entzündung über mehr als 6 Monate müssen vier Krankheitskomplexe der chronischen Hepatitis differenziert werden (Tabelle 1). Für die Unterscheidung spielen serologische und molekularbiologische Tests eine wichtige Rolle. Insbesondere die Virushepatitis und Autoimmunhepatitis können dadurch diagnostisch erfaßt werden. Ein Teil der Erkrankungen kann jedoch nur per Ausschlußdiagnose diagnostiziert werden. Im folgenden soll auf die Diagnose der einzelnen Formen eingegangen werden.

Chronische Hepatitis B

▶ **Hepatitis-B-Virus (HBV)**

Etwa 10% der Infektionen mit HBV gehen in eine chronische Verlaufsform über

▶ **HBsAg**
▶ **HBV-DNA**

▶ **anti-HBs**

Etwa 10% der Infektionen mit dem ▶ **Hepatitis-B-Virus (HBV)** gehen in eine chronische Verlaufsform über. Die Diagnose der chronischen Hepatitis-B-Infektion wird serologisch durch den Nachweis des Hepatitis-B-Oberflächenantigen (HBsAg) und durch den Nachweis Hepatitis-B-spezifischer DNA-Sequenzen (HBV-DNA) gestellt. Als serologischer Marker erfolgt der Nachweis von ▶ **HBsAg** Oberflächenprotein durch ELISA. Die Bestimmung der ▶ **HBV-DNA** kann durch kommerzielle Nachweisverfahren erfolgen. Am sensitivsten ist hier der Nachweis durch die Polymerasekettenreaktion (PCR); dieser aufwendige Test ist jedoch selten klinisch erforderlich. Ist eine Hepatitis-B-Infektion ausgeheilt, finden sich im Serum des Patienten Antikörper gegen das HBsAg (▶ **anti-HBs**).

Chronische Hepatitis D

▶ **Hepatitis-D-Virus (HDV)**

HDV benötigt das Hepatitis-B-Virus als Helfervirus

Das ▶ **Hepatitis-D-Virus (HDV)** ist ein inkomplettes RNA-Virus. Eine alleinige Infektion durch das Virus kann daher nicht erfolgen. HDV benötigt das Hepatitis-B-Virus als Helfervirus. Die Infektion kann als Ko- oder Superinfektion erfolgen. Als Koinfektion heilt die Infektion in etwa 90% der Fälle aus, während nach Superinfektion meist eine chronische Verlaufsform zu finden ist. Bei chronischer Verlaufsform kann serologisch daher immer eine chronische Hepatitis-B-Infektion

Als Koinfektion heilt die Infektion in etwa 90% der Fälle aus, während nach Superinfektion meist eine chronische Verlaufsform zu finden ist

nachgewiesen werden (HBsAg, anti-HBc und anti-HBe positiv). Zusätzlich finden sich Antikörper gegen das Hepatitis-D-Virus (anti-HDV). Zur Abgrenzung einer akuten Hepatitis D ist die Testung auf IgM anti-HDV sinnvoll. Zum sicheren Nachweis der chronischen Hepatitis-D-Infektion sollte eine PCR Reaktion zum Nachweis der HDV-RNA erfolgen. Bei Vorliegen dieser Befunde kann die Diagnose einer chronischen Hepatitis-D-Infektion gestellt werden.

▶ Hepatitis-C-Virus (HCV)

HCV führt in etwa 80–90% der Fälle zu einer chronischen Verlaufsform

Chronische Hepatitis C

Das ▶ **Hepatitis-C-Virus (HCV)** führt nach Infektion in etwa 80-90% der Fälle zu einer chronischen Verlaufsform. Neben dem Nachweis des Antikörpers gegen das Hepatitis-C-Virus (anti-HCV) muß daher der Nachweis der virusspezifischen RNA durch PCR erfolgen. Erst der Nachweis der HCV RNA läßt die sichere Diagnose einer chronischen Hepatitis-C-Infektion zu. Fakultativ kann der Nachweis des HCV-Genotyps und die quantitative Bestimmung der HCV-RNA erfolgen.

▶ Hepatitis-G-Virus

Bisher fehlt der eindeutige Beweis, daß ein Hepatitis-G-Virus zum Bild einer chronischen Hepatitis führen kann

Chronische Hepatitis G ?

Das ▶ **Hepatitis-G-Virus** ist ein kürzlich entdecktes Virus, das aus dem Serum eines Patienten mit Posttransfusions-Hepatitis kloniert wurde. Der Nachweis des Virus kann zum jetzigen Zeitpunkt nur über PCR gestellt werden. Bisherige Untersuchungen ergaben jedoch keinen kausalen Zusammenhang zwischen einer chronischen Hepatitis G Infektion und dem Bild einer chronischen Hepatitis.

Autoimmunhepatitis

Bei der Autoimmunhepatitis (AIH) kommt es durch den Verlust der immunologischen Toleranz zur Selbstzerstörung der Leber.

Die Ätiologie der Erkrankung und der auslösende Mechanismus sind unklar. Die internationale Autoimmunhepatitisgruppe hat einen Kriterienkatalog erarbeitet, durch den die Diagnosestellung erleichtert wird. Abhängig von der im Katalog erreichten Punktzahl, kann die Diagnose einer Autoimmunhepatitis sicher oder wahrscheinlich gestellt werden (Tabelle 2).

An serologischen Kriterien gehen in den Kriterienkatalog der Ausschluß einer viralen Genese, der Nachweis von Autoantikörpern, die Bestimmung des HLA-Typs und der Gammaglobuline ein.

Eine besondere Rolle stellt der Nachweis von Autoantikörpern dar, die spezifisch bei Patienten mit Autoimmunhepatitis nachgewiesen werden können (Tabelle 3). Sie ermöglichen neben ihrer diagnostischen Relevanz eine serologische Unterscheidung der Autoimmunhepatitis in drei verschiedene Unterformen (Typ I-III).

Tabelle 2

Diagnosekriterien der Autoimmunhepatitis

(Auszug aus dem Protokoll der Internationalen Autoimmunhepatitisstudiengruppe, Johnson und McFarlane 1993)

	Punktzahl
Hypergammaglobulinämie	+3
Autoantikörper	
ANA, SMA, LKM-1	+3
SLA, ASGPR, LP	+2
AMA	-2
weibliches Geschlecht	+2
AST/ALT < 3,0	+2
Ansprechen auf eine immunsuppressive Therapie	+2
Immungenetik: HLA B8, DR3 oder DR4	+1
Alkoholkonsum (M <35 g/Tag, F <25g/Tag)	+2
Histologie (chronisch aktive Hepatitis)	+3
Nachweis viraler Erreger	
anti-HAV IgM, HBsAg, anti-HBc IgM	-3
HCV-RNA (PCR)	-3
anti-HCV	-2
andere Viren	-3
negativ	+3
Punktzahl > 15 vor und > 17 nach Therapie:	sichere AIH
Punktzahl 10-15 vor und 12-17 nach Therapie:	mögliche AIH

Tabelle 3

Autoantikörper bei Lebererkrankungen

ANA	antinukleäre Antikörper
SMA	Antikörper gegen glatte Muskulatur
LKM	Antikörper gegen Mikrosomen der Leber und Niere
LM	Antikörper gegen Leberzellmembran
ASGPR	Antikörper gegen den Asialoglykoproteinrezeptor
SLA	Antikörper gegen lösliches Leberantigen
LP	Antikörper gegen Leber und Pankreas
AMA	Antikörper gegen Mitochondrien

Tabelle 4
Arzneimittelinduzierten chronische Hepatitis

Methyldopa	Benzarone
Nitrofurantoin	Papaverin
Isoniazid	Aspirin
Clometacine	Sulfonamide
Halothan	Propylthiouracil

Arzneimittelinduzierte chronische Hepatitis

Verschiedene Medikamente können zum Bild einer chronischen Hepatitis führen (Tabelle 4). Bei der Entstehung mancher Formen der arzneimittelinduzierten Hepatitis sind immunologisch vermittelte Mechanismen beteiligt. Bei bestimmten Formen der arzneimittelinduzierten chronischen Hepatitis können daher Autoantikörper nachgewiesen werden. Entscheidend für die Diagnose ist die sorgfältige Medikamentenanamnese und der Ausschluß einer viralen Hepatitis und Autoimmunhepatitis. In der Regel kommt es jedoch zur Heilung bzw. zum Stillstand der Erkrankung, wenn das Arzneimittel nicht mehr eingenommen wird.

▶ **Ausschlußdiagnose**

Die Häufigkeit der kryptogenen chronischen Hepatitis schwankt zwischen 10 und 25%

Kryptogene chronische Hepatitis

Die Diagnose der kryptogenen chronischen Hepatitis ist eine ▶ **Ausschlußdiagnose.** Ihre Häufigkeit schwankt zwischen 10 und 25%, abhängig vom Patientengut. Es ist davon auszugehen, daß durch die Verbesserung der molekularbiologischen und immunologischen Nachweismethoden diese Gruppe der chronischen Hepatitiden in Zukunft weiter abnimmt. Das neu entdeckte Hepatitis-G-Virus ist nicht der Haupterreger der kryptogenen Hepatitis.

Differentialdiagnose

▶ **Primär biliäre Zirrhose (PBC)**
▶ **Primär sklerosierende Cholangitis (PSC)**

Die Differentialdiagnose der chronischen Hepatitis umfaßt alle Erkrankungen die zu einer chronischen Erhöhung der Leberenzyme führen (Tabelle 5). Von besonderer Bedeutung sind hierbei die cholestatischen Leberkrankungen. Darunter fallen die ▶ **primär biliäre Zirrhose (PBC)**, die ▶ **primär sklerosierende Cholangitis (PSC)** und alle Formen der sekundär biliären Lebererkrankungen. Als Ursache der sekundär biliären Lebererkrankungen sind beispielsweise die Choledocholithiasis, Strikturen der Gallenwege oder Erkrankungen des Pankreas zu nennen. Wegweisend für die Diagnose der PBC ist die Histologie, der Nachweis von antimitochondrialen Antikörpern (AMA) und die Prävalenz des weiblichen Geschlechts. Bei einem Teil der Patienten ist ein sog. overlap-Syndrom mit der Autoimmunhepatitis zu finden. Für die Diagnosefindung ist der serologische Nachweis von ANA- und AMA-Autoantikörpern von Bedeutung.

Tabelle 5
Differentialdiagnose chronischer Lebererkrankungen

cholestatische Lebererkrankungen	
primär biliäre Zirrhose	primär sklerosierende Cholangitis
sekundär sklerosierende Cholangitis	andere chronische Gallenwegserkrankungen
genetische Lebererkrankungen	
M. Wilson	Hämochromatose
α_1-Antitrypsinmangel	Mukoviscidose
vaskuläre Ursachen	
Budd-Chiari Sydrom	Stauungszirrhose
Portalvenenthrombose	veno-occlusive disease
arterio-venöse Malformation	
verschiedenes	
alkoholische Lebererkrankung	nicht-alkoholische Fettleberhepatitis (Diabetes mellitus, Fettstoffwechselstörung etc.)

Die Diagnose der PSC erfolgt histologisch und durch endoskopisch retrograde Pankreatikocholangiographie (ERCP). Da es sich um eine eher fokale Erkrankung handelt, ist die Histologie nicht immer wegweisend. Bei den sekundären biliären Lebererkrankungen sollten diagnostisch primär Ultraschall und später ERCP-Untersuchungen durchgeführt werden.

▶ **Hämochromatose**
▶ **M.Wilson**

Als weitere wichtige Differentialdiagnosen sind die verschiedenen Formen der genetischen Lebererkrankungen von Bedeutung, wobei hier insbesondere die ▶ **Hämochromatose** und der ▶ **M.Wilson** Beachtung finden, da ihre Verbreitung in der Bevölkerung am höchsten ist. Bei beiden Erkrankungen können zum Zeitpunkt der Diagnosestellung extrahepatische Symptome im Vordergrund stehen. Für die Diagnose der Hämochromatose sind die Bestimmung des Eisenindex und damit die Überladung der Leber mit Eisen entscheidend. Als Screeningtest dient die Ferritinbestimmung im Blut. Zusätzlich wird vermehrt die molekulargenetische Diagnose durch den Nachweis bestimmter Mutationen im Bereich des Hämochromatose Gens angeboten. Bei Verdacht auf M. Wilson sind die Kupferausscheidung im 24h Urin und deren vermehrter Nachweis in der Leber zu fordern. Neben diesen Erkrankungen muß immer ein vermehrter Alkoholgenuß ausgeschlossen werden.

Es muß immer ein vermehrter Alkoholgenuß ausgeschlossen werden

Klinik

Bei der chronischen Hepatitis stehen unspezifische Symptome wie Müdigkeit oder Abgeschlagenheit im Vordergrund. Insbesondere seit der Entdeckung des Hepatitis-C-Virus wird bei einer leichten Erhöhung der Serumtransaminasen bereits frühzeitig eine ausführliche Diagnostik eingeleitet. Daher sind Patienten, die zum Zeitpunkt der Erstdiagnose bereits Komplikationen ihrer Lebererkrankung mit entsprechenden Syptomen haben, seltener geworden.

Neben den unspezifischen Symptomen muß besonders bei Patienten mit chronischer Hepatitis-C-Infektion und Patienten mit Autoimmunhepatitis auf das Vorliegen von extrahepatischen Manifestationen geachtet werden (Tabelle 6). Beispiele sind das Vorliegen von Gelenkbeschwerden, Hautveränderungen oder Schilddrüsenerkrankungen. Außerdem liegen vermehrt extrahepatische Symptome bei Patienten mit genetischen Lebererkrankungen vor. Gelenkbeschwerden gehören jedoch auch zum klinischen Bild der Virushepatitis.

Bei Patienten mit chronischer Hepatitis C, Autoimmunhepatitis sowie genetischer Lebererkrankung muß besonders auf das Vorliegen von extrahepatischen Manifestationen geachtet werden

Tabelle 6
Extrahepatische Manifestationen bei chronischer Hepatitis

- Gemischte Kyroglobulinämie
- Panarteriitis nodosa
- Arthralgien
- Glomerulonephritis
- Urtikaria
- Polyneuropathie
- Vaskulitis

Bei der Anamneseerhebung sind gezielte Fragen bezüglich der Risikofaktoren einer chronischen Virushepatitis von Bedeutung. Außerdem sollte eine sorgfältige Befragung nach der Medikamenteneinnahme erfolgen.

Liegt bereits ein zirrhotischer Umbau der Leber vor, kann es zu ausgeprägten Symptomen der Lebererkrankung mit ▶ **Leber-Haut Zeichen** kommen. Im Vordergrund stehen hier die Komplikationen der portalen Hypertension (Aszites, Blutungen aus Varizen und Splenomegalie), der reduzierten Leberfunktion (Gerinnungsstörungen, Ikterus und Katabolie), der hepatischen Enzephalopathie und des ▶ **hepatozellulären Karzinoms** (Einschränkung der Leberfunktion, Tumorkachexie). Vom Beginn der chronischen viralen Hepatitis bis zum Vorliegen einer Leberzirrhose oder eines hepatozellulären Karzinoms vergehen in der Regel 20-30 Jahre.

▶ Leber-Haut Zeichen

▶ Hepatozelluläres Karzinom (HCC)

Tabelle 7
Komplikationen der Leberzirrhose

- Leberinsuffizienz
  Ikterus
  hepatische Enzephalopathie
  Gerinnungsprobleme
- Portale Hypertension
  Aszites
  Kollateralkreisläufe mit Varizenblutungen
  hypertensive Gastropathie
- hepato-pulmonales Syndrom
- hepato-renales Syndrom
- hepatozelluläres Karzinom
- katabole Stoffwechsellage (Muskelschwund, Gewichtsabnahme)
- Leber-Haut Zeichen (Palmarerythem, Spider naevi, Weißnägel, Lackzunge)
- Feminisierung (Gynäkomastie, Behaarung)
- Hypogonadismus
- Diabetes mellitus

Komplikationen

Die chronische Hepatitis führt im Rahmen der chronischen Entzündung zum kontinuierlichen Umbau der Leber. Bei einem Teil der Patienten liegt daher das Organ vollständig bindegewebig durchsetzt vor; das Parenchym der Leber geht unter und kann nicht mehr ersetzt werden.

Folgen sind der Verlust von vitalem Lebergewebe und der Anstieg des vaskulären Widerstandes der Leber. Entsprechend kommt es zur Einschränkung der Leberfunktion und zur Ausbildung der portalen Hypertension. Die häufigsten

Komplikationen der Leberzirrhose sind die Leberinsuffizienz (Gerinnungsstörungen, Ikterus und Enzephalopathie) und die portale Hypertension (Aszites und Blutungen aus Kollateralkreisläufen, insbesondere Ösophagusvarizen). Ohne Vorliegen dieser Komplikationen und bei histologisch gesicherter Leberzirrhose ist der Begriff ▶ **„kompensierte Leberzirrhose"** gerechtfertigt. Werden die Komplikationen der Leberzirrhose klinisch manifest, wird der Begriff ▶ **„dekompensierte Leberzirrhose"** verwendet. Andere Komplikationen, die im Rahmen einer fortgeschrittenen Leberzirrhose auftreten, sind in Tabelle 7 aufgelistet.

▶ **Kompensierte Leberzirrhose**

▶ **Dekompensierte Leberzirrhose**

Aszites. Der Aszites entwickelt sich langsam und kontinuierlich mit dem Fortschreiten der Leberzirrhose. Probleme entstehen durch ▶ **bakterielle Infektionen** (SBP) und durch schlechte therapeutische Beeinflußbarkeit des Aszites. Massiver Aszites führt zur ▶ **Kompression anderer Organe.** Er verstärkt dadurch den Katabolismus bei chronischer Lebererkrankung und führt zu respiratorischen Problemen. Zusätzlich zur Kompression – besonders der unteren Lungenabschnitte – treten bei 5–10% der Patienten ▶ **Pleuraergüsse** auf.

▶ **Bakterielle Infektionen**

▶ **Kompression anderer Organe**

▶ **Pleuraergüsse**

Ikterus. Der Ikterus ist Ausdruck einer deutlichen Einschränkung der Leberzellfunktion. Er betrifft primär die Exkretion der Hepatozyten. Daher ist besonders das konjugierte Bilirubin erhöht. Verschiedene Faktoren, die im Rahmen der Leberzirrhose gehäuft vorkommen, können daher den Ikterus zusätzlich verschlechtern. Besondere Bedeutung haben bakterielle Infektionen (z. B. Peritonitis oder Cholangitis), das hepatorenale Syndrom oder Formen der Hämolyse. Daher sollten diese zusätzlichen Faktoren ausgeschlossen werden.

Tabelle 8
Stadien der hepatischen Enzephalopathie

Komastadium	Bewußtseinslage
0	normal
1	Konzentrationsschwäche, Euphorie oder Ängstlichkeit
2	Lethargie, Desorientiertheit, Persönlichkeitsveränderung
3	Somnolenz oder Stupor
4	Koma

Hepatische Enzephalopathie. Die hepatische Enzephalopathie ist durch 4 Stadien charakterisiert (Tab. 8). Für die Entstehung werden verschiedene Theorien diskutiert. Entscheidend ist die anfallende Menge an Protein, die in der Leber verarbeitet werden muß. Bei fortgeschrittener Leberzirrhose wird daher durch bestimmte Ereignisse die Erstmanifestation oder die Progredienz der hepatischen Enzephalopathie begünstigt. Beispiele hierfür sind die gastrointestinale Blutung, bakterielle Infektionen, Störungen im Säure-Basen-Haushalt, die Verabreichung bestimmter Medikamente und die Zuführung einer eiweißreichen Kost.

Gastrointestinale Blutung. Als Folge der portalen Hypertension kommt es zur Ausbildung von Kollateralkreisläufen. ▶ **Blutungen aus Kollateralkreisläufen** kommen häufig vor und sind meist im Bereich der Ösophagus- und Fundusvarizen lokalisiert. In seltenen Fällen kommen Blutungen in tieferen Darmabschnitten vor. Zusätzlich werden die Blutungen durch die verminderte Synthese von Gerinnungsfaktoren begünstigt. Das Risiko des letalen Ausgangs steigt proportional mit dem Fortschreiten der Leberzirrhose.

▶ **Blutungen aus Kollateralkreisläufen**

Blutungen aus Kollateralkreisläufen kommen häufig vor und sind meist im Bereich der Ösophagus- und Fundusvarizen lokalisiert

Therapie

Eine medikamentöse Therapie beschränkt sich auf die virale Hepatitis und Autoimmunhepatitis. Auf die Therapie beider Krankheitsbilder soll daher genauer eingegangen werden. Bei der arzneimittelinduzierten Form der chronischen Hepatitis besteht die Therapie im Absetzen des Medikaments. Für die kryptogene chronische Hepatitis ist – außer einer symptomatischen Therapie der Komplikationen – keine Therapieform etabliert bzw. sie befindet sich noch im experimentellen Stadium.

► α-Interferon

Interferon bei viraler Hepatitis

► **α-Interferon** ist bisher die einzig zugelassene Therapie der chronischen viralen Hepatitiden B, B/D und C (Tabelle 9). Es soll – bevor auf die Besonderheiten der einzelnen chronischen Virushepatitiden eingegangen wird – die Substanz kurz vorgestellt werden.

Tabelle 9

Dosierung und Dauer der Interferontherapie bei chronischer Virushepatitis

Hepatitis B:	
Dosierung:	1 x 5 Mio I.E./Tag oder 3 x 5-10 Mio I.E./Woche
Dauer:	6 Monate
Hepatitis C:	
Naiv:	
Dosierung:	3 x 3-5 Mio I.E./Woche
Dauer:	abhängig vom Therapieansprechen: bei fehlendem Ansprechen (HCV-RNA positiv) Abbruch der Therapie nach 3 Monaten und bei Ansprechen (HCV-RNA negativ) der Therapie für weitere 9 Monate
Zukunft:	Kombination Interferon/Ribavirin
Relaps:	
Dosierung:	3 x 6 Mio I.E./Woche und 1000-1200 mg Ribavirin/Tag
Dauer:	analog zu den naiven Patienten
Hepatitis D:	
Dosierung:	3 x 10 Mio I.E./Woche
Dauer:	mind. 12 Monate

Bei der Anwendung von Interferon können verschiedene Wirkungen unterschieden werden:

- vermehrte Expression von Membranproteinen
- antiviraler Effekt
- immunmodulatorische Wirkung
- antineoplastischer Effekt

Kontraindikationen. Aufgrund der unterschiedlichen Wirkungsmechanismen, muß eine Vielzahl von relativen und absoluten Kontraindikationen einer Interferon-Therapie beachtet werden (Tabelle 9). Absolute Kontraindikationen sind beispielsweise die Diagnose einer Autoimmunerkrankung (z. B. Autoimmunhepatitis, Thyreoiditis), das Vorliegen einer Depression oder einer bakteriellen Infektion.

Die häufigste Nebenwirkung der Interferon-Therapie ist die dosisabhängige grippeähnliche Symptomatik

Nebenwirkungen. Nebenwirkungen sind bei einer Therapie mit α-Interferon häufig. Daher sollten Patienten, die sich einer Interferon-Therapie unterziehen, unter engmaschiger fachärztlicher Kontrolle stehen. Die häufigste Nebenwirkung ist die dosisabhängige grippeähnliche Symptomatik, die aus Kopfschmerzen, Müdigkeit, Fieber, Gelenk- und Gliederschmerzen besteht. Eine ausgeprägte Symptomatik besteht meist nur zu Beginn der Therapie.

Die Beschwerden können durch die abendliche Gabe von α-Interferon und durch die begleitende Gabe von Paracetamol gemindert werden. Ernsthafte Nebenwirkungen stellen besonders psychiatrische Komplikationen (Depression, Suizidalität), eine Depression des Knochenmarks oder das Neuauftreten einer therapieinduzierten Autoimmunerkrankung dar. Stellen sich diese Nebenwirkungen ein, muß die Fortsetzung der Therapie hinterfragt werden.

Ernsthafte Nebenwirkungen stellen besonders psychiatrische Komplikationen, eine Depression des Knochenmarks oder das Neuauftreten einer therapieinduzierten Autoimmunerkrankung dar

Tabelle 10

Kontraindikationen der Interferon-Therapie bei viraler Hepatitis

Absolute Kontraindikation
- dekompensierte Leberzirrhose
- psychiatrische Erkrankungen
  - Depression
  - Suizidalität etc.
- Autoimmunerkrankung
  - Autoimmunhepatitis
  - rheumatoide Arthritis
  - entzündliche Darmerkrankung
  - autoimmune Schilddrüsenerkrankung
- Schwangerschaft
- Fieber/bakterielle Infektion
- schwere sonstige Erkrankung

Relative Kontraindikation
- hepatozelluläres Karzinom
- Kinder < 6 Jahren
- Leuko- und Thrombopenie
- Immunsuppression
  - HIV-Infektion
  - Hämodialyse
  - Immunsuppressive Therapie

Therapie der chronischen Hepatitis B

▶ Interferon-Dosierung

Die Angaben der ▶ **Interferon-Dosierung** bei chronischer Hepatitis-B-Infektion variieren in der Literatur zwischen 3 x 5-10 Mio I.E./Woche oder 3 x 5 Mio I.E./Tag s.c. Die Auswertung verschiedener Studien hat gezeigt, daß für die Interferonbehandlung dieser Erkrankung eine direkte Dosis-Wirkungsbeziehung besteht. Dies bedeutet, daß eine höhere Interferondosierung mit einer höheren Wahrscheinlichkeit der Elimination von HBV einhergeht. Obwohl wir uns dieser Korrelation bewußt sind, verabreichen wir in der Regel 3 x 5 Mio I.E. oder 3 x 6 Mio I.E./Woche. Der Grund unseres Vorgehens liegt in der schlechten Verträglichkeit höherer Interferon-Dosierungen. Die Nebenwirkungen nehmen mit steigenden Gaben zu; dadurch wird die Therapie schlechter toleriert.

▶ Indikation zur Interferon-Therapie

Die ▶ **Indikation zur Interferon-Therapie** wird bei chronischer Hepatitis B gestellt, wenn die Transaminasen das 1,5–2-fache der Norm betragen und in der Histologie Zeichen entzündlicher Aktivität bestehen und die HBV-DNA im Serum durch quantitative Nachweisverfahren detektierbar ist. Die ▶ **Ansprechrate** (Normalisierung der Transaminasen, anti-HBe Serokonversion, HBV-DNA negativ) liegt zwischen 30 und 40%, abhängig vom Patientenkollektiv. und Interferondosierung Die Elimination von HBsAg ist bei etwa 10% der Patienten zu beobachten. Positive prädiktive Marker für das Ansprechen einer α-Interferon-Therapie sind ein kurzer Krankheitsverlauf, weibliches Geschlecht, hohe entzündliche Aktivität (d. h. Transaminasenwerte über 200 U/l ohne Vorliegen einer Zirrhose) und niedrige bis mittelgradige virale Replikation (HBV-DNA unter 200 pg/ml) (Tabelle 10). Geringere Erfolgsaussichten haben Patienten mit perinataler Hepatitis-B-Infektion, beim Vorliegen einer Stopmutante im Bereich der preC Region und/oder fortgeschrittene Zirrhose mit Child B und C Stadien.

▶ Ansprechrate

Die Ansprechrate (Normalisierung der Transaminasen, anti-HBe Serokonversion, HBV-DNA negativ) liegt zwischen 30 und 40%

Tabelle 11
Prognosekriterien der Interferontherapie bei chronischer Hepatitis B

Gutes Ansprechen	Vermindertes Ansprechen
hohe Transaminasen (GPT >100 U/l)	niedrige Transaminasen (GPT <100 U/l)
niedrig-mässige HBV-DNA (<200 pg/ml)	hohe HBV-DNA (> 200 pg/ml)
Infektion im Erwachsenenalter	perinatale Infektion
kurzer Verlauf seit Infektion	langer Verlauf (Integration in Wirtsgenom?)
Frauen	Immunsuppression
	HDV-, HCV-Koinfektion
	HIV

Liegen extrahepatische Manifestationen, wie eine Hepatitis-B-assoziierte Glomerulonephritis, vor, wird die Progredienz der Erkrankung beim Ansprechen der Interferon-Therapie gestoppt. Im Verlauf kommt es bei einem Teil der Patienten zu einer Verbesserung der renalen Funktion, während die Erkrankung bei Patienten, die nicht auf die Interferon-Gabe ansprechen, progredient fortschreitet.

Nukleosidanaloga der 2. Generation. Die Entwicklung der letzten Jahre ergibt für Patienten mit chronischer Hepatitis-B-Infektion, die auf eine Interferon-Therapie nicht ansprechen, neue Perspektiven. Nukleosidanaloga der 2. Generation - ▶ **Famciclovir und Lamivudine** - wurden bei Patienten mit chronischer Hepatitis B in Studien erfolgreich eingesetzt , wobei sie dosisabhängig die Replikation des Hepatitis B Virus hemmen. Eigene Erfahrungen sowie Berichte aus der Literatur deuten zudem darauf hin, daß Lamivudine im Vergleich zu Famciclovir zu einer stärkeren Hemmung der HBV-Replikation führt.

▶ Famciclovir und Lamivudine

Nukleosidanaloga der 2. Generation ergeben für Patienten mit chronischer Hepatitis-B-Infektion, die auf eine Interferon-Therapie nicht ansprechen, neue Perspektiven

Die Therapie mit Famciclovir und Lamivudine wird gut vertragen. Erste Berichte deuten daraufhin, daß auch extrahepatische Manifestationen, z. B. Panarteriitis nodosa durch das Medikament erfolgreich behandelt werden können. Zur Zeit werden Phase 3 Studien für beide Medikamente durchgeführt. Fraglich ist zum jetzigen Zeitpunkt, ob durch die Therapie eine Elimination des Virus erfolgen kann, da nur eine Hemmung der Replikation erreicht wird. Daher ist im Moment unklar, über welchen Zeitraum die Therapie erfolgen sollte. Die Therapiedauer wird jedoch bei mindestens 12 Monaten liegen. Außerdem muß damit gerechnet werden, daß sich unter Therapie Resistenzen gegen Nukleosidanaloga ausbilden. Zum jetzigen Zeitpunkt wird davon ausgegangen, daß sich innerhalb eines Jahres bei etwa 10 bis 20% der Patienten eine Resistenz gegen Lamivudine entwickelt.

Neben den Nukleosidanaloga der zweiten Generation werden mittlerweile Weiterentwicklungen dieser Medikamente erprobt. Erste Daten deuten darauf hin, daß nur teilweise Kreuzresistenzen zwischen den verschieden Nukleosidanaloga existieren. Somit stehen in Zukunft weitere Therapieoptionen zur Behandlung der chronischen HBV-Infektion zur Verfügung.

Therapie der chronischen Hepatitis-D-Infektion

Auch bei langfristiger Anwendung (>12 Monate) von α-Interferon sind die Erfolgsraten der Therapie einer chronischen Hepatitis-D-Infektion gering

Die Therapie der chronischen Hepatitis D erfolgt mit der Gabe von 3 x 10 Mill. IE α-Interferon/Woche über 12 Monate. Auch bei langfristiger Anwendung (>12 Monate) sind die Erfolgsraten gering. Andere medikamentöse Therapieformen stehen zur Zeit nicht zur Verfügung. Erste Versuche mit Nukleosidanaloga befinden sich in der klinischen Erprobung.

Therapie der chronischen Hepatitis-C-Infektion

▸ Indikation zur Interferon-Therapie

Die ▸ **Indikation zur Interferon-Therapie** der Hepatitis C wird in der Regel gestellt, wenn:

- die HCV-RNA über 6 Monate persistiert
- die Transaminasen auf mindestens das 1,5-fache der Norm erhöht sind
- histologisch das Bild einer chronischen Hepatitis mit entzündlicher Aktivität vorliegt.

Tabelle 12
Prognostische Faktoren der Interferon-Therapie bei chronischer Hepatitis C

günstig:	niedrige Viramie, kurzer Verlauf, niedrige Transaminasen, kein Genotyp 1, geringe Entzündung und geringer Umbau
ungünstig:	hohe Virämie, Leberzirrhose, Genotyp 1, langer Verlauf, hohe Transaminasen, Koinfektion mit anderen Viren (HIV, HBV), hoher Eisengehalt der Leber

Patienten mit chronischer HCV-Infektion sprechen unterschiedlich auf eine Interferon-Therapie an. Bei etwa 40-50% der Patienten kommt es zu einer Normalisierung der Transaminasen und zu einer Elimination der HCV-RNA. Patienten, die primär von einer Interferon-Therapie nicht profitieren, werden „Non-Responder" genannt. Bei Patienten, die auf Interferon ansprechen, werden drei unterschiedliche Verläufe differenziert:

1. Patienten, die unter Interferontherapie das Virus eliminieren, jedoch bereits im weiteren Verlauf unter der Behandlung wieder HCV-RNA positiv werden. Diese Patienten werden den Non-Respondern gleichgestellt.
2. Patienten, die unter Interferontherapie das Virus eliminieren und nach Absetzen der Therapie wieder HCV-RNA positiv werden – einen „Relaps" erleiden. Diese Patienten werden „Relapser" oder Patienten mit „short term response" genannt.
3. Patienten, die das Virus langfristig durch Interferontherapie eliminieren. Dieser Ansprechmodus wird „long-term-" oder „sustained response" genannt. Dabei wird ein Negativbefund der HCV-RNA 6 Monate nach Therapieende als Kriterium eingesetzt.

▸ Short term response
▸ Long term response

Trotz niedriger Ansprechraten (10–20%) haben erste Studien gezeigt, daß durch die Therapie mit α-Interferon das Risiko, an einem hepatozellulären Karzinom (HCC) zu erkranken, reduziert bzw. die Latenzzeit bis zur HCC-Entstehung verlängert werden kann

Die Interferontherapie wird in der Regel mit einer Dosierung von 3 x 5-6 Mio I.E. Interferon s.c. begonnen. Bisherige Erfahrungen sprechen dafür, daß höhere Dosierungen die Ansprechraten nicht wesentlich verbessern und niedere Dosierungen einen schlechteren Effekt haben. Verschiedene Faktoren entscheiden über den Therapieerfolg (Tabelle 10). Dazu gehört der Genotyp des Virus, die Höhe der viralen Replikation und die Zeit zwischen der Infektion und dem Therapiebeginn.

Verschiedene Studien haben gezeigt, daß die ersten 3 Monate über den Therapieerfolg bei chronischer HCV-Infektion entscheiden. Wird innerhalb dieses Zeitraums das Virus nicht eliminiert (HCV-RNA positiv), sollte die Interferontherapie beendet werden. Der Patient wird als Non-Responser eingestuft. Diese Patienten haben – bezüglich der Elimination des Virus – eine schlechte Prognose. Zum jetzigen Zeitpunkt gibt es für diese Patienten keine gesicherten Therapieoptionen. Eine weitere Behandlung dieser Patienten sollte ausschließlich im Rahmen kontrollierter Studien erfolgen.

Patienten, die innerhalb der ersten 3 Monate das Virus eliminieren (HCV-RNA negativ), werden zum jetzigen Zeitpunkt für mindestens weitere 9 Monate mit

IFN behandelt. Nach der Virus-Elimination kann die IFN-Dosierung auf 3 x 3 Mio I.E./Woche s.c. reduziert werden.

Neben der eben dargestellten „klassischen“ Interferontherapie wird zum jetzigen Zeitpunkt – im Rahmen von Studien – an alternativen Therapieschemen gearbeitet. Beispiele hierfür sind die Hochdosis-IFN-Indukationstherapie – bei der initial höhere IFN-Dosen gegeben werden – oder die Verabreichung eines sogenannten PEG-IFNs durch das ein konstanter Wirkspiegel erreicht werden kann.

► Ribavirin

Kombinationstherapie Ribavirin/α-Interferon. Als weitere Therapieoption könnte eine Kombination aus Interferon und Ribavirin sinnvoll sein. ► **Ribavirin** – ein Purinanalogon – hat als Monotherapie keinen Einfluß auf die Elimination des Hepatitis-C-Virus. Hingegen konnten erste Studien mit kleineren Patientenzahlen belegen, daß eine Kombinationstherapie Ribavirin/α-Interferon zu signifikant höheren Eliminationsraten im Vergleich zu einer α-Interferon-Monotherapie führt. Um diese Befunde zu bestätigen, läuft zur Zeit eine große internationale Multizenterstudie bei nativen (nicht vorbehandelten) Patienten und Patienten mit „short term response“ auf eine Interferon-Monotherapie.

Die Auswertung der Studie bei Relaps-Patienten ist mittlerweile erfolgt. Die Ergebnisse zeigen, daß etwa 50% der Relaps-Patienten von einer IFN/Ribavirin Kombinationstherapie, hingegen unter 10% von einer erneuten Interferonmonotherapie profitieren. Somit besteht für Patienten, die nach IFN-Monotherapie erneut HCV-RNA positiv werden, eine Indikation zur Kombinationstherapie. Das Ergebnis der Studie einer IFN/Ribavirin Kombinationstherapie als Erstbehandlung bei chronischer HCV-Infektion ist noch nicht publiziert. Eine endgültige Empfehlung kann daher zum jetzigen Zeitpunkt noch nicht gegeben werden. Es ist allerdings davon auszugehen, daß in Zukunft die Primärtherapie der chronischen Hepatitis C Erkrankung in der Kombinationstherapie Ribavirin/Interferon liegen dürfte. Die Therapiedauer beträgt 12 Monate.

Tabelle 13
Therapie der Autoimmunhepatitis

Induktionstherapie:	
Monotherapie	50 mg Prednison/Tag
Kombinationstherapie	30-50 mg Prednison/Tag 50-150 mg Azathioprin/Tag (1 mg/kg KG)
Erhaltungstherapie:	
Monotherapie	10-20 mg Prednison/Tag, oder 2 mg/kg KG Azathioprin/Tag
Kombinationstherapie	5-10 mg Prednison/Tag 1 mg/kg KG Azathioprin/Tag

Ribavirin führt regelmäßig zu einer Hämolyse, die jedoch selten zum Therapieabbruch führt

Die Nebenwirkungen einer Kombinationstherapie (Interferon/Ribavirin) liegen in der Regel über der einer IFN-Monotherapie. Besonders häufig werden unter Ribavirin Hämolysen beobachtet, die eventuell eine Dosiskorrektur oder, seltener, einen Abbruch der Therapie nach sich ziehen. Daher sollten unter einer Therapie mit Ribavirin regelmäßig das Blutbild und die Hämolyseparameter kontrolliert werden. Patienten mit einer koronaren Herzerkrankung sollten von einer Therapie ausgeschlossen werden.

Therapie der Autoimmunhepatitis

► Immunsupressive Therapie

Die Autoimmunhepatitis wird durch eine ► **immunsupressive Therapie** behandelt. Alle Patienten erhalten unabhängig vom Autoantikörpermuster dieselbe Therapie. Hierbei muß zwischen einer Induktions- und einer Erhaltungstherapie unterschieden werden. Die ► **Induktionstherapie** zielt darauf, den Patienten in Remission zu bringen, die ► **Erhaltungstherapie** hingegen darauf, den Patienten in Remission zu halten (Tabelle 13).

► Induktionstherapie
► Erhaltungstherapie

► Monotherapie
► Kombinationstherapie

Induktionstherapie. Die Induktionstherapie kann als Mono- oder Kombinationstherapie durchgeführt werden: die ► **Monotherapie** besteht aus initial 50 mg Prednison/Tag; die ► **Kombinationstherapie** aus 20-30 mg Prednison und 50-100 mg Azathioprin (1 mg/kg KG) pro Tag. Wenn eine Remission erreicht wird, erfolgt zunächst eine klinische, dann eine biochemische (normwertige Transaminasen) und zuletzt eine histologische (unauffälliges Lebergewebe) Remission. Wir empfehlen die Monotherapie wegen der möglichen teratogenen Nebenwirkungen insbesondere bei jungen Frauen und bei Kindern bzw. Jugendlichen. Wird bei jungen Frauen eine Kombinationstherapie durchgeführt, sollte zusätzlich eine sichere Kontrazeption gewählt werden, wenngleich offensichtlich das teratogene Potential und Malignitätsrisiko von Azathioprin in der Vergangenheit offensichtlich überschätzt wurde. Wenn die Induktionstherapie anspricht - was bei etwa 70-80% der Patienten der Fall ist - kann in der Regel nach 2-4 Wochen die Prednisolon-Dosierung langsam reduziert werden.

Prognostisch ungünstige Faktoren sind ein früher Krankheitsbeginn, das Vorliegen einer Leberzirrhose, ein bereits langer Krankheitsverlauf zu Therapiebeginn und der HLA Typ B8 oder DR3.

▶ **Dosis-Reduktion**

Die ▶ **Reduktion der Prednisolon-Dosierung** sollte langsam vorgenommen werden. Bis zu einer Dosierung von 20 mg Prednison/Tag kann die wöchentliche Reduktion 5–10 mg betragen. Unter dieser Tagesdosis sollte um 2,5–5 mg/Woche reduziert werden. Alternativ werden Prednisolon oder Prednison gewählt. Obwohl Prednisolon aus Prednison in der Leber entsteht, hat auch bei Zirrhosepatienten Prednison keinen Nachteil. Beide Präparate können gewählt werden.

▶ **Monotherapie**
▶ **Kombinationstherapie**

Erhaltungstherapie. Die Erhaltungstherapie kann als Mono- oder als Kombinationstherapie durchgeführt werden. Die ▶ **Monotherapie** besteht entweder aus 10–20 mg Prednison/Tag oder aus 2 mg/kg KG Azathioprin/Tag. Die ▶ **Kombinationstherapie** setzt sich aus 5–10 mg Prednison und 1 mg/kg KG Azathioprin zusammen. Bei der Erhaltungstherapie muß eine regelmäßige ambulante Kontrolle der Patienten erfolgen, um Nebenwirkungen der Therapie und Rezidive rechtzeitig zu erkennen.

▶ **Dauer der Erhaltungstherapie**

Etwa 60–70 % der Patienten erleiden nach Therapieende einen Rückfall und sollten erneut einer Induktionstherapie zugeführt werden

Die ▶ **Dauer der Erhaltungstherapie** beträgt in der Regel 3–4 Jahre, mindestens jedoch 2 Jahre, bevor über einen Auslaßversuch nachgedacht werden sollte. Etwa 60–80% der Patienten erleiden nach Therapieende einen Rückfall, während die übrigen Patienten in Remission bleiben. Patienten, die einen Rückfall erleiden, sollten erneut mit einer Induktionstherapie behandelt werden. Nach einer zweiten, 3–4 Jahre währenden Erhaltungstherapie kann ein erneuter Auslaßversuch versucht werden. Dieses Vorgehen muß insbesondere bei jüngeren Patienten diskutiert werden, um das Risiko der Tumorentstehung zu verringern. Kommt es nach dem zweiten Auslaßversuch zu einem erneuten Rezidiv, sollte eine lebenslange Therapie erfolgen.

▶ **Alternative Therapieformen**

Für Patienten, die durch eine Induktionstherapie nicht in Remission gebracht werden können, müssen ▶ **alternative Therapieformen** gesucht werden, wobei es bisher keine standardisierten Therapieschemata gibt. Einzelfallberichte liegen über den erfolgreichen Einsatz von Cyclosporin A bzw. FK 506, anti-CD4 Antikörper, UDCA oder Cyclophosphamid vor. Größere Studien müssen hier erfolgreiche Einzelfallberichte bestätigen. Budenosid wird als typisches topisches Steroid zur Zeit als Alternative zu Prednisolon untersucht. Bei einem 90%igen first-pass-Efffekt in der Leber sind die systemischen Nebenwirkungen deultich reduziert.

Therapie der chronischen Hepatitis GBV-C/G Infektion

Da die pathogenetische Rolle der chronischen Hepatitis GBV-C/G ungeklärt ist, kann eine Therapieempfehlung zum jetzigen Zeitpunkt nicht ausgeprochen werden

Die pathogenetische Rolle der chronischen Hepatitis GBV-C/G ist ungeklärt. Es gibt bisher keinen direkten Hinweis, daß die chronische Hepatitis GBV-C/G zu einer chronischen Lebererkrankung führt. Eine therapieempfehlung kann daher zum jetzigen Zeitpunkt nicht ausgesprochen werden.

Lebertransplantation bei Leberzirrhose als Folge einer chronischen Hepatitis

Wegen des Risikos eines hepatozellulären Karzinoms, muß beim Vorliegen des Endstadiums einer Lebererkrankung für alle Patienten eine Lebertransplantation erwogen werden

Die 5-Jahresüberlebenszahlen nach Lebertransplantaion liegen um 70% bei Virushepatitis und über 80% bei Autoimmunhepatitis

Alle chronischen Hepatitiden können zu einem vollständigen, zirrhotischen Umbau der Leber führen. Zusätzlich ist bei langjährigem Verlauf - insbesondere bei viraler Ätiologie - das Risiko der Entstehung eines hepatozellulären Karzinoms erhöht. Daher muß beim Vorliegen des Endstadiums der Lebererkrankung für alle Patienten erwogen werden, ob eine Lebertransplantation sinnvoll ist. Die Transplantation der Leber ist mittlerweile ein standardisiertes Therapieverfahren. Anschließend ist eine lebenslange immunsuppressive Therapie notwendig. Die Prognose der Transplantation bei benigner Ursache infolge chronischer Hepatitis ist gut. Die 5-Jahresüberlebenszahlen liegen um 70% bei Virushepatitis und über 80% bei Autoimmunhepatitis.

▶ **Reinfektion der Spenderleber mit HCV**

Eine Reinfektion der Spenderleber mit dem Hepatitis-C-Virus tritt bei praktisch 100 % der Patienten innerhalb der ersten 7 Tage ein

Insbesondere bei den Virushepatitiden spielt die Reinfektion des Spenderorgans eine bedeutende Rolle. Für die Hepatitis-C-Infektion liegen verschiedene Studien vor, die zeigen, daß die ▶ **Reinfektion der Spenderleber mit dem Hepatitis-C-Virus** innerhalb der ersten 7 Tage bei praktisch 100 % der Patienten eintritt. Die Angaben über den Verlauf der Hepatitis-C-Infektion nach Transplantation sind nicht einheitlich. Die Ergebnisse schwanken zwischen langsam, chronischem Verlauf – analog zum nicht-transplantierten Patienten – bis zum agravierten Verlauf mit erhöhtem Risiko der Zirrhoseentstehung. Eine Therapie für die Prophylaxe der Hepatitis-C-Reinfektion ist bisher nicht verfügbar. Erste Pilotstudien zeigen, daß möglicherweise eine Kombinationstherapie aus Ribavirin und Interferon nach Lebertransplantation bei chronischer HCV-Infektion sinnvoll ist.

▶ **Reinfektion der Spenderleber mit HBV**

Die Hepatitis-B-Reinfektion der Spenderleber verursacht einen deutlich schlechteren Verlauf

Erste Untersuchungen haben ergeben, daß die ▶ **Hepatitis-B-Reinfektion der Spenderleber** einen deutlich schlechteren Verlauf verursacht. Aus diesem Grund, wurde vor etwa 10 Jahren damit begonnen, anti-HBs zur Prophylaxe der HBV-Reinfektion erfolgreich einzusetzen. Durch die Langzeitgabe (>6 Monate nach Transplantation) von anti-HBs Immunglobulin konnte das Risiko der HBV-Reinfektion verringert und dadurch die Prognose nach Transplantation verbessert werden. Bei eingetretener HBV-Reinfektion konnte der erfolgreiche Einsatz von Lamivudine und Famciclovir verzeichnet werden. Somit steht hier eine weitere Therapieoption zur Verfügung, wobei bis zur endgültigen Sicherung der Therapie, die Gabe der Medikamente nur im Rahmen von Studien erfolgen sollte.

▶ **Autoimmunhepatitis**

Bei der ▶ **Autoimmunhepatitis** ist die Prognose der Patienten nach Transplantation sehr gut. Nur selten kommt es zum Rezidiv der Grunderkrankung.

Fragen und Antworten zur Erfolgskontrolle

1. Welche histologischen Kriterien lassen eine bessere Einteilung der chronischen Hepatitis zu?

Die Einteilung und Charakterisierung in die drei Kriterien: ätiologische Zuordnung, Grading und Staging.

2. Welche Untersuchungen haben für die Diagnosestellung einen besonders hohen Stellenwert?

Virusserologie (Nachweis von Virusantigen und Virusantikörper) und molekularbiologischer Virusnachweis, Autoantikörperdiagnostik, Leberbiopsie sowie die Medikamentenanamnese.

3. Gibt es spezifische Symptome im Frühstadium der Erkrankung, die entscheidende diagnostische Hinweise geben?

Nein.

4. Mit welchem extrahepatischen Manifestationen der viralen Hepatitis muß gerechnet werden?

Gemischte Kyroglobulinämie, Panarteriitis nodosa, Arthralgien, Glomerulonephritis, Urtikaria, Polyneuropathie, Vaskulitis.

5. Wie kann die Diagnosestellung der Autoimmunhepatitis erleichtert werden?

Durch die Verwendung der Diagnosekriterien der Internationalen Autoimmunhepatitis-Studiengruppe.

Literatur

Bisceglie AM (1995) **Chronic Hepatitis B.** Postgrad Med 98:99-106

Czaja AJ (1993) **Treatment of autoimmune hepatitis.** In: Nishioka M, Toda G, Zeniya M (eds) Autoimmune hepatitis. Elsevier,. Amsterdam, pp 283-304.

Davis GL, Lau YN and Lim HL (1994) **Therapy for chronic hepatitis C.** Gastro Clinics North Am 23:603-613

Desmet JV, Gerber M, Hoofnagle JH, Manns MP and Scheuer PJ (1994) **Classification, Grading and Staging.** Hepatology 19:1513-1520

James DG (1995) **Ribavirin for hepatitis C infection.** Postgrad Med J 71:120

Johnson PJ, McFarlane IG (1993) **Meeting report: international autoimmune hepatitis group.** Hepatology 18:998-1005

Leung NWY, Lai CL, Liaw YF, Chang TT, Guan R, Tai DI, Ng KY, Wu PC, Barber J, Dent JC, Gray DF (1997) **Lamivudine (100 mg od) for 1 year significantly improves necro-inflammatory activity and reduces progression in fibrosis stage: Results of a placebo-controlled multicentre study in asia of lamivudine for chronic hepatitis B infection.** Hepatology 26:357A

Perrillo R, Mason AL (1994) **Therapy for hepatitis B virus infection.** Gastr Clin North Am 23:581-601

Reichard O, Norkans G, Fryden A, Braconier J-H, Sönnerborg A, Weiland O (1998) **Randomised, double-blind, placebo-controlled trial of interferon a-2b with and without ribavirin for chronic hepatitis C.** Lancet 351:83-87

Samuel D, Müller R, Alexander G, Fassati L, Ducot B, Benhamou J-P, Bismuth H and the investigators of the european concerted action on viral hepatitis study (1993) **Liver transplantation in European patients with the hepatitis B surface antigen.** N Engl J Med 329:1842-1847

Simons JN, Pilot-Matias TJ, Leary TP, Dawson GJ, Desai SM, Schlauder GG, Muerhoff AS, Erker JC, Buijk SL, Chalmers ML, van Sant CL, Mushahwar IK (1995) **Identification of two flavivirus-like genomes in the GB hepatitis agent.** Proc Natl Acad Sci 92:3401-3405

Terrault N, Wright T (1995) **Interferon and hepatitis C.** N Engl J Med 332:1509-1511

Glossar

α-Interferon
Substanzgruppe mit antiviralen Eigenschaften, die von Leukozyten produziert wird. Mindestens 14 Familienmitglieder sind bekannt. Bisher einziges zugelassenes Medikament zur Therapie der chronischen Hepatitis B und C.

Autoimmunhepatitis
Entzündliche Erkrankung der Leber unklarer Ätiologie, bei der das Immunsystem gegen die eigene Leber reagiert und zu einer chronischen Hepatitis führt. Typisch ist das Auftreten von Autoantikörpern, die diagnostisch verwertet werden und zur Einteilung in verschiedene Untergruppen führt. Die Diagnosestellung erfolgt entsprechend der Autoimmunhepatitis Studien Gruppe.

Briding necrosis
Hierbei handelt es sich um einen konfluierenden, ausgedehnten Untergang von Hepatozyten, bei dem die Ausbreitung von einer Gefäßstruktur zur nächsten reicht (beispielsweise von den terminalen Venen zum Portalfeld).

Chronische Hepatitis
Entzündung der Leber, die mehr als 6 Monate anhält.

ELISA
Enzyme-linked immuno assay. Hochsensitives Nachweisverfahren, bei dem spezifische Antikörper Strukturen erkennen und anschließend die Antikörperbindung über einen enzymatischen Nachweis detektiert wird. Die enzymatische Aktivität ist proportional zur Antikörperbindung.

Hämochromatose
Häufigste genetische Stoffwechselerkrankung der Leber, die durch Eisenablagerungen zum zirrhotischen Umbau der Leber führt. Das zum Defekt führende Gen ist bisher nicht bekannt. Extrahepatische Manifestationen sind Arthralgien und der Diabetes mellitus. Komplikationen sind neben der Leberzirrhose das gehäufte Auftreten des hepatozellulären Karzinoms.

Hepatitis
Entzündung der Leber

Hepatitis Virus
Virus, das die Hepatozyten infiziert und zur Entzündung der Leber führt.

Hepatitis-B-Virus
Das Hepatitis-B-Virus gehört zur Gruppe der Hepadnaviren (DNA-Virus). Es kann parenteral oder sexuell übertragen werden und führt zu einer akuten oder chronischen Infektion der Leber.

Hepatitis-C-Virus
Das Hepatitis-C-Virus gehört zur Gruppe Flaviviren (RNA-Virus). Es wird insbesondere parenteral und selten sexuell übertragen. Es führt meist zu einer chronischen Verlaufsform. Nur sehr selten kommt es zu einer akuten Hepatitis mit Leberversagen.

Hepatitis-D-Virus	Das Hepatitis-D-Virus ist ein inkomplettes RNA-Virus (Delta-Virus). Es benötigt das Hepatitis-B-Virus als Helfervirus. Es kann parenteral oder sexuell übertragen werden und führt zu einer akuten oder chronischen Infektion der Leber.
Hepatitis-G-Virus	Das Hepatitis-G-Virus ist ein kürzlich kloniertes Flavivirus. Es wurde aus dem Serum eines Patienten mit akuter Hepatitis nach Passage in Primaten kloniert. Das Virus wird parenteral übertragen. Die Assoziation mit einer Hepatitis ist bisher nicht gesichert. Weitere Untersuchungen müssen belegen, daß HGV zu einer Hepatitis führen kann, und somit die Eingruppierung in die Gruppe der Hepatitis Viren gerechtfertigt ist.
Hepatozelluläres Karzinom (HCC)	Von den Hepatozyten ausgehende maligne Entartung (primäres Leberzellkarzinom).
Leber-Haut Zeichen	Veränderungen im Bereich der Haut, die häufig bei chronischen Lebererkrankungen beobachtet werden. Typische Beispiele sind Spider naevi, das Palmarerythem, Weißnägel, Lackzunge, Bauchkaltze oder Dupytren'sche Kontrakturen.
M. Wilson	Genetischer Defekt, der zu Veränderungen des Kupferhaushaltes führt. Folge ist eine vermehrte Ansammlung von Kupfer in der Leber und den Stammganglien, die zu hepatischen und neurologischen Symptomen führt. Das verantwortliche Gen konnte kürzlich kloniert und auf Chromosom 13 lokalisiert werden. Es kodiert für eine ATPase, die als Kupferpumpe fungiert. Bei Patienten mit M. Wilson wurden unterschiedliche Mutationen im Bereich des Gens gefunden, die zum Verlust seiner Funktion führen.
Nukleosidanaloga	Substanzen, die den Aufbau von Nukleinsäuresträngen hemmen und dadurch besonders zur Therapie viraler Infektionen eingesetzt werden.
Polymerasekettenreaktion (PCR)	Molekularbiologisches Verfahren, durch das kleinste Mengen von Nukleotidsequenzen vervielfältigt und dadurch detektiert werden können. Es wird routinemäßig zum Nachweis kleinster Nukleotidmengen eingesetzt, z. B. in der Virologie oder Rechtsmedizin.
Piecemeal necrosis	Untergang von Hepatozyten am Übergang vom Leberparenchym zum Bindegewebe, beispielsweise im Bereich des Portalfelds oder fibröser Septen.
Primär biliäre Zirrhose (PBC)	Nicht-eitrig destruierende Entzündung der Gallenwege. Entzündliche Erkrankung der Gallenwege, die dem autoimmunem Formenkreis zugeordnet wird. In über 95% der Fälle wird das Vorkommen von Autoantikörpern gegen Mitochondrien (AMA) beobachtet, die eine wichtige diagnostische Bedeutung haben. Die Erkrankung verläuft histologisch in 4 Stufen und führt zum zirrhotischen Umbau der Leber.
Primär sklerosierende Cholangitis (PSC)	Entzündliche Erkrankung der großen und kleinen Gallenwege. Häufig assoziiert mit einer entzündlichen Darmerkrankung (meist Colitis ulcerosa). Diagnostisch entscheidend sind ERCP und Leberbiopsie. Komplikationen sind die Leberzirrhose und das cholangiozelluläre Karzinom.

Internist
1 · 1997 · 38: 95 – 104 © Springer-Verlag 1997

Die Beiträge der Rubrik „Weiterbildung" sollen dem Stand des zur Facharztprüfung für den Internisten ohne Schwerpunktbezeichnung notwendigen Wissens entsprechen und zugleich dem niedergelassenen Facharzt als Repetitorium dienen. Die Rubrik beschränkt sich auf klinisch gesicherte Aussagen zum Thema.

V. Schilling · Klinik und Poliklinik für Hals-, Nasen- und Ohrenkranke, Klinikum Großhadern der Ludwig-Maximilians-Universität München

Störungen des Geruchs- und Geschmackssinnes

Chemosensorische Dysfunktionen sind relativ häufig. Sie sind sehr eng mit dem Alter des Patienten in Verbindung zu bringen. Mehr als 50% der über 65-jährigen und mehr als 75% der über 80-jährigen klagen über Riechstörungen. In klinischen Studien wurden Infektionen der oberen Luftwege, Kopfverletzungen sowie Erkrankungen der Nasenhaupt- und -nebenhöhlen als die vier häufigsten Ursachen von Störungen der chemischen Sinnessysteme identifiziert. Fast 70% dieser Patienten fühlten sich dadurch in ihrer Lebensqualität beeinträchtigt, und mehr als ein Viertel erfüllten in einem Scoretest die Voraussetzungen einer milden bis schweren Depression. Mit diesen Zahlen soll die Tragweite der hier dargestellten Sinnesstörungen für die Menschen, die unter ihnen leiden, unterstrichen werden. Da die Häufigkeit der Riechstörungen die der Schmeckstörungen bei weitem überwiegt, wird deren Betrachtung im Folgenden mehr Raum einnehmen.

Geruchssinn

Periphere Riechbahn

▶ Riechepithel

Fläche von je 2,5 cm²
10-20 Millionen bipolare Rezeptorzellen

Das ▶ **Riechepithel** findet sich im kranialen Bereich des vorderen Septums und den angrenzenden Regionen der lateralen Nasenwand, also insbesondere der Medialseite der oberen und teilweise auch der mittleren Nasenmuscheln. Es umfaßt ca. eine Fläche von je 2,5 cm². Im Riechepithel befinden sich ungefähr 10-20 Millionen bipolarer Rezeptorzellen, die Sinneshaare tragen. Die proximalen Fortsätze dieser Sinneszellen vereinigen sich zu den Fila olfactoria, die durch die Lamina cribrosa zum Bulbus olfactorius ziehen.

Zentrale Riechbahn

▶ Sekundäre Riechzentren

Nach Umschaltung auf das zweite Neuron zieht dieses über den Tractus olfactorius zu den ▶ **sekundären Riechzentren.** Sie sind einerseits im temporobasalen Kortex lokalisiert und für die Wahrnehmung von Gerüchen und die Assoziation zu anderen Sinneseindrücken verantwortlich. Andererseits gibt es Projektionen zum limbischen System mit Anschluß an die vegetativen Zentren in Thalamus und Hypothalamus. Über diesen Weg werden die emotionalen und affektiven Begleiterscheinungen von Gerüchen vermittelt.

Tabelle 1
Wichtige Untersuchungsmethoden

Fragen nach:	Unfällen
	Viruserkrankungen
	NNH-Erkrankungen
	Operationen
Rhinomanometrie	
Vordere und hintere Rhinoskopie	
Nasenendoskopie	

Diagnostik von Riechstörungen

Nach einer vollständigen HNO-ärztlichen Untersuchung (Tabelle 1) mit einer genauer Anamnese zum Ausschluß von anatomischen und funktionellen Einschränkungen der Luftpassage zur Riechspalte sollte – wenn es möglich ist – immer

Dr. med. V. Schilling, Klinik für Hals-, Nasen- und Ohrenkranke, Klinikum Großhadern der Ludwig-Maximilians-Universität, D-81366 München

▶ Rhinomanometrie

eine ▶ **Rhinomanometrie** durchgeführt werden, um eine etwaige Verlegung der Atemwege zu objektivieren. Allerdings kann trotz behinderter Nasenatmung eine einwandfreie Riechfunktion vorliegen, da der für die Atmung und der für das Riechen wichtige Luftweg unterschiedlich verlaufen.

▶ Subjektive Riechprüfung

Anschließend erfolgt eine ▶ **subjektive Riechprüfung** (Tabelle 2), die in aller Regel nur qualitativ vorgenommen wird. Derzeit ist die Methode leider noch nicht standardisiert; Bestrebungen hierfür sind jedoch in letzter Zeit im Gange. Bei der subjektiven Olfaktometrie werden dem Patienten reine Riechstoffe wie Kaffee, Kakao, Vanillin, Rosenwasser oder Lavendelöl, Trigeminusreizstoffe wie Ameisen- oder Essigsäure und Riechstoffe mit Geschmachskomponente wie Chloroform (süß) oder Pyridin (bitter) angeboten. Neben der „Schnüffelprobe" an Riechflaschen können die Riechstoffe auf getränkten Filterpapierstreifen oder mit Riechstiften („sniffing sticks"), die vorgefertigt erhältlich sind, dargeboten werden. Mit Riechstiften können auch Schwellen-, Diskriminations- und Identifikationstests vorgenommen werden. Zur Aufdeckung einer Simulation kann außer Trigeminusreizstoffen, deren Wahrnehmung vom Simulanten geleugnet wird, auch die Prüfung des „Feingeschmacks" von Likoressenzen wie Nuß oder Apricot angewandt werden, da die Erkennung des „Geschmacks" nur über das Riechen möglich ist.

Tabelle 2
Riechstoffe zur subjektiven Riechprüfung

Reine Riechstoffe:	Kaffee, Kakao, Vanillin etc.
Mischreize:	Menthol, Kampher
Mit Geschmackskomponente:	Chloroform, Pyridin
Trigeminusreizstoffe:	Ameisen- oder Essigssäure, Ammoniak (Vorsicht!)

▶ Objektive Riechprüfung

Für gutachterliche Fragestellungen ist an entsprechenden Kliniken auch eine ▶ **objektive Riechprüfung** möglich, bei der evozierte Potentiale und bei geeigneter Reizkonstellation auch kognitive Potentiale an der Kopfhaut ableitbar sind. Auf Details soll hier nicht eingegangen werden.

Riechstörungen, die mit einem herabgesetzten Transport von Duftstoffmolekülen zum Riechepithel zusammenhängen

Eine gestörte Riechfunktion wird in der Literatur mit vielen Erkrankungen, traumatischen und iatrogenen Ereignissen in Verbindung gebracht. Viele Zusammenhänge sind zweifelhaft, weil sie nur auf Einzelbeobachtungen oder allein auf Patientenangaben ohne adäquate Überprüfung des Geruchssinnes beruhen. Die nunmehr dargestellten Störungen beruhen deshalb auch nur auf Studien mit nachvollziehbarem Design und einer ausreichenden Anzahl beteiligter Patienten.

Anosmie = fehlendes Riechvermögen
Hyposmie = herabgesetztes Riechvermögen
Dysosmie = Fehlriechen

Eine Behinderung der Luftpassage durch die Nase kann durch entzündliche, traumatische oder angeborene Veränderungen in der Nasenhöhle verursacht sein. Jeder dieser Gründe kann, sofern er den Weg der Duftstoffe zum Riechepithel behindert, die Fähigkeit des Riechens beeinträchtigen. Dennoch gibt es nur wenige Studien, die sich mit der Häufigkeit solcher Veränderungen als Ursache von Riechstörungen befassen oder gar den Einfluß medizinischer oder chirurgischer Maßnahmen zu messen versuchen.

Adenoide Vegetationen

Die vergrößerte Rachenmandel – im Volksmund die „Polypen" des Kindes – kann erheblich zur Minderung des nasalen Luftflusses und zu einer Hyposmie beitragen. Untersucht man operierte Kinder einige Zeit nach der Adenotomie, kann eine Verbesserung der Nasenatmung wie auch der Riechstörung bei ca. 75% von ihnen im Test verifiziert werden, während nicht operierte Kinder keine Verbesserung beider Parameter erkennen lassen.

Erkrankungen der Nasenhaupt- und Nasennebenhöhlen

Therapeutische Maßnahmen bei mechanisch bedingter Riechstörung können konservativ oder operativ sein

Rhinitis, Polyposis und Sinusitis sind mit einer herabgesetzten Riechempfindung vergesellschaftet. In einigen, aber nicht in allen Fällen kann, durch medikamentöse, z. B. lokale Kortikoidgabe bei allergischer Rhinitis oder Polyposis, oder operative Maßnahmen, z. B. Beseitigung von Engstellen in der Nase, die den Weg zur Riechspalte verlegen oder chronische Entzündungen unterhalten, eine Verbesserung oder Normalisierung des Riechvermögens erreicht werden. Eine Reihe von benignen und malignen Tumoren kann ebenso durch Veränderung der Luftpassage durch die Nase zu einer Riechstörung führen, ohne daß – zumindest in den frühen Stadien – das Riechepithel selbst geschädigt ist.

Laryngektomie

Über ein permanentes Tracheostoma wird der Patient wird zum „Halsatmer"

Obwohl eine Kontroverse darüber existiert, wie es zur Riechstörung bei laryngektomierten Patienten kommt, besteht kein Zweifel darüber, daß sie existiert.

Es bestehen verschiedene Hypothesen über die Enstehung einer Riechstörung bei Laryngektomie

Von den verschiedenen Hypothesen beruht die wohl wahrscheinlichere auf der Grundlage, daß ein kehlkopfloser Patient nicht in der Lage ist, dieselbe Duftstoffmenge an seine Riechspalte heranzuführen wie ein Patient, der normal durch die Nase atmet.

Im Gegensatz zu dieser Annahme wird von anderer Seite postuliert, daß die Laryngektomie einen komplexen, mit dem Riecheindruck zusammenhängenden Regelkreis unterbricht, der vom Larynx über den Vagus zu ZNS-Strukturen (z. B. Hippokampus) besteht.

Riechstörungen bei Infekten der oberen Luftwege

Es ist allgemein bekannt, daß die Obstruktion der Nase, die mit Infektionen der oberen Luftwege wie einer Erkältung oder einer Grippe (Influenza) einhergeht, vorübergehend das Riechvermögen herabsetzen oder ausschalten kann, weil die Duftstoffe die Riechspalte nicht mehr erreichen können.

Viren können das Riechepithel dauerhaft schädigen

Ein Infekt der oberen Luftwege ist der häufigste Grund für eine Hyp- oder Anosmie

Weniger bekannt ist dagegen, daß die Viren, die mit diesen Erkrankungen assoziiert sind, das Riechepithel dauerhaft schädigen und so eine Hyp- oder sogar Anosmie verursachen können, speziell bei älteren Patienten. Tatsächlich ist der Infekt der oberen Luftwege der häufigste Grund für eine Hyp- oder Anosmie. In diesem Zusammenhang soll auch erwähnt werden, daß in Tierversuchen demonstriert werden konnte, daß viele dieser Viren nicht nur das Riechepithel, sondern auch weiter zentral liegende Strukturen wie den Bulbus und Tractus olfactorius und höhere kortikale Regionen schädigen können.

Der Riechverlust im Zusammenhang mit viralen Infektionen führt im Mittel zu einer deutlichen Hyposmie, obwohl eine große Streubreite des Schadens existiert und einige Patienten wirklich anosmisch sind. Insgesamt ist der Riechschaden im Vergleich zu Patienten mit einem Schädel-Hirn-Trauma (s. u.) nicht so ausgeprägt.

Riechstörungen durch Schädel-Hirn-Traumata

Ein okzipital einwirkendes Trauma führt häufiger zu einem partiellen oder vollständigen Riechverlust als ein frontales

Bei 15% der Patienten mit Riechstörungen liegt die Ursache in einem Schädel-Hirn-Trauma. Das Ausmaß der Schädigung ist oft erheblich. Werden große, nicht selektierte Serien von kopftraumatisierten Patienten untersucht, findet man typischerweise bei 5–7% von ihnen Riechstörungen, wobei die Häufigkeit mit der Schwere des Traumas zunimmt und bei den schwersten Formen bis zu 60% der Patienten davon betroffen sind. Dabei ist festgestellt worden, daß ein frontal einwirkendes Trauma – obwohl es häufiger vorkommt (ca. 80%) – seltener einen partiellen oder vollständigen Riechverlust zur Folge hat als ein okzipital einwirkendes. Als Ursache für diese Riechstörungen kommen ▶ **drei Pathomechanismen** in Frage.

▶ Drei Pathomechanismen

Verletzung der Fila olfactoria

Die Zerrung der Fila olfactoria wird als häufigste Ursache einer traumatisch bedingten Riechstörung angesehen

Die Zerrung der Fila olfactoria wird als häufigste Ursache einer traumatisch bedingten Riechstörung angesehen. In der Literatur wird häufig darüber berichtet, daß der „Coup-Contre-Coup-Mechanismus" eines Schädel-Hirn-Traumas zur Zerrung oder zum Abriß der feinen Riechfasern an ihrer Durchtrittsstelle durch die Lamina cribrosa des Siebbeindachs führt. Nach einer Schädigung der Fila kommt es zu einer Degeneration der olfaktorischen Rezeptorzellen, die in der Nasenhaupthöhle lokalisiert sind. In der Folge können entweder die eigentlichen Rezeptoren, die Zilien dieser Zellen, oder die gesamten sensorischen Nervenzellen zugrundegehen. Histologisch findet man in Biopsien eine erhebliche Degeneration sensorischer Neurone. Obwohl es Studien an Tiermodellen gibt, die eine Regeneration beziehungsweise ein Ersetzen geschädigter Rezeptorzellen wie auch eine funktionelle Rekonstitution unterbrochener Nervenfasern gezeigt haben, konnte der Nachweis dieser Phänomene beim Menschen noch nicht erbracht werden. Dennoch gibt es Einzelfallbeobachtungen einer Besserung der Riechstörung nach einer posttraumatischen Anosmie.

Verletzung der Nase mit Auswirkungen auf die Passage der Atemluft

Verletzungen des knöchernen und knorpligen Nasengerüsts oder der Weichteile in der Nase können den Zugang zum Riechepithel im oberen Nasengang verhindern und so das Riechvermögen beeinträchtigen. Wenn das Riechepithel und die Rezeptorzellen keinen Schaden erlitten haben, läßt sich die Riechfunktion durch Rekonstruktion der nasalen Strukturen wiederherstellen.

Verletzung der olfaktorischen Regionen im Kortex

Kortikale Läsionen imponieren häufig durch eine veränderte Riechempfindung

Obwohl der knöcherne Schädel bei Traumata oft nicht verletzt ist, können durch Traumatisierung des Hirngewebes im Rahmen einer Kontusion oder einer Einblutung, aber auch durch fokale Kontusionen des Kortex, durch ein Hirnödem mit Herniation oder durch Kompression des Hirngewebes wegen eines Hämatoms für die Riechverarbeitung wichtige Zentren temporär oder permanent geschädigt werden. Kortikale Läsionen imponieren oft durch veränderte Riechempfindung oder durch Störung der Geruchsdiskrimination oder -erkennung. Die Resorption eines kortikalen Kontusionsherdes, eines Hirnödems oder einer Einblutung könnte eine gelegentlich beobachtete Erholung des Riechvermögens nach posttraumatischen Anosmien erklären.

Riechstörungen nach Strahlentherapie

Keine vollständige Restitution der Riechfunktion nach Strahlentherapie

Obwohl die Folgen ionisierender Strahlen im Bereich der Mundhöhle auf die Schmeckfunktion gut dokumentiert sind (s. u.), gibt es wenige empirische Informationen über den Einfluß einer Bestrahlung des olfaktorischen Neuroepithels auf das Riechvermögen. In einer Studie [Ophir et al.] konnte allerdings an zwölf Patienten nachgewiesen werden, daß die Riechfunktion am Ende der Bestrahlung wie auch einen Monat später deutlich herabgesetzt war. Trotz unterschiedlich ausgeprägter Restitution im Verlauf der nächsten drei bis sechs Monate konnte kein Patient die vor der Behandlung gemessenen Schwellenwerte posttherapeutisch wieder erreichen.

Riechstörungen bei intrakraniellen Tumoren oder Läsionen

Alle Tumoren im Bereich der Lamina cribrosa und benachbarter Strukturen gehen mit Riechstörungen einher

Intrakranielle Tumoren können das Riechvermögen durch Schädigung oder Druckeinwirkung auf wichtige Bereiche des zentralen oder peripheren olfaktorischen Systems einschließlich der Strukturen des Temporallappens beeinträchtigen. Insbesondere Meningeome der Olfaktoriusrinne, Gliome im Frontallappen, supraselläre Meningeome und Keilbein-Meningeome, die alle im Bereich der Lamina cribrosa und der benachbarten Strukturen wachsen, sind mit Riechstörungen vergesellschaftet.

Darüber hinaus wurden Tumoren am Boden des dritten Ventrikels, Hypophysentumoren mit Ausdehnung über die Sella turcica hinaus und Tumoren des Temporallappens oder des Gyrus uncinatus als Ursachen von Riechstörungen ausgemacht. Insgesamt sind in diesen Fällen Riechstörungen jedoch selten das führende Symptom der Erkrankung und bleiben daher oft unbemerkt.

Riechstörungen nach Exposition toxischer Dämpfen oder Gase

▸ Acrylatdämpfe

Die Inhalation einer Reihe von Umwelt- und industriellen Dämpfen oder Gasen kann unter bestimmten Umständen zu akuten oder chronischen Riechstörungen führen. So sind z. B. nichtrauchende Arbeiter, die ▸ **Acrylatdämpfen** ausgesetzt sind, mehr als sechsmal so häufig von Riechstörungen betroffen wie Nichtraucher ohne eine solche Exposition. Histologische Studien an Tieren zeigen in vergleichbaren Fällen deutliche Veränderungen am Riechepithel, wie eine Metaplasie zu respiratorischem oder Plattenepithel, einen Verlust sensorischer Neurone, eine Hyperplasie glandulärer Schleimhautbestandteile, eine Entzündung, Degeneration oder sogar fokale Nekrose des olfaktorischen Neuroepithels.

Riechstörungen bei Epilepsie

▸ Olfaktorische Halluzinationen
▸ Olfaktorische Aura

Als Resultat epileptischer Anfälle sind ▸ **olfaktorische Halluzinationen** sehr häufig. Ebenso ist die ▸ **olfaktorische Aura**, die einem epileptischen Anfall vorausgeht, der häufigste Vorreiter dieser Anfälle. Die Beteiligung limbischer Strukturen wird in erster Linie hierfür verantwortlich gemacht. Die Aurae werden häufig mit Attributen wie „brennendes Öl", Pfirsich und Zitrone, Blut oder „etwas, das mit Tieren zu tun hat" charakterisiert. Olfaktorische Halluzinationen sind in Einzelfällen erfolgreich mit stereotaktischen Amygdalotomien behandelt worden.

Riechstörungen im Rahmen psychiatrischer Erkrankungen

Zwischen 10 und 40% der Schizophreniepatienten leiden unter Riechstörungen

Riechstörungen und olfaktorische Halluzinationen sind häufige Begleiterscheinungen psychiatrischer Erkrankungen. Zu diesen zählen Depressionen, chronisch halluzinatorische Psychosen und der schizophrene Formenkreis. Zwischen 10 und 40% der Schizophreniepatienten leiden unter Riechstörungen wie einer relativ milden Hyposmie oder olfaktorischen Halluzinationen.

Riechstörungen bei neurodegenerative Erkrankungen

Riechstörungen treten häufig sehr früh im Krankheitsverlauf auf

Für Krankheiten wie die Alzheimersche Erkrankung, den idiopathischen M. Parkinson oder die Chorea Huntington werden deutliche Einschränkungen der Riechfähigkeit beschrieben. Tatsächlich treten Riechstörungen häufig sehr früh im Krankheitsverlauf auf, können sogar die ersten Symptome dieser Erkrankungen überhaupt sein.

Die Diagnose der Alzheimerschen Krankheit kann u. a. an einer Biopsie des Riechepithels verifiziert werden

Die Diagnose der Alzheimerschen Krankheit kann neben dem Hinweis auf mnestische Störungen beispielsweise an einer Biopsie vom Riechepithel verifiziert werden [Talamo et al., Yamagishi et al.], zumal dies offenbar zuerst und in sehr viel stärkerem Maß von der Krankheit betroffen ist als beispielsweise der visuelle oder sensomotorische Teil des Kortex.

Sonstige Ursachen

Riechstörung beim Kallmann-Syndrom

Kallmann-Syndrom: Erbkrankheit mit Anosmie und hypogonadotropem Hypogonadismus

Weitere Gründe für Riechstörungen, die auf einer Schädigung der sensorineuralen Strukturen beruhen, sind kongenitale Erkrankungen, von denen im Zusammenhang mit der Anosmie das Kallmann-Syndrom sicher das bekannteste ist. Der Erbgang ist am ehesten autosomal dominant mit inkompletter Expressivität, die Symptome sind an erster Stelle die Anosmie und der hypogonadotrope Hypogonadismus. Manche Patienten weisen noch weitere Störungen wie kraniofaziale Dysmorphien, Kryptorchismus oder Taubheit auf.

Riechstörung durch Medikamente

Eine Reihe von Medikamente soll olfaktorische Dysfunktionen auslösen (Tabelle 3). Leider ist dies nur selten in systematischen Studien nachgewiesen worden, auch weil nur eine Minorität der Patienten, die das entsprechende Präparat verabreicht bekommen haben, über Riechstörungen klagt, und es deshalb schwierig ist, gute Studien durchzuführen. Darüber hinaus ist nur wenig darüber bekannt, wo Medikamente ihren Einfluß auf die Riechempfindung ausüben. Oft werden nicht nur die sensorineuralen Strukturen, sondern auch die Vasodilatation in den Nasenmuscheln, die Schleimproduktion in der Nase oder die Zellteilung im Riechepithel durch ein Medikament beeinflußt.

Tabelle 3
Medikamente, die zu Riechstörungen führen können

Lokalanästhetika	Zytostatika
Antihistaminika	Antibiotika
Thyreostatika	Opiate
Psychopharmaka	Sympathomimetika
Antirheumatika (Goldsalze, D-Penicillamin)	
Nebennierenrindenhormone (chronische Anwendung)	

Riechstörungen bei Dialyse

Hämodialyse-Patienten sind nach der Dialyse schlechter in der Lage, verschiedene Gerüche zu unterscheiden oder wiederzuerkennen. Durch eine kontrollierte Studie konnte dies bewiesen und zugleich dem sensorischen und nicht dem kognitiven Bereich zugeordnet werden [Conrad et al.].

Störungen des Geschmackssinns

Geschmacksknospen

Die Geschmacksknospen sind auf der Zunge in den Papillae fungiformes, foliatae und circumvallatae organisiert, während sie in den übrigen Regionen der Mundhöhle, im Oro-, aber auch im Hypopharynx makroskopisch nicht nachweisbar sind. Sie lassen sich jedoch histologisch und klinisch verifizieren. Jede von ihnen ist aus 20-50 neuroepithelialen Zellen aufgebaut, die von der Basalmembran bis zur Schleimhautoberfläche reichen.

Geschmacksnervenverläufe

Die Chorda tympani zieht durch das Mittelohr und überträgt die Schmeckeindrücke von den vorderen zwei Dritteln der Zungenoberfläche

Die sensorische Innervation der Zunge gliedert sich in zwei unterschiedliche Abschnitte.

Für den vorderen Anteil gilt, daß die gustatorische Information über sensorische Fasern, die dem Nervus lingualis zugeordnet sind, die Chorda tympani und schließlich den Nervus facialis erreicht. Dann zieht sie zusammen mit viszeroefferenten Fasern als Nervus intermedius parallel zum 7. Hirnnerven zum Ganglion geniculi, in dem sich die pseudounipolaren Nervenzellen des ersten Neurons befinden.

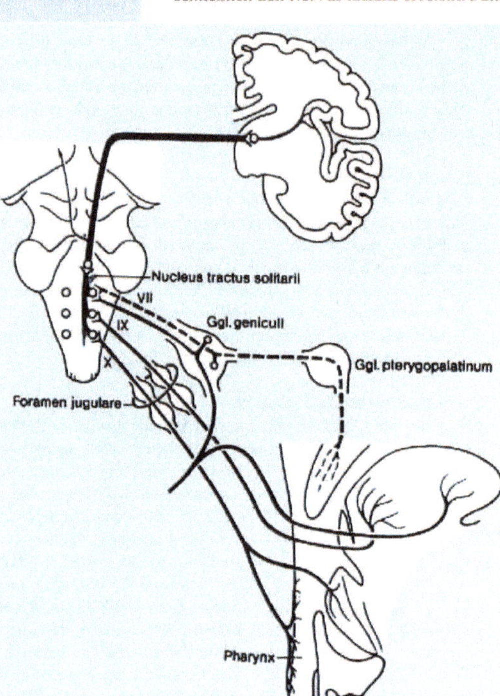

Abb. 1 ▲ **Periphere und zentrale Bahnen des Geschmackssinns**

Den hinteren Bereich der Zunge versorgt der Nervus glossopharyngeus. Die Grenze zwischen den Innervationsgebieten verläuft noch vor den Papillae circumvallatae.

Die gustatorischen Fasern der Geschmacksknospen des weichen Gaumens vereinigen sich mit den Nervi palatini. Sie ziehen dann über das Ganglion pterygopalatinum sowie den Nervus petrosus major ebenfalls zum Ganglion geniculi.

Die Geschmacksfasern aus dem Oro- und Hypopharynx sowie dem Larynx sind parallel zur sensiblen Versorgung angeordnet. Somit übernimmt der Nervus glossopharyngeus die Versorgung von Oro- und Hypopharynx, während die im Bereich des Larynx an der laryngealen Epiglottisfläche und im interarytenoiden Gebiet lokalisierten Geschmacksknospen ihre afferenten Fasern zum Nervus vagus senden.

Zentrale Bahnen

Der Verlauf des zweiten Neurons der zentralen Geschmacksbahnen wird teilweise noch kontrovers diskutiert

Die eben beschriebenen Geschmacksfasern werden im Gehirn im Bereich des gleichseitigen Tractus solitarius gesammelt, der im Nucleus tractus solitarii in der Medulla oblongata endet. Hier erfolgt die Umschaltung auf das zweite Neuron, dessen Verlauf in der Literatur kontrovers dargestellt wird. Nach nochmaliger Umschaltung auf das dritte Neuron liegen die kortikalen Geschmacksfelder im lateralen Bereich des Gyrus postcentralis sowie in der unmittelbar benachbarten Inselrinde und des Operkulums.

Diagnostik von Schmeckstörungen

Da Riechen und Schmecken eng miteinander verbundene Empfindungen sind, wird bei einer Anosmie meist zuerst eine Schmeckstörung bemerkt. Fast 60% der betroffenen Patienten glauben, an einer Störung beider Sinnessysteme zu leiden. Allerdings ist bei knapp 70% der Patienten allein eine Riechstörung für die empfundenen Beschwerden ursächlich.

Da reine Schmeckstörungen sehr selten vorkommen (nur 2,5% bei adäquater Testung), muß bei einer Untersuchung dieser Zusammenhang berücksichtigt werden, d. h. beide Sinne müssen überprüft werden.

Der Mensch schmeckt nur süß, sauer, salzig und bitter
Alle anderen Schmeckempfindungen werden eigentlich gerochen

Der menschliche Geschmackssinn ist in der Lage, vier Grundempfindungen deutlich zu unterscheiden: süß, sauer, salzig und bitter. Zusätzlich können zwei Nebenqualitäten von den genannten abgegrenzt werden, alkalisch und metallisch. Trotzdem ist die Geschmackswahrnehmung eine komplexe Mischung aus olfaktorischen, thermischen, mechanischen und sensiblen Reizeindrücken.

▶ Subjektive Schmeckprüfung

Süß: Zungenspitze
Salzig: vorderes Drittel des Zungenrands
Sauer: mittleres Drittel des Zungenrands
Bitter: Zungengrund (z. B. mit Chinin)

Wie bei der Riechprüfung ist zuerst eine genaue Anamnese und HNO-ärztliche Untersuchung erforderlich. Die anschließend folgende ▶ **subjektive Schmeckprüfung** ist leichter durchführbar als die Riechprüfung, da nur die vier Grundqualitäten süß, sauer, salzig und bitter getestet werden müssen. Hierfür werden Lösungen unterschiedlicher Konzentration verwandt, die Zucker beziehungsweise Süßstoff, Zitronensäure, Kochsalz und Chinin enthalten. Diese Lösungen werden entweder mit einer Pipette oder besser mit Watteträger oder kleinen Filterpapierstückchen seitengetrennt auf die entsprechenden Regionen der Zunge aufgebracht (süß – Zungenspitze, salzig – Zungenrand vorderes Drittel, sauer – Zungenrand mittleres Drittel, bitter – Zungengrund). Bis zur vollen Geschmacksempfindung muß einige Sekunden gewartet werden.

▶ Elektrogustometrie

Dient v. a. der gutachterlichen Prüfung

Bei der ▶ **Elektrogustometrie** wird durch einen Gleichstromreiz von 3-300 µA eine sauermetallische Geschmacksempfindung ausgelöst. Sie eignet sich zwar nicht zur qualitativen Schmeckprüfung, wird aber besonders im gutachterlichen Bereich zur Überprüfung der Funktionsfähigkeit der am Schmecken beteiligten Nerven eingesetzt. Wichtig sind weniger die absoluten Schwellwerte für eine Geschmacksempfindung als deren Seitendifferenzen, die ein Verhältnis von 1,6:1 nicht überschreiten sollten.

▶ Objektive Schmeckprüfung

Möglich, jedoch sehr aufwendig

Es soll nicht verschwiegen werden, daß auch ▶ **objektive Methoden** zur Überprüfung des Schmeckens beschrieben sind, die sich entweder gasförmiger Reizsubstanzen oder der adäquaten Reizung mit Schmecklösungen (methodisch schwieriger) bedienen. Sie bleiben jedoch mangels Bedarfs wissenschaftlichen und schwierigen gutachterlichen Fragestellungen vorbehalten.

Erbliche Schmeckstörungen

Erbliche Schmeckstörungen sind sehr selten

Diese Ursachen für Schmeckstörungen sind sehr selten. Sie kommen bei Patienten mit Pseudohypoparathyreoidismus, Turner-Syndrom sowie familiärer Dysautonomie (Rily-Day-Syndrom) vor und zeigen kein einheitliches Bild. Zusätzlich werden kombinierte Schmeck- und Riechstörungen im Zusammenhang mit anderen Mißbildungen beschrieben.

Hormonelle Schmeckstörungen

▶ Hypothyreose

Unter den Schmeckstörungen, die unter einem Hormonmangel auftreten, wird nur die Schwellenverschlechterung im Rahmen einer ausgeprägten ▶ **Hypothyreose** nicht angezweifelt.

▶ Hyperinsulinämie

Die angehobene Schmeckschwelle bei jugendlichen Diabetikern ließ sich nur elektrogustrometrisch nachweisen, nicht jedoch bei der chemischen Prüfung. Dagegen ist die Schmeckempfindlichkeit für Süßes bei der ▶ **Hyperinsulinämie** unabhängig vom Blutglukosespiegel erhöht.

▶ Nebenniereninsuffizienz

Auch Patienten mit einer ▶ **Nebenniereninsuffizienz** zeigen ein verändertes Schwellenverhalten, hier aber im Sinne einer erhöhten Empfindlichkeit des Geschmackssinnes. Unter entsprechender Therapie mit Glukokortikoiden normalisieren sich diese Befunde.

Medikamentös ausgelöste Schmeckstörungen

Diese Nebenwirkungen treten relativ selten auf und sind in der Regel nach Absetzen der auslösenden Medikamente reversibel. Unter den auslösenden Substanzen (Tabelle 4) sind in erster Linie das D-Penicillamin und in letzter Zeit auch die Antihypertonika aus der Gruppe der ACE-Inhibitoren zu nennen. Letztere lösen die Schmeckstörung überwiegend bei hochdosierter Therapie aus.

Tabelle 4
Medikamente, die zu Schmeckstörungen führen können

Neuroleptika	Zytostatika
Muskelrelaxantien	Metronidazol
Hypnotika	D-Penicillamin
Antihypertensiva (ACE-Inhibitoren)	Lipidsenker

Nikotin und Alkohol

Akuter und chronischer Alkoholabusus führen zu einer Verschlechterung der Geschmacksschwellen ebenso wie der Genuß von Nikotin. Bei letzterem tritt jedoch nur eine vorübergehende Verschlechterung der Geschmacksempfindung unmittelbar nach Rauchgenuß auf, während der chronische Nikotinmißbrauch lediglich zu einer Steigerung der Schwelle für bittere Geschmacksstoffe führt.

Zentrale Ursachen für Schmeckstörungen

Dysgeusie = Störung der Geschmacksempfindung
Hypogeusie = herabgesetzte Geschmacksempfindung
Ageusie = fehlende Geschmacksempfindung

In Übereinstimmung mit der Anatomie werden zentrale Schmeckstörungen bei Schädigungen der Medulla oblongata, hier insbesondere im Bereich des Nucleus tractus solitarii, weiterhin bei Herden im Bereich des Thalamus und Läsionen der Hirnrinde beobachtet.

Die Ausfälle im Bereich des ersten Neurons verursachen stets gleichseitige Schmeckstörungen, während Defizite im Bereich des Thalamus eine kontralaterale, halbseitige Hypo- bis Ageusie hervorrufen. Aber auch Geschmackshyperpathien und Parageusien sind bei derartigen Schädigungen bekannt. Sind die kortikalen Bereiche im Gyrus postcentralis oder der benachbarten Inselrinde bzw. des Operkulums betroffen, finden sich dissoziierte Schmeckstörungen, Parageusien oder auch nur begrenzte Geschmacksausfälle der kontralateralen Zungenhälfte.

Zentrale Schmeckstörungen sind insgesamt eher selten

Insgesamt werden zentrale Schmeckstörungen selten angegeben, da sie entweder durch zusätzliche neurologische Symptome überlagert sind oder durch die erhebliche Kompensationsfähigkeit dieses Sinnesorganes für den Patienten unbemerkt bleiben.

Schmeckstörungen im Rahmen peripherer Nervenläsionen

Durch Schädigungen der Hirnnerven, die sensorische Fasern des Geschmackssinnes führen, treten meistens gut abgrenzbare Geschmacksausfälle im Bereich der Mundhöhle auf. Diese Konstellation macht man sich bei der Topodiagnostik von Läsionen insbesondere des Nervus facialis zunutze.

Langsam eintretende Schmeckstörungen werden meist nicht bemerkt

Die Schmeckstörung wird, wenn sie langsam eintritt, von dem Patienten meistens nicht bemerkt. Aber auch plötzlich einsetzende Geschmacksverluste, z. B. nach Durchtrennung der Chorda tympani, können vom Patienten unbemerkt bleiben.

Schmeckstörungen unter Strahlentherapie

Liegt die Mundhöhle im Strahlenfeld, tritt regelmäßig eine Schmeckstörung auf

Wenn im Rahmen einer Tumorbestrahlung Teile der Mundhöhle im Strahlenfeld liegen, tritt regelmäßig eine Hypo- bis Ageusie ein. Die Entwicklung dieser Schmeckstörung verläuft über eine dissoziierte Wahrnehmungsstörung unterschiedlichen Ausmaßes bis zum deutlichen Ansteigen der Wahrnehmungsschwelle, die nach einer Dosis von 20-30 Gy einsetzt. Nach einer mit der üblichen Dosis von 60-70 Gy erfolgten Strahlentherapie kann die Erholung des Geschmackssinnes bis zu sechs Monate dauern, aber auch gänzlich ausbleiben.

Teilweise bleibt eine Restitution aus

Hinzu kommt eine Speicheldrüsendysfunktion, die der Schmeckstörung vorausgeht, wenn größere Anteile des Speicheldrüsengewebes im Strahlenfeld liegen. Bei Patienten mit HNO-Malignomen findet man allerdings in 25% bereits vor Bestrahlungsbeginn eine erhöhte Schmeckschwelle bzw. eine Xerostomie.

Eine Therapie von Schmeckstörungen ist oft unmöglich

Therapie von Schmeckstörungen

Die Behandlung von Schmeckstörungen ist entsprechend den Ursachen nur selten kausal möglich. Medikamentös hervorgerufene Symptome sind in aller Regel nach Absetzen des auslösenden Agens reversibel. Die radiogene Hypo- bis Ageusie ist schneller zu normalisieren, wenn bei häufig gleichzeitig vorhandenem Zinkmangel Zink substituiert wird. Liegt eine Nebennierenrindeninsuffizienz vor, so ist die Gabe von Glukokortikoiden sinnvoll.

Psychologische Verarbeitung der aus Riech- und/oder Schmeckstörungen resultierenden Folgen

Patienten mit chemosensorischen Dysfunktionen entwickeln eine breite Palette von Verarbeitungsstrategien, die anderen Streßverarbeitungsmethoden ähneln. Hierbei sind in erster Linie drei Mechanismen zu nennen:

- Herausfinden der Bedeutung für die betroffene Person („Warum ich?")
- Suche nach möglichen Vorteilen, die aus der Riech- und/oder Schmeckstörung resultieren („So kann ich meine Diät leichter durchhalten.")
- Vergleich mit anderen Menschen, die es noch härter getroffen hat („Wenigstens bin ich nicht blind!")

Darüber hinaus spielt soziale Unterstützung für Patienten eine entscheidende Rolle. Obwohl die Erklärungen von Patienten für die Ursache ihrer Dysfunktion nur selten mit der medizinischen Einschätzung übereinstimmen, haben sie großen Einfluß darauf, wie ein Patient mit seiner Behinderung im täglichen Leben klarkommt.

Fragen und Antworten zur Erfolgskontrolle

1. Welche Hirnnerven sind am Schmecken beteiligt?

Die Nn. facialis, glossopharyngeus und vagus.

2. Welche Ursache führt am häufigsten zur Riechstörung nach einem Trauma

Die Zerrung beziehungsweise der Abriß der Fila olfactoria.

3. Welche der folgenden Stoffe werden geschmeckt, welche gerochen?

Zucker	**Kaffee**	**Chinin**
Nuß	**Zimt**	**Vanille**
Salz	**Zitrone**	**Tee**

Geschmeckt werden nur Zucker, Chinin, Zitrone und Salz. Alle anderen Stoffe werden gerochen.

4. Welche Riechstörung bei der Erkältung ist möglicherweise permanent, welche nur temporär?

Die viral bedingte Schädigung des olfaktorischen Neuroepithels ist häufig permanent, die mechanische Obstruktion, z. B. durch Muschelschwellung, temporär.

5. Welches Symptom kennzeichnet häufig eine Epilepsie?

Olfaktorische Halluzinationen beziehungsweise eine olfaktorische Aura.

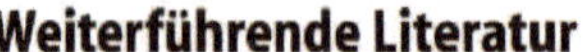

Weiterführende Literatur

Conrad P, Corwin J, Katz L, Serby M, LeFavour G, Rotrosen J (1987) **Olfaction and hemodialysis: baseline and acute treatment decrements.** Nephron 47: 115-118

Deems DA, Doty RL, Settle RG, Moore-Gillon V, Shaman P, Mester AF, Kimmelman CP, Brightman VJ, Snow JB (1991) **Smell and taste disorders: a study of 750 patients from the University of Pennsylvania Smell and Taste Center.** Arch Otolaryngol Head Neck Surg 117: 519-528

Doty RL, Shaman P, Dann M (1984) **Development of the University of Pennsylvania Smell Identification Test: a standardized microencapsulated test of olfactory function.** Physiol Behav 32: 489-502

Getchell TV, Doty RL, Bartoshuk LM, Snow JB (Eds)(1991) **Smell and Taste in Health and Disease.** Raven Press, New York

Hüttenbrink K-B (Hrsg) (1993) **Tagungsbericht der 1. Sitzung des Arbeitskreises Olfaktologie/Gustologie**

Mrowinski D, Matern G (1995) **Begutachtung von Riech- und Schmeckstörungen.** HNO 44: 157-163.

Mrowinski D, Schilling V (1992) **Geschmackssinn.** In: Kastenbauer E (Hrsg) Oto-Rhino-Laryngologie in Klinik und Praxis. Thieme, Stuttgart New York, Bd II, S 490

Mrowinski D, Schilling V (1992) **Gustometrie.** In: Kastenbauer E (Hrsg) Oto-Rhino-Laryngologie in Klinik und Praxis. Thieme, Stuttgart New York, Bd II, S 516

Ophir D, Guterman A, Gross-Isseroff R (1988) **Changes in smell induced by exposure of the olfactory mucosa.** Arch Otolaryngol Head Neck Surg 114: 853-855

Scherer H (1990) **Riechstörung.** In: Naumann H-H (Hrsg) Differentialdiagnostik in der Hals-Nasen-Ohren-Heilkunde. Thieme, Stuttgart, New York, S 230

Scherer H (1990) **Störung des Schmeckens.** In: Naumann H-H (Hrsg) Differentialdiagnostik in der Hals-Nasen-Ohren-Heilkunde. Thieme, Stuttgart New York, S 298

Talamo BR, Rudel R, Kosik KS, Lee VM, Neff S, Adelmann L, Kauer JS (1989) **Pathological changes in olfactory neurons in patients with Alzheimer's disease.** Nature 337: 736-739

Yamagishi M, Ishizuka Y, Seki K (1994) **Pathology of olfactory mucosa in patients with Alzheimer's disease.** Ann Otol Rhinol Laryngol 103: 421-427

Internist (1996) 37: 1289 - 1304 © Springer-Verlag 1996

Die Beiträge der Rubrik „Weiterbildung" sollen dem Stand des zur Facharztprüfung für den Internisten ohne Schwerpunktbezeichnung notwendigen Wissens entsprechen und zugleich dem niedergelassenen Facharzt als Repetitorium dienen. Die Rubrik beschränkt sich auf klinisch gesicherte Aussagen zum Thema.

Aktuelle therapeutische Strategie des Typ 1 Diabetes und seiner präklinischen Vorstadien

Stephan Martin, Hubert Kolb, Eberhard F. Lampeter
Klinische Abteilung, Diabetes-Forschungsinstitut, Heinrich-Heine-Universität Düsseldorf

Therapeutische Strategien bei Erstmanifestation und Neueinstellung

Manifestation des Typ 1 Diabetes und Differentialdiagnose

Immunologische Zerstörung insulinproduzierender Beta-Zellen

Der Diabetes mellitus Typ 1 (insulinpflichtiger Diabetes mellitus) ist eine Erkrankung, die durch immunologische Zerstörung der insulinproduzierenden Betazellen in den Langerhans'schen Inseln des Pankreas entsteht. Im Gegensatz zum Typ 2 Diabetes kommt es zu einem Insulinmangelsyndrom mit den ▸ klassischen Symptomen der Polyurie, Polydipsie, Ketoazidose und Gewichtsverlust. Die Manifestation eines Typ 1 Diabetes wird häufig von einem banalen Infekt begleitet. Ursache dafür ist der bei einer Infektion bis zu 30% erhöhte Insulinbedarf, der bei prädiabetischen Patienten dann zu einem absoluten Insulinmangel führt.

▸ **Klassische Symptome**

Klassische Symptome:
- Polyurie
- Polydipsie
- Ketoazidose
- Gewichtsverlust

Typ 1 Diabetes kann sich grundsätzlich in jedem Lebensalter manifestieren. Im Kindes- und Jugendalter tritt fast ausschließlich der Diabetes Typ 1 auf, während ab dem 40. Lebensjahr der Typ 2 Diabetes dominiert.

Vorkommen grundsätzlich in jedem Alter

Patienten mit Typ 1 Diabetes sind im Gegensatz zu Typ 2 Diabetikern in der Regel normgewichtig und weisen keine weiteren Erkrankungen auf. Bei Patienten ab dem 30. Lebensjahr ist die ▸ Differentialdiagnose zwischen einem spätmanifesten Typ 1 Diabetes und einem Typ 2 Diabetes häufig schwierig (Tabelle 1). Besonders eine positive Familienanamnese für „Altersdiabetes", weitere Erkrankungen wie Dyslipoproteinämie, arterielle Hypertonie oder Adipositas alleine oder in Kombination sind beim älteren Patienten häufig mit einem Diabetes mellitus Typ 2 verbunden. Andererseits ist ein akuter Beginn, deutliche Azetonurie, Gewichtsabnahme sowie die fehlende Wirksamkeit von oralen Antidiabetika ein möglicher Hinweis auf einen Typ 1 Diabetes.

▸ **Differentialdiagnose**

Zur Differentialdiagnose nach Auftreten einer diabetischen Stoffwechsellage sind darüberhinaus metabolische und immunologische Untersuchungen geeignet. Bei Typ 1 Diabetes ist eine nur noch gering stimulierbare Insulin-, bzw. C-Peptidsekretion nachweisbar (i.v. Glucagon-Test) während die Hyperinsulinämie ein Merkmal des Typ 2 Diabetes in seiner frühen Phase ist.

Priv.-Doz. Dr. S. Martin Diabetes-Forschungsinstitut, Heinrich-Heine-Universität Düsseldorf, Auf'm Hennekamp 65, D-40225 Düsseldorf

Tabelle 1
Differentialdiagnose und Therapie bei Typ 1 und Typ 2 Diabetes

	Typ 1	Typ 2
Symptome zum Zeitpunkt der Diagnose	plötzlicher Beginn Acetonurie Polyurie Polydipsie Gewichtsverlust Müdigkeit	häufig keine Beschwerden
Alter	prinzipiell jedes Alter, Erkrankungsgipfel in Kindheit, Jugend und jungem Erwachsenenalter	ab etwa 35. Lebensjahr mit zunehmender Inzidenz
zusätzliche Erkrankungen	keine	Metabolisches Syndrom: - arterielle Hypertonie - Hypertriglyceridämie - erniedrigtes HDL - Adipositas
Behandlung	Insulin (primär) Diabetesdiät	Gewichtsnormalisierung Diabetesdiät orale Antidiabetika
sowie		bei Primär- oder Sekundärversagen ausgeprägten Symptomen (Gewichts verlust, Ketonurie): Insulin
Autoantikörper	Inselzellantikörper (ICA), Glutamatdecarboxylaseantikörper (GAD) in der Mehrzahl der Fälle	nicht nachweisbar

▶ **Immunologische Marker**

▶ **Inselzellantikörper (ICA)**

▶ Immunologische Marker werden auf ihre differentialdiagnostische Wertigkeit intensiv evaluiert und zunehmend eingesetzt. Für die Differentialdiagnose Typ 1/Typ 2 Diabetes gilt:

- Das Vorliegen eines positiven ▶ Inselzellantikörperbefundes (ICA positiv) belegt bei diabetischer Stoffwechsellage einen Typ 1 Diabetes. Ein negativer ICA-Befund ist ohne Aussagekraft, da 10-40% der Patienten mit Typ 1 Diabetes bei Manifestation ICA-negativ sind. Die Nachweisgrenze für ICA liegt bei 2-5 Juvenile-Diabetes-Foundation (JDF)-Einheiten. Nur Ergebnisse von Laboratorien, die an dem internationalen ICA-Proficiency-Test erfolgreich teilgenommen haben können akzeptiert werden.

Negativer ICA-Befund ohne Aussagekraft

▶ **Glutamatdekarboxylaseantikörper (GADA)**

▶ **Andere Autoantikörper**

- Das Vorliegen eines positiven Befundes auf ▶ Glutamatdekarboxylaseantikörper (GADA) ist bei diabetischer Stoffwechsellage dem ICA-Befund differentialdiagnostisch gleichwertig. Autoantikörper gegen das Tyrosinphosphataseähnliche Inselantigen IA-2 (IA-2A) und gegen Insulin (IAA) sind ebenfalls mit Typ 1 Diabetes assoziiert. Da IA-2A und IAA relativ selten im höheren Alter vorkommen, werden sie nicht zur Differentialdiagnose Typ1/Typ2 Diabetes eingesetzt.
- Antikörperuntersuchungen sind nur dann indiziert wenn unter Berücksichtigung der Klinik die Differentialdiagnose unklar bleibt.
- Bei Sekundärversagen bei Typ 2 Diabetes muß die Indikation zur Insulinpflichtigkeit klinisch gestellt werden.

GADA differentialdiagnostisch gleichwertig, jedoch noch kein Standard definiert.

Vorgehensweise bei neu entdeckten Typ 1 Diabetes

▶ **Handlungsstrategien für den Hausarzt**

Die Diagnose des Diabetes mellitus Typ 1 wird im überwiegenden Teil der Fälle durch den ▶ Hausarzt gestellt. Aufgrund der zuneh-

menden Verbreitung der Blutglukoseselbstkontrolle kommt es vor, daß Patienten selbst die Diagnose stellen.
Die Anamnese ergibt mit Ausnahme der oben erwähnten Symptome keine weiteren Anhaltspunkte. Ebenfalls ist die körperliche Untersuchung in der Regel unauffällig. Infektionen der Haut sind nicht selten. Weiterhin kann die mit der allgemeinen Dehydratation verbundene Änderung des Quellungszustandes der Linse zu Sehstörungen führen, die allerdings nach Rehydratation reversibel sind.

Bei Erstmanifestation kein ambulanter Behandlungsversuch mit oralen Antidiabetika

Die Patienten sollten umgehend in ein Krankenhaus zur Stoffwechseleinstellung und Schulung eingewiesen werden. Besonders wünschenswert ist die Einweisung in ein Krankenhaus mit Möglichkeit einer Schulung nach den Kriterien der Deutschen Diabetes-Gesellschaft. Ein ambulanter Behandlungsversuch mit oralen Antidiabetika ist kontraindiziert.

Notfalltherapie des neu diagnostizierten Diabetes mellitus Typ 1

Serumkalium muß während der initialen Behandlung engmaschig kontrolliert werden. Die Blutgasanalyse zur Bestimmung des Blut-pH kann mit venösem Blut durchgeführt werden. Auch die Ketonurie muß in den ersten Stunden engmaschig kontrolliert werden. Zur Routineuntersuchung sollte neben den üblichen Parametern auch HbA1 (bzw. HbA1c) gehören.

Ausreichende Elektrolyt- und Flüssigkeitssubstitution

▸ **Insulinperfusortherapie**

Die Notfallbehandlung des frisch manifesten Diabetes mellitus Typ 1 erfolgt durch ausreichende Flüssigkeits- und Elektrolytsubstitution und in den ersten 24-36 Stunden durch ▸ i.v. Insulinsubstitution mit Normal-Insulin mittels Perfusor (Tab. 2). Dies vermeidet Resorptionsstörungen aus dem Unterhautfettgewebe, die bei Exsikkose extrem sein können und hat den Vorteil einer gut kontrollierbaren Stoffwechselrekompensation. Die Insulinperfusortherapie wird durch stündliche Kontrollen an den aktuellen Blutglukosespiegel angepaßt. Bei schwerer Stoffwechseldekompensation mit Ketonurie und Blutglukosewerten über 500mg/dl erhalten die Patienten einen initialen Bolus von 5-10E Insulin. Es wird eine vorsichtige Insulinsubstitution empfohlen, um eine zu schnelle Blutglukosesenkung (Ziel: <100mg/dl/h) zu vermeiden.

Tabelle 2
Notfalltherapie bei Erstmanifestation oder Entgleisung

- i.v. Insulintherapie mit stündlicher Blutglukosekontrolle
- i.v. und orale Flüssigkeitssubstitution bis zu 8 l pro 24 h
- orale, bei starker Entgleisung i.v.Kaliumgabe bis zu 10 mval/h
- i.v. Glukosesubstitution bei BG < 250 mg/dl und weiter vorhandener Ketonurie
- in seltenen Fällen Phosphatsubstitution
- bei pH < 7,0 Bicarbonat

Stündliche Glucosekontrollen

Wesentlich ist der dosierte Ausgleich des Flüssigkeitsdefizits durch orale und i.v. Substitution. In den ersten 24 Stunden kann es zu einer positiven Flüssigkeitsbilanz von mehreren Litern kommen. Auch bei initialer Hyperkaliämie entwickelt sich unter der Insulinzufuhr in aller Regel eine Hypokaliämie, die durch i.v. Infusion von 10 mval pro Stunde, bei wachen Patienten gewöhnlich auch durch orale Substitution behandelt werden kann. Dabei können in den ersten 24 Stunden bis über 100 mval KCl notwendig sein. Ist die Blutglukose bis auf Werte um 250 mg/dl gesenkt, sollte bei weiterhin vorhandener Ketonurie, eine zusätzliche Glukoseinfusion erfolgen. Der direkte Ausgleich einer metabolischen Acidose ist nur bei einem Abfall des Blut-pH < 7,0 sinnvoll. Nach Stoffwechselrekompensation kann durch die Weiterführung der i.v. Insulintherapie der Insulinbedarf ermittelt und als Grundlage für die s.c. Insulintherapie verwendet werden.

cave: Hypokaliämie

Tabelle 3
Kriterien zur Beurteilung der Stoffwechseleinstellung (European IDDM Policy Group 1993)

	Qualität der Einstellung gut	ungenügend
Blutglukose - nüchtern	80-110 mg/dl (4,4-6,1 mmol/l)	140 mg/dl (> 7,8 mmol/l)
Bluglukose - postprandial	100-145 mg/dl (5,5-8,0 mmol/l)	> 180 mg/dl (> 10,0 mmol/l)
Cholesterin	< 200 mg/dl (< 5,2 mmol/l)	> 250 mg/dl (> 6,5 mmol/l)
Triglyceride	< 150 mg/dl(< 1,7 mmol/l)	> 200 mg/dl (> 2,2 mmol/l)
HbA1c	< 6,5%	> 7,5%
HbA1	< 8,0%	> 9,5%

Insulintherapie

Das generelle Ziel der Insulintherapie ist das Erreichen von nahezu normoglykämischen Blutglukosewerten, um eine Entwicklung von Spätkomplikationen zu verhindern; gleichzeitig soll das Hypoglykämierisiko minimiert werden. Als Behandlungsziel sollte präprandial ein Blutglukosewert von 80-120 mg/dl und 2 Stunden nach den Hauptmahlzeiten ein Anstieg nicht über 160 mg/dl angestrebt werden. Bei schwangeren Patientinnen ist auf eine strengere Stoffwechselkontrolle mit Nüchternwerten unter 100 mg/dl und postprandial unter 120 mg/dl zu achten. Die von der European IDDM Policy Group vorgeschlagenen Kriterien einer guten Stoffwechseleinstellung sind in Tabelle 3 wiedergegeben.

Ziel: Normoglykämische Blutglukosewerte bei minimiertem Hypoglykämierisiko

Weitere Behandlungsziele sind:
- Vermeidung von Übergewicht: Der Body Mass Index (BMI) sollte bei Männern 25 kg/m² und bei Frauen 24 kg/m² nicht überschreiten.
- Ein Ruheblutdruck von < 140/85 mmHg sollte angestrebt werden.

National und international sind Bemühungen im Gange, für alle wichtigen Aspekte der Behandlung des insulinpflichtigen Diabetikers Richtlinien und Qualitätsstandards zu definieren. Diese betreffen die Schulung, Stoffwechselselbstkontrolle, Insulintherapie und die diabetesgerechte Ernährung. Bezüglich der ▸ Schulungsinhalte wird auf die Kriterien der Deutschen Diabetes Gesellschaft verwiesen:

▸ **Schulungsinhalte der Deutschen Diabetes Gesellschaft**

- Ursache der Erkrankung
- diabetesgerechte Ernährung (Kohlenhydratportionen)
- Blutglukoseselbstkontrolle
- Insulininjektionstechnik und Insulinanpassung
- Notfallsituationen (Hypoglykämie, Hyperglykämie)
- Spätkomplikationen (Vorsorgeuntersuchungen)
- Sozialmedizinische Aspekte

▸ **Wesentliche Faktoren der Diabetestherapie mit Insulin**

▸ Wesentliche Faktoren für die Diabetestherapie sind aktuelle Blutglukose, Insulin- und Kohlenhydratmengen, Spritz-Eßabstand und körperliche Aktivität. Zusätzlich spielen Hypoglykämien, Infektionen, circadiane Rhythmen und hormonelle Schwankungen eine wichtige Rolle. Die Diabeteseinstellung ist eine individuelle Therapie, wobei die im folgenden aufgeführten Richtwerte als „Erfahrungswerte" anzusehen sind. Grundsätzlich sollte man versuchen, die Ernährung den Wünschen des Patienten anzupassen und die anderen Faktoren entsprechend zu variieren.

Diabeteseinstellung ist eine individuelle Therapie

Die Insulintherapie erlaubt eine direkte und schnelle Beeinflussung der Stoffwechsellage: Wird zu wenig Insulin zugeführt kommt es zu einer Hyperglykämie, bei einer Überinsulinierung droht die Gefahr von Hypoglykämien.

Ernährung den Wünschen des Patienten anpassen und die anderen Faktoren entsprechend variieren

▶ **Verschiedene Insuline**

Für die s.c. Insulintherapie steht eine Reihe von ▶ verschiedenen Insulinen zur Verfügung, jedoch kommen in der Regel nur humane Insuline mit kurzer (Normal-Insulin, Wirkdauer 6 Stunden) oder intermediärer Wirkdauer (NPH-Insulin, Wirkdauer 12 Stunden) zur Anwendung. Präparate mit fertigen Mischungen von Normal- und Verzögerungsinsulin können im Ausnahmefall verwendet werden. Ultralangwirksame Insuline (Wirkdauer 24 Stunden und länger) führen häufig zu Überlagerungseffekten und lassen sich somit schwer steuern.

Intensivierte konventionelle Insulintherapie (ICT)

Grundsätzlich ICT bei Typ 1 Diabetes

Der Typ 1 Diabetes sollte bis auf wenige Ausnahmen grundsätzlich mit intensivierter konventioneller Insulintherapie (ICT) behandelt werden (intensiviert: 3-4 Injektionen täglich, Blutglukose Selbstkontrollen, Anpassung der Dosierung durch den Patienten; konventionell: 1-2 Injektionen mit fester Dosierung).

Modernes Insulintherapieschema, Basisinsulin wird Mahlzeitenunabhängig, Bolusinsulin entspr. dem aktuellen Glukosewert und KH-Portion gegeben

▶ **Basis-Bolus-Prinzip**

▶ **Basisbedarf**

Die moderne Insulintherapie fußt auf einem individuellen Dosis-Anpassungsschema nach dem ▶ Basis-Bolus-Prinzip. Dabei wird unter ▶ Basisbedarf die Menge Insulin verstanden, die der Organismus unabhängig von einer Nahrungsaufnahme benötigt. Durch Injektion eines intermediär wirksamen Insulins (Insulin Protaphan® HM, Huminsulin Basal®, Basal-H-Insulin Hoechst®, Berlinsulin® H Basal) morgens und abends wird dieser Grundbedarf, der erfahrungsgemäß etwa 50% des Gesamtinsulinbedarfs beträgt, abgedeckt. Die abendliche Injektion des Basal-Insulins kann häufig vor dem Abendessen erfolgen, muß aber bei hohen morgendlichen Nüchternwerten infolge Blutglukose-Anstieg in der zweiten Nachthälfte (Dawn-Phänomen) auf die Zeit vor dem Schlafengehen verlegt werden.

▶ **Bolusanpassung**

Der ▶ Bolus dient der Korrektur des aktuellen Glukosewertes und zur Deckung des mahlzeitenabhängigen Bedarfs. Dieser richtet sich nach der Menge an Kohlenhydratportionen. Wir testen den Insulinbedarf anhand des angegebenen Nahrungsbedarfs und passen die Menge des Normal-Insulins (Insulin Actrapid® HM, Huminsulin® Normal, H-Insulin Hoechst®, Berlinsulin H Normal®) der jeweiligen Blutglukose an (Tabelle 4). Bei Variation der KH-Portionen kann der Patient über Berechnung des Insulinbedarfs pro KH-Portion die Korrekturdosis bestimmt werden. So würde in dem in Tabelle 4 dargestellten Beispiel die Menge an Insulin bei Blutglukosewerten um 100 mg/dl zum Frühstück 2 IE/KH-Portion, zum Mittag 1 IE/KH-Portion und zum Abend 1,5 IE Normal-Insulin pro KH-Portion betragen, dabei werden Haupt- und Zwischenmahlzeit addiert.

Höherer Insulinbedarf am Morgen

Diese Werte spiegeln den in der Regel morgens höheren Insulinbedarf im Vergleich zu den anderen Tageszeiten wider. Dies ist u. a. Folge der zircadianen Rhythmen verschiedener Insulin-Antagonisten besonders des Cortisols, des Somatotropins und der hepatischen Glucoseutilisation. Ein funktionierendes Dosisanpassungsschema nach dem Basis-Bolus-Prinzip ermöglicht dem Patienten Mahlzeiten zu verschieben oder in der Menge zu variieren. Dabei wird das Basisinsulin zu den üblichen Zeiten und das Bolusinsulin nur vor der jeweiligen Mahlzeit injiziert. Wenn der Patient keine Mahlzeiten zu sich nehmen will, wird nur das Basisinsulin für den Grundbedarf des Körpers gegeben.

Tabelle 4

Insulinanpassungsschema nach Basis-Bolusprinzip. 25-jähriger Patient (175 cm, 70 kg) mit konstanten Eßgewohnheiten und Typ 1 Diabetes; Patient mit beruflicher Tätigkeit am Schreibtisch, ohne stärkere körperliche Bewegung

			Blutglukosewerte					
Mahlzeit	**SEA* (min)**	**Insulin**	**50-80****	**80-120**	**120-160**	**160-200**	**200-240**	**240-300**
Frühstück	30	Intermediär	12	12	12	12	12	12
		Normal	11	12	13	14	15	16
Mittagessen	15	Normal	3	4	5	6	7	8
Abendessen	30	Intermediär	11	11	11	11	11	11
		Normal	8	9	10	11	12	13

* Spritz-Eß-Abstand
** bei Hypoglykämiesymptomen zusätzlich sogenannte Not-KH-Portion

Uhrzeit und KH-Portionen der Mahlzeiten:

1. Frühstück	ca. 8.00 Uhr	(4 KH-Portionen)
2. Frühstück	ca. 10.30 Uhr	(2 KH-Portionen)
Mittagessen	ca. 13.00 Uhr	(3 KH-Portionen)
Vesper	ca. 15.30 Uhr	(1 KH-Protion)
Abendessen	ca. 18.00 Uhr	(4 KH-Portionen)
Spätmahlzeit	ca. 20.30 Uhr	(2 KH-Portionen)

Die Insulininjektion

▶ Insulinspritze oder Pen

Insulin kann durch eine Insulinspritze, oder durch eine Insulininjektionshilfe, wie einen ▶ Pen, in das s.c. Unterhautfettgewebe injiziert werden. Die Verwendung einer Spritze ermöglicht die Mischung von Normal- und Verzögerungsinsulin, so daß nur eine Injektion notwendig ist. Hingegen muß bei der Verwendung von Pens jeweils Normal- und Intermediärinsulin separat injiziert werden.

Die Wirkungsprofile von Normal- und intermediärwirksamen Insulinen verschiedener Firmen unterscheiden sich kaum, so daß ein Wechsel in der Regel ohne Dosisänderung möglich ist. Änderungen der Insulintherapie sollten nur in kleinen Schritten, möglichst mit nicht mehr als 10% der jeweiligen Dosis erfolgen, da zu starke und häufige Änderungen in der Regel eine Labilisierung des Stoffwechsels begünstigen.

Dosisänderungen nur in kleinen Schritten

▶ Injektionsorte

Die Injektionstechnik muß eine Applikation in das subcutane Fettgewebe sicher gewährleisten. Als ▶ Injektionsorte sind Bauch, Oberarme und Oberschenkel gebräuchlich. Der Bauch ist jedoch zu bevorzugen, da hier die Unterschiede in der durchblutungsabhängigen Resorptionsgeschwindigkeit geringer als an den Oberschenkeln sind und leicht eine Hautfalte zur korrekten s.c. Injektion gebildet werden kann.

Injektion in den Bauch bietet Vorteile

▶ Insulinpumpe

Alternativ kann die Insulintherapie mit einer ▶ Insulinpumpe erfolgen. Eine externe Pumpe infundiert über einen s.c. gelegten Katheter variabel programmierbar kontinuierlich Normal-Insulin (Basalraten). Zu den Mahlzeiten können Boluseinheiten abgerufen werden (Abrufraten). Durch die programmierbaren Basalraten können so z.B. frühmorgendliche Blutglukoseanstiege besser behandelt werden und die Stoffwechsellabilität durch Injektion in unterschiedliche Regionen mit unterschiedlicher Resorptionskinetik entfällt weitgehend. Auf die regelmäßige Blutglukoseselbstkontrolle mehrfach im Tagesverlauf kann jedoch nicht verzichtet werden.

Täglich mehrfache Blutglucoseselbstkontrolle

Insulinpräparate

In den Insulinpräparaten liegt Insulin als Hexamer vor, d.h. 6 Moleküle Insulin binden an ein zentrales Zinkatom. Hexameres Insulin wird nicht resorbiert. Nach Injektion in das subcutane Fettgewebe dissoziieren zunächst Insulin-Dimere aus dem Insulindepot, die sich anschließend in monomere Insulinmoleküle teilen. Di- und monomeres Insulin wird aus dem Interstitium resorbiert. Der Vorgang erklärt, warum die Insulinwirkung bei s.c. Injektion verzögert eintritt.

Bei dem seit Mai 1996 neu auf dem Markt eingeführten Humalog® (Elli Lilly) handelt es sich um ein Insulin, bei dem durch gentechnische Mutation die Aminosäuren Prolin und Lysin an den Positionen 28 und 29 in der Beta-Kette umgetauscht wurden. Dieses ▸ humane Insulinanalogon bildet wesentlich schlechter hexamere Strukturen und wird daher schneller aus dem Gewebe resorbiert. Die Wirkung von Insulin am Insulinrezeptor wird jedoch durch diese Mutation nicht verändert. Wegen des raschen Wirkungseintritts können Patienten auf den Abstand zwischen Insulininjektion und Nahrungsaufnahme verzichten und unmittelbar vor dem Essen spritzen. Die Aufnahme von Zwischenmahlzeiten zur Vermeidung von postprandialen Hypoglykämien ist meist nicht mehr notwendig. Obwohl es sich um ein unphysiologisches Molekül handelt, sind bisher keine wesentlichen unerwünschten Nebenwirkungen beobachtet worden.

▸ **Analoginsulin**

Gentechnisch modifiziertes humanes Insulin

Schnellere Resorption

Unveränderte Wirkung am Rezeptor

Bisher keine wesentlichen unerwünschten Nebenwirkungen

Blutglukosemessung und Therapiekontrollen

▸ **Blutglucoseselbstkontrolle**

Für die ▸ Blutglukoseselbstkontrolle stehen den Patienten Farbteststreifen sowie eine große Anzahl an unterschiedlichen Blutglukosemeßgeräten zur Verfügung. Bei beiden Verfahren handelt es sich um Schätzwerte, die Abweichungen zu den Laborstandardmeßverfahren von 20% und mehr aufzeigen. Elektronische Meßgeräte haben den Nachteil einer fehlenden optischen Kontrolle durch den Patienten. Die Patienten sollten während der Diabeteseinstellung eines der Verfahren erlernen und die gemessenen Werte mit den parallel bestimmten Laborwerten vergleichen können. Insulinbehandelte Diabetiker müssen regelmäßige Blutglukosekontrollen selbst durchführen.

Bei Selbstmessung Abweichung von 20% und mehr zum Laborstandard

Die Kontrollen erfolgen während der Diabeteseinstellung am besten zu den Hauptmahlzeiten jeweils präprandial und ca. 2 Stunden postprandial. Zusätzliche Kontrollen in der Nacht, ca. 6-7 Stunden nach Injektion des intermediär wirksamen

Tabelle 5
Regelmäßige Kontrollen bei Patienten mit Diabetes mellitus Typ 1

Untersuchung	Intervall
Blutdruck	bei jeder Konsultation
Häufigkeit von Hypoglykämien mit Fremdhilfe	bei jeder Konsultation
Kontrolle der Blutglukoseselbstmessung und Protokolle	bei jeder Konsultation
Körpergewicht	1/4jährlich
HbA1/HbA1c	1/4 jährlich
Fußinspektion	1/4 jährlich
Albuminausscheidung	1/2 jährlich *
Kreatinin	1/2 jährlich *
Cholesterin/LDL	1/2 jährlich *
Triglyceride	1/2 jährlich *
Augenuntersuchungen	jährlich *
Fußpulse	jährlich *
klinische Untersuchungen zur peripheren Neuropathie	jährlich *
klinische Untersuchungen zur autonomen Neuropathie	jährlich *

* Intervallangaben bei Normalbefund, bei pathologischen Befunden müssen Untersuchungen öfter durchgeführt werden

Insulins, sollten in Abständen durchgeführt werden. Unter häuslichen Gegebenheiten reichen die Blutglukosekontrollen vor den Hauptmahlzeiten zur Festlegung der aktuellen Insulinmenge aus. Ärztlicherseits sind vierteljährlich bis jährliche Kontrolluntersuchungen zum Therapieerfolg und zur frühen Erkennung von Komplikationen des Diabetes angezeigt. Diese Kontrollen sind in Tabelle 5 aufgelistet und werden von den Krankenkassen auch getragen. Die Befunde sollen im Diabetes-Paß protokolliert werden.

Kohlenhydrate

▸ **ausgewogene Kost**

Der normalgewichtige Patient mit Typ 1 Diabetes sollte sich mit einer ▸ ausgewogenen Kost ernähren. Entsprechend der Ernährungsempfehlungen der Europäischen und Deutschen Diabetesgesellschaft sollte der größte Teil der täglichen Energiemenge aus Kohlenhydraten und einfach ungesättigten Fetten insbesondere an einfach ungesättigten Fettsäuren höher gewählt werden, wenn eine höhere Kohlenhydrataufnahme vom Patienten nicht gewünscht wird. Die Aufnahme gesättigter Fettsäuren sollte weniger als 10% der Gesamtmenge ausmachen. Die Proteinaufnahme kann zwischen 10 und 20% der Gesamtmenge liegen.

Grundsätzlich kann ein Diabetiker alles essen, sofern der Gehalt an verwertbaren Kohlenhydraten auf die übrige Diabetestherapie (Insulin, aktueller Blutglukose, Bewegung) abgestimmt ist. Günstig sind Kohlenhydrate, die eine langsame Anflutung im Blut und einen hohen Anteil an löslichen Ballaststoffen haben. Schnell verwertbare Kohlenhydrate, wie in süßen Getränken, Süssigkeiten oder Weißbrot, führen häufig zu raschemBlutglukoseanstieg, der nur schwer auszugleichen ist. Diese Nahrungsmittel sind aber als Notkohlenhydratportionen geeignet. Kenntnis über die verwertbaren Kohlenhydrate sind für den Patienten wesentlich für seine Blutglukoseeinstellung, so daß ein Schwerpunkt in der Diabetikerschulung hierauf gelegt wird. Das jahrzehnte lang bestehende Verbot von Saccharose (Haushaltszucker) hat sich als unbegründet erwiesen. In kleinen Mengen im Rahmen des Ernährungsplans wirkt sich Saccharose nicht ungünstig auf die Stoffwechsellage aus.

▸ **Kohlenhydrateinheit**

Als ▸ Kohlenhydrateinheit gelten 10-12 Gramm verwertbare Kohlenhydrate. Die biologische Schwankungsbreite der verschiedenen Kohlenhydratträger in der Nahrung liegt bei 20-30% so, daß eine starre Normierung auf 10 g oder 12 g Kohlenhydrate nicht möglich ist. Die Menge an Kohlenhydratportionen kann als ausreichender Schätzwert für verschiedene Nahrungsmittel anhand sogenannter Austauschtabellen ermittelt werden. Die Kohlenhydratportionen sollten zum Frühstück, Mittag- und Abendessen jeweils auf eine Haupt- und eine Zwischenmahlzeit verteilt werden. Ein sinnvolles Verhältnis der Kohlenhydratportionen von Haupt- und Zwischenmahlzeit liegt erfahrungsgemäß bei 2 : 1. Das Wirkungsprofil von Normal-Insulin umfaßt je nach Dosis 4 bis 6 Stunden, so daß ohne Zwischenmahlzeit 3-4 Stunden postprandial das Risiko von Hypoglykämien bestehen würde. Falls der Patient am Nachmittag oder am Abend keine Zwischenmahlzeit zu sich nehmen möchte, kann bei der Injektion von kleinen Insulinmengen (< 6 IE) die Zwischenmahlzeit probeweise ausgelassen werden.

Kohlenhydratportion: 10-12 Gramm verwertbare Kohlenhydrate

Spritz-Eß-Abstand

Intermediärinsulin wird, wie erwähnt, Mahlzeiten-unabhängig gegeben. Um die Stoffwechseleffekte der Nahrungsaufnahme und des Insulins harmonisch abzustimmen, sollte bei Gabe von Normal-Insulin der Zeitraum zwischen Insulininjektion und Nahrungsaufnahme (Spritz-Eß-Abstand, SEA) 15-30 Minuten betragen. Diesem Zeitraum kommt besonders bei starken morgendlichen postprandialen Bluglukoseanstiegen besondere Bedeutung zu. Durch die Verlängerung von 30 auf 45 Minuten kann es zu einer deutlichen Abmilderung der Blutglukosespitze kommen.

▸ **Analoginsulin**

Bei Verwendung des zuvor beschriebenen ▸ Insulinanalogon Humalog® ist es unter Umständen möglich, auf den SEA wie auch auf Zwischenmahlzeiten vollständig zu verzichten. Dies kann einen weiteren Schritt zur Verbesserung der Lebensqualität von Typ 1 Diabetikern darstellen.

Lys-Pro-Analoginsulin erlaubt u. U. den Verzicht auf einen SEA sowie Zwischenmahlzeiten

Körperliche Aktivität

Durch Bewegung und körperliche Aktivität kommt es zu einer verbesserten Insulinwirksamkeit. Die Patienten müssen darauf mittels Reduktion der Insulindosis oder durch Aufnahme von zusätzlichen Kohlenhydraten reagieren. Welche Menge an Insulin eingespart oder wieviele Kohlenhydratportionen zusätzlich genommen werden müssen, hängt vom Ausmaß der physischen Belastung, der Tageszeit und den individuellen Gegebenheiten des Patienten ab. Der Patient, dessen KH-Verteilung und Insulinanpassungsplan in Tabelle 4 dargestellt ist, nimmt bei sportlicher Aktivität (Tennis) pro 1/2 Stunde eine zusätzliche KH-Portion zu sich. Während der Diabeteseinstellung sollte dem Patienten Gelegenheit gegeben werden unter einer definierten Arbeitsbelastung seine individuelle Reaktion auf den aktuellen Blutglukosewert zu testen. Meist können 30 Minuten mittlerer Belastung (Pulsanstieg auf ca. 120/min) durch eine zusätzliche Kohlenhydratportion ausgeglichen werden. Eine verbesserte Insulinsensitivität ist nicht nur während der Belastung gegeben, sondern kann bis zu 12-18 Stunden anhalten. Die Tatsache, daß eine Reihe von Spitzensportlern an Diabetes mellitus Typ 1 erkrankt sind, verdeutlicht aber die Vereinbarkeit von Sport und Diabetes.

Insulinsensitivität nach Belastung kann bis zu 12-18 Stunden erhöht sein

Interaktionen

▸ **Hypoglykämie**

Weitere Faktoren spielen bei der Einstellung der Insulintherapie eine Rolle, deren Kenntnis für die Behandlung wichtig ist. Durch eine ▸ Hypoglykämie kommt es in der Folge zu Ausschüttung von Insulin-Antagonisten (Glucagon, Adrenalin, Noradrenalin, Cortisol und STH) und somit zu einer Mobilisierung der hepatischen Gykogenspeicher und der hepatischen Glukoseproduktion. Diese Gegenregulation beeinflußt die Blutglukose bis zu 12 Stunden. Während einer hypoglykämieinduzierten Hyperglykämie besteht so wegen der freigesetzten gegenregulatorischen Hormone eine „relative Insulinresistenz". Nach einer Hypoglykämie mit Gegenregulation braucht deshalb akut keine wesentliche Erhöhung der Insulindosis gegenüber dem Anpassungsschema zu erfolgen.

Gegenregulation nach Hypoglykämie beeinflußt Blutglukose bis zu 12 Stunden

▸ **Infektionen**

Bei schweren ▸ Infektionen benötigt der Organismus wesentlich mehr Insulin. Sowohl Basis- als auch Bolusdosen müssen erhöht werden. Zur Verhinderung von Stoffwechselentgleisungen ist die wiederholte Bestimmung von Blutglukose und Ketonkörpern im Urin notwendig. Bei einer Ketonurie können zusätzliche Normal-Insulininjektionen (10-30% der vorherigen Dosis) erforderlich werden. Eine vollständige Insulinresistenz kann beim Postaggressionssyndrom auftreten.

Mehrfachbestimmung von Blutglukose und Ketonkörpern im Urin

Bei Ketonurie zusätzliche Normal-Insulin

▸ **Zirkadiane Rhythmik anderer Hormone**

▸ Zirkadiane Rhythmen weiterer Hormone haben auf die Diabeteseinstellung ebenfalls einen Effekt. Die unterschiedliche Insulinunempfindlichkeit korreliert mit dem Cortisolspiegel im Tages-

Insulinsensitivät korreliert mit dem Tagesverlauf der Cortisolspiegel

verlauf. Weibliche Patienten berichten über einen unterschiedlichen Insulinbedarf vor, während und nach der Menstruation.

▶ Lipodystrophien

Gelegentlich werden an den Injektionsorten ▶ Lipodystrophien (Hypertrophie oder Schwund des subcutanen Fettgewebes) beobachtet. Diese sind seit der Verwendung von hochgereinigtem tierischen oder humanen Insulin wesentlich seltener geworden, haben aber neben den kosmetischen Aspekten auch eine verzögerte Insulinwirkung zur Folge, wenn die betroffenen Areale zur Injektion benutzt werden. Die Inspektion der Injektionsorte ist darum bei der körperlichen Untersuchung wichtig. Werden Injektionsorte mit Lipodystrophien über Monate gemieden, kommt es meist zur spontanen Rückbildung. Zur Vermeidung dieser Nebenwirkung ist der weiträumige Wechsel der Injektionsstellen grundsätzlich zu empfehlen.

Mögliche Folge: verzögerte Insulinwirkung

Wichtig: Inspektion der Injektionsorte

▶ Alkohol

Bei Genuß von ▶ Alkohol müssen mehrere Faktoren bedacht werden: Zum einen enthalten alkoholische Getränke unterschiedliche Mengen an Kohlehydraten. Zum anderen kommt es zu einer Blockade der Glukosefreisetzung aus der Leber. Diese kann zu schweren Hypoglykämien mit Bewußtlosigkeit führen. Aus diesem Grund sollten keine großen Alkoholmengen getrunken werden. Generell sollte Alkohol nur zusammen mit Kohlenhydraten, also zu den Mahlzeiten, konsumiert werden.

Alkohol kann zu schweren Hypoglykämien mit Bewußtlosigkeit führen

▶ Glukagonfertigspritze

Für den Fall einer schweren Hypoglykämie mit Bewußtseinsverlust sollte der Partner des Patienten mit dem Umgang einer ▶ Glukagonfertigspritze vertraut sein und diese applizieren können. Allen Insulin-behandelten Patienten sollte eine Glukagonspritze verordnet werden, die sie bei ihren Notfallmaterialien mit sich führen sollten.

Jedem insulinbehandelten Diabetiker muß eine Glukagonfertigspritze verordnet werden

Lebensführung von Patienten mit Typ 1 Diabetes

▶ Leistungsfähigkeit

Ein Patient mit einem Diabetes mellitus Typ 1 ist generell ebenso ▶ leistungsfähig wie der Stoffwechselgesunde. Im beruflichen Alltag sollte die Möglichkeit von Pausen zur Einnahme der Zwischenmahlzeiten und Blutglukoseselbstkontrollen gegeben werden.

Typ 1 Diabetiker sind generell ebenso leistungsfähig wie Stoffwechselgesunde

▶ Autofahren

Beim ▶ Führen von Personenwagen soll die Blutglukose vor Fahrtantritt kontrolliert werden, um drohende Hypoglykämien zu erkennen. Bei längeren Fahrten müssen alle zwei Stunden Pausen zur Blutglukosekontrolle und gegebenenfalls Nahrungsaufnahme eingehalten werden.

▶ Gefährliche Berufe

Zur Vermeidung von Gefahren für den Patienten und andere Personen dürfen ▶ gefährliche Berufe im Hoch- und Tiefbau sowie der Personenbeförderung (Pilot, Taxi- und Busfahrer) als auch das Führen von Lastkraftwagen über 3,5 t oder das Tragen von Waffen (Polizisten) nicht gestattet werden. Bis auf diese Berufe gibt es keine weiteren gesetzlichen Einschränkungen für Typ 1 Diabetiker.

Keine gefährlichen Berufe wie im Hoch- und Tiefbau und der Personenbeförderung, kein Führen von Lastkraftwagen, kein Tragen von Waffen

▶ Reisen in andere Zeitzonen

Probleme treten für insulinpflichtige Diabetiker bei ▶ Reisen in andere Zeitzonen auf. Bei einer Flugreise nach Westen (z. B. USA) wird empfohlen, beim Hinflug morgens normal zu spritzen und zu frühstücken. Während des Fluges sollte zu den einzelnen Mahlzeiten kleine Normal-Insulinmengen je nach KH-Portionen gegeben werden. Patienten können bei den meisten Fluggesellschaften diabetikergerechte Mahlzeiten bestellen. Bei Ankunft sollte sich der Typ 1 Diabetiker mit seinem Tagesrhythmus sofort der aktuellen Tageszeit anpassen und entsprechend seine Insulintherapie fortführen. Beim Flug nach Osten kommt es in der Regel zu einer verkürzten Nacht. Dabei wird den Diabetikern empfohlen beim Abflug abends die übliche Insulinmenge vor dem Abendbrot zu spritzen und die mögliche Insulinüberdosierung zum Frühstück durch zusätzliche KH-Portionen auszugleichen. Wichtig bleibt auf jeden Fall die häufige Kontrolle der Blutglukosewerte.

Häufige Kontrolle der Blutglucosespiegel

Beispiele für Stoffwechselanpassungen

In Tabelle 6 sind vier verschiedene Fälle von Blutglukosetagesprofilen dargestellt, an denen die zuvor beschriebenen Faktoren der Diabeteseinstellung veranschaulicht werden können. Zugrundegelegt wird das in Tabelle 4 dargestellte Insulinanpassungsschema. Wichtig ist eine genaue Analyse der Blutglukosewerte und die Überlegung, welche der Stellgrößen verändert werden muß.

Tabelle 6

Blutglukosewerte

Uhrzeit	Fallbeispiel A	Fallbeispiel B	Fallbeispiel C	Fallbeispiel D
7.30	121 mg/dl	134 mg/dl	124 mg/dl	294 mg/dl
9.30	280 mg/dl	154 mg/dl	272 mg/dl	230 mg/dl
12.30	250 mg/dl	53 mg/dl	92 mg/dl	182 mg/dl
15.00	154 mg/dl	287 mg/dl	132 mg/dl	143 mg/dl
17.30	112 mg/dl	250 mg/dl	98 mg/dl	134 mg/dl
19.30	145 mg/dl	180 mg/dl	122 mg/dl	142 mg/dl
22.00	123 mg/dl	130 mg/dl	100 mg/dl	111 mg/dl

Fallbeispiel A

Der Patient zeigt zufriedenstellende Nüchternwerte, jedoch kommt es postprandial zu einem starken Blutglukoseanstieg, der bis zum Mittag anhält. Erst durch die mittägliche Insulininjektion gelingt eine Normalisierung der Werte. In diesem Fall sollte die morgendliche Normal-Insulindosis um jeweils 1-2 E erhöht und die Änderung an zwei aufeinanderfolgenden Tagen überprüft werden.

Fallbeispiel B

In diesem Fall sind der Nüchtern- wie auch der morgendliche Postprandialwert zufriedenstellend. Die Hypoglykämie am Mittag führt zu einer Gegenregulation, die die Blutglukosewerte am Nachmittag beeinflußt. Die morgendliche Menge an intermediär wirksamen Insulin muß um 1-2 E reduziert werden. Steigt dann der postprandiale Wert unerwünscht an, kann der SEA verlängert werden. Alternativ könnte dem Patienten ein drittes Frühstück angeboten werden.

Fallbeispiel C

Sowohl die Nüchtern- wie auch die Mittagsblutglukose zeigen gute Werte, jedoch ist der morgendliche postprandiale Wert übermäßig erhöht. Durch die Erhöhung der morgendlichen Normal-Insulindosis würde man die Gefahr einer mittäglichen Hypoglykämie eingehen. Dieses Problem kann durch drei verschiedene Maßnahmen gelöst werden:

- Zum einen kann die Verlängerung des morgendlichen Spritz-Eßabstand von 30 auf 45 Minuten zu einer deutlichen Abflachung des Blutglukoseanstiegs führen.
- Alternativ kann eine Kohlenhydratportion vom Frühstück auf die erste Zwischenmahlzeit verlagert werden.
- Sollte es dem Patienten möglich sein sich morgens sportlich zu betätigen (z.B. Fahrt zur Arbeit mit dem Fahrrad), ist dies häufig schon eine ausreichende Maßnahme.

Fallbeispiel D

Der morgendliche Blutglukosewert ist erhöht und wird durch die morgendliche Dosis an Normal-Insulin korrigiert. Mehrere Gründe kommen dafür in Betracht, die durch nächtliche Blutglukosemessungen (ca. 22.00, 01.00, 04.00 Uhr) und genaue Befragung nach Hypoglykämiesymptomen erkannt werden können:

- **Kontinuierlicher Blutglukoseanstieg im Verlauf der Nacht.** Die Dosis des Verzögerungsinsulins am Abend muß erhöht werden. Besonders bei kleinen abendlichen Insulinmengen (6-10 IE) kann auch die Wirkdauer für die ganze Nacht zu kurz sein, was an einem kontinuierlichen Anstieg der Blutglukose in der zweiten Nachthälfte erkennbar wäre. Es empfiehlt sich dann das Verzögerungsinsulin in gleicher Dosierung aber später (22.00-24.00 Uhr) zu spritzen.
- **Akzeptable Nachtwerte, Starker Blutglukoseanstieg in den frühen Morgenstunden (Nüchtern > 200 mg%).** Es handelt sich um das sogenannte Dawn-Phänomen, welches durch eine individuell verschieden starke circadiane Variation der Insulinsensitivität (Wachstumshormon, Cortisol) oder Insulinclearance erklärt wird. Auch hier ist der Versuch mit einer späteren Gabe des Verzögerungsinsulins möglich. Meist ist jedoch die Behandlung mit einer programmierbaren Insulinpumpe angezeigt und erfolgreich.
- **Nächtliche Hypoglykämie mit reaktivem Anstieg der Blutglukose am frühen Morgen.** Die Patienten bemerken am Morgen meist Symptome der „verschlafenen" Hypoglykämie wie Nachtschweiß und Kopfschmerz. Therapeutisch sollte das abendliche Verzögerungsinsulin gering reduziert werden und eine Spätmahlzeit mit möglichst langwirkenden Kohlehydraten eingeführt werden. Auch dieses Problem kann mit einer Insulinpumpe behandelt werden.

▸ Wochenende

Der Tagesablauf an ▸ Wochenenden sowie im Urlaub unterscheidet sich häufig von normalen Arbeitstagen durch ein längeres Schlafintervall. Patienten sollten bei der Umstellung zunächst überprüfen, ob späteres Aufstehen zur Erhöhung der morgendlichen Blutglukose führt. Ist dies nicht der Fall, so sind keine wesentlichen Änderungen notwendig. Es wird später gespritzt und nach dem entsprechenden SEA gefrühstückt. Ist der Abstand zum Mittagessen zu kurz, entfällt die Zwischenmahlzeit und die Normal-Insulinmenge wird entsprechend reduziert. Kommt es in den Morgenstunden zum starken Anstieg der Blutgukosewerte, so sollte die Basismenge an intermediärwirksamem Insulin zur üblichen Zeit gespritzt und dann weiter geschlafen werden. Zur Mahlzeit wird dann entsprechend der KH-Portionen und der aktuellen Blutglukose Normal-Insulin gegeben.

Risikogruppen für Typ I Diabetes

- erstgradig Verwandte von Typ-I-Diabetikern
- neuentdeckte nicht adipöse, nicht insulinbedürftige Diabetiker im Alter unter 40 Jahren
- Patienten mit Schwangerschaftsdiabetes
- Patienten mit autoimmunen Morbus Addison

Diagnostik und therapeutische Konzepte bei präklinischen Vorstadien des Typ I Diabetes

Frühdiagnostik

Die der Manifestation des akuten Insulinmangels vorausgehende lange Phase einer chronisch-progressiven Inselentzündung birgt die Möglichkeit einer Frühdiagnostik und einer Intervention in den Krankheitsprozeß. Wie bei anderen Krankheitsbildern ist die Frühdiagnostik, d.h. die Identifikation eines erhöhten Erkrankungsrisikos, bereits weit fortgeschritten, während eine wirksame Prävention noch nicht bekannt ist. In Kenntnis der psychischen Belastung betroffener Personen beim Wissen um ein erhöhtes Diabetesrisiko haben nationale und internationale Fachgesellschaften Früherkennungsmaßnahmen, bei Bereitschaft der Betroffenen, positiv gewertet. Zum einen kann bei erkanntem hohen Risiko die Diabetesmanifestation durch engmaschige Kontrollen früher entdeckt werden, womit eine längere Phase zunehmender Stoffwechselentgleisung vermieden wird. Zum zweiten ist die Frühdiagnostik Voraussetzung für die Erprobung präventiver Maßnahmen. Zur Zeit beschränken sich Frühdiagnostik und Präventionsversuche meist auf bekannte Risikogruppen.

Weit fortgeschrittene Möglichkeiten zur Identifikation eines erhöhten Erkrankungsrisikos

Methoden der Frühdiagnostik

Genetische Marker

▸ HLA-Haplotypen

Wegen der genetischen Prädisposition des Typ I Diabetes kann durch die Analyse von ▸ HLA-Haplotypen und Insulingenallelen ein Risiko von bis zu 10% definiert werden. Ist in der Familie bereits eine Person an Typ I Diabetes erkrankt, kann durch HLA-Untesuchungen ein Erkrankungsrisiko von bis zu 50% (eineiige Zwillinge mit bestimmten HLA-Typen) bestimmt werden. Zum Vergleich: Das bevölkerungsweite durchschnittliche Risiko liegt in der Bundesrepublik bei 0,2-0,4%. Wegen der bisher noch hohen Kosten werden genetische Untersuchungen selten duchgeführt.

Tabelle 7
Stufenplan zur Prädiktion des Typ 1 Diabetes

1. Suchtest: ICA-Bestimmung im Serum*

ICA negativ
Wahrscheinlichkeit für Typ 1 Diabetes < 1% **

ICA grenzwertig positiv (< 20JDF)
Wahrscheinlichkeit für Typ 1 Diabetes < 20% in 5 Jahren **

ICA positiv (> 20JDF)
Wahrscheinlichkeit für Typ 1 Diabetes bei Kinder < 10 Lebensjahr 30-50% in 5 Jahren; für junge Erwachsene ca. 30% in 5 Jahren; > 45 Lebensjahr ca. 10% in 5 Jahren **.

2. Weiterführende Diagnostik

HbA1 oder HbA1c und mehrfach postprandiale Blutglukose oder oGTT
Frühe Diagnose bzw. Ausschluß eines manifesten Diabetes.

Bestimmung von weiteren diabetesassoziierten Autoantikörpern (GADA, IA-2A, IAA)
Der Nachweis weiterer Autoantikörper erhöht das Diabetesrisiko.
Ist neben ICA keinweiterer Autoantikörper nachweisbar, sinkt das Risiko.

i.v. GTT mit Bestimmung der Insulinantwort zu 0, 1 und 3 min.
Wenn die Summe der 1- und 3 min Werte unter der 1. Perzentile eines Normalkollektivs liegt und mindestens zwei Antikörper positiv sind, ist die Wahrscheinlichkeit für Typ 1 Diabetes nahe 100% in den folgenden drei Jahren.

Genetische Analysen - Primär Analyse auf HLA-DR und HLA-DQ Allele
Zur Zeit wichtigste Indikation ist der weitgehende Ausschluß eines Erkrankungsrisikos durch denNachweis von HLA-DQB 0602.

* Die Bestimmung von Antikörpern gegen GAD oder IA-2 ist als Suchtest z. Z. nur möglich, wenn positive Seren nachfolgend auf ICA getestet werden. Grund: Für GADA und IA-2A existieren weder Antikörperstandards noch eine Qualitätsnorm.

**Die Risikoangaben gelten für Personen, die einen erstgradig Verwandten mit Typ 1Diabetes haben. Die Richtzahlen stammen aus England und Florida. Regional sind Abweichungen zu erwarten.

Immunologische Marker

Während der langen prädiabetischen Phase werden in den meisten Fällen Autoantikörper gebildet, die zur Abschätzung des künftigen Diabetesrisikos herangezogen werden können.

▸ **Inselzell-Antikörper (ICA)**

Am besten untersucht sind die ▸ Inselzell-Antikörper (ICA), die verschiedene zytoplasmatische Inselantigene erkennen und mit indirekter Immunfluoreszenz an humanen Pankreasschnitten nachgewiesen werden. Einige Laboratorien verwenden immer noch Pankreasschnitte anderer Spezies zum Nachweis der ICA, doch sind diese Ergebnisse nicht ausreichend verwertbar. Wie oben beschrieben, sollten nur Befunde berücksichtigt werden, die aus Laboratorien mit überprüfter Testqualität stammen (ICA-Proficiency-Test). Der prädiktive Wert der ICA ist im wesentlichen von der nachgewiesenen Konzentration im Serum und dem Alter abhängig. So bedeuten ICA in einer Konzentration von 20 JDF-Einheiten im Alter bis 10 Jahre ca. 30% Wahrscheinlichkeit für die Manifestation eines Typ 1 Diabetes in den nächsten 3 Jahren (50% in 5 Jahren, 70% in 7 Jahren). Mit über 45 Jahren beträgt das Risiko insgesamt nur noch etwa 10%. Diese Angaben gelten nur, wenn ein erstgradig Verwandter Typ 1 Diabetes hat. Ohne familiäre Belastung sind die Werte vermutlich niedriger. Bei vorhandener familiärer Belastung und ICA negativem Befund liegt das Risiko für Diabetes unter 1%. Etwa 95% aller erstgradig Verwandten von Typ 1 Diabetikern sind jedoch ICA negativ. Der hohe negative prädiktive Wert der ICA-Bestimmung ist darum für viele Familien sehr bedeutsam. Wegen des hohen methodischen Aufwandes und der schlechten Standardisierbarkeit werden ICA-

Nur ICA Bestimmungen aus Laboratorien mit überprüfter Testqualität (ICA-Proficiency-Test)

Prädiktiver Wert der ICA abhängig von Alter und Konzentration im Serum

Hoher negativ prädiktiver Wert

Bestimmungen zunehmend durch die parallele Analyse auf GADA und IA-2A ersetzt.

GADA und IA-2-Antikörper mit guten prädiktivem Wert, jedoch noch keine Standards

▶ Glutamatdekarboxylase-Antikörper (GADA)

▶ Tyrosinphosphatase IA-2 Antikörper

Seit kurzem sind Test-Kits für ▶ Antikörper gegen Glutamatdekarboxylase (GAD) kommerziell verfügbar; gleichwertige Testbestecke für ▶ Antikörper gegen die Tyrosinphosphatase IA-2 (bzw. deren Fragment ICA 512) sind in der Entwicklung. Autoantikörper gegen diese definierten Moleküle treten beim Typ 1 Diabetes und Prädiabetes fast ebenso häufig auf wie ICA. Der prädiktive Wert beider Antikörper ist gut, es fehlen aber noch internationale Standards.

▶ Insulin-Autoantikörper (IAA)

▶ Insulin-Autoantikörper (IAA) treten spontan im Prädiabetes auf und werden für die Diabetesvorhersage genutzt. Sie sind im Alter bis 5 Jahren bei nahezu 100% der Kinder mit frisch manifestem Diabetes nachweisbar, während schon ab dem zwanzigsten Lebensjahr weniger als 20% der neuaufgetretenen Fälle IAA positiv sind. Entsprechend liegt die Wertigkeit der Bestimmung als Ergänzungsparameter bei Probanden im Vorschulalter.

Ergänzungsparameter im Vorschulalter

Eine neue Qualität der Frühdiagnostik wird durch die Kombination der verschiedenen Antikörperteste erreicht. Personen mit positivem Befund für zwei oder mehr der genannten Autoantikörper haben ein deutlich erhöhtes Erkrankungsrisiko. So haben Schulkinder, die sowohl GAD- als auch IA-2-Antikörper im Serum aufweisen, ein Erkrankungsrisiko von über 50% in den nächsten 10 Jahren. Hingegen ist der prädiktive Wert eines nur GADA-positiven Befundes gering.

Neue Qualität in der Frühdiagnostik durch Kombination verschiedener Antikörpertests

Metabolische Marker

▶ Frühe Insulinantwort bei i.v. GTT

In der Spätphase des Prä-Typ-I-Diabetes findet sich eine ▶ Verminderung der Insulinausschüttung in den ersten Minuten nach intravenöser Glukosegabe (i.v. GTT) unter die 1. Perzentile derjenigen von gesunden Vergleichspersonen.

ICA- (bzw. GADA plus IA-2A) und IAA-positive Personen unter 20 Jahren mit einer frühen Insulinantwort unter der 1. Perzentile haben eine nahezu 100%ige Wahrscheinlichkeit für die Manifestation des Typ 1 Diabetes innerhalb der folgenden drei Jahre. Die Untersuchung erfordert jedoch einen hohen Grad an Standardisierung und sollte entsprechenden Fachzentren überlassen bleiben (Tab. 7).

Studien zur Prävention des Typ 1 Diabetes

▶ Studien mit Cyclosporin-A (CyA)

Grundlage für die Überzeugung, daß eine antiinflammatorische, immunmodulatorische oder betazellprotektive Intervention den Krankheitprozeß aufhalten könnte lieferten ▶ zwei große placebokontrollierte Studien mit Cyclosporin-A (CyA). Bei frischmanifestem Typ 1 Diabetes ergab sich unter CyA eine signifikante Verbesserung der Insulinproduktion im ersten Jahr. Allerdings ging dieser Unterschied zur Placebogruppe in den nächsten beiden Jahren verloren. Trotzdem haben diese Studien gezeigt, daß es möglich ist, den Immunprozeß zu beeinflussen, und daß eine frühe Intervention - also vor der klinischen Manifestation des Insulinmangeldiabetes - anzustreben ist, zu einem Zeitpunkt, bei dem eine größere β-Zellmasse erhalten ist.

Gesicherte Ergebnisse zur Prävention des Typ 1 Diabetes liegen nicht vor. Gegenwärtig werden jedoch drei große Studien zur Prävention des Typ 1 Diabetes durchgeführt:

Gesicherte Ergebnisse zur Prävention liegen nicht vor

▶ Finnisch-kanadische Studie

Intervention durch kuhmilchfreie Ernährung in der frühen Kindheit. Eine große ▶ finnisch-kanadische Studie erprobt die Wirksamkeit kuhmilchfreier Ernährung bei Säuglingen.

Epidemiologische Studien und Tierversuche weisen darauf hin, daß eine kurze Stillzeit und früher Kontakt mit Kuhmilch-Antigenen das Risiko für Typ 1 Diabetes erhöht. Allerdings ist ein Kausalzusammenhang beim Menschen nicht eindeutig gesichert. Studienergebnisse sind ab dem Jahr 2005 zu erwarten.

Ergebnisse sind ab dem Jahr 2005 zu erwarten

Intervention durch Nikotinamid. Nikotinamid gehört zu den B-Vitaminen und ist natürlicher Nahrungsbestandteil. Untersuchungen im Tiermodell und Pilotstudien beim Menschen weisen auf eine betazell-protektive Wirkung von Nikotinamid.

▸ Placeobokontrollierte Studien DENIS und ENDIT

Die ▸ Deutsche Nikotinamid Interventions Studie (DENIS) und der ▸ European Nicotinamide Diabetes Intervention Trial (ENDIT) waren bzw. sind placebokontrollierte Studien zur Wirksamkeit von Nikotinamid zur Prävention von Typ 1 Diabetes. An beiden Studien war eine Beteiligung in Deutschland möglich. Es wurden erstgradig Verwandte von Typ 1 Diabetes Patienten eingeschlossen, bei denen im Screening wiederholt ICA > 20 JDF-Einheiten festgestellt wurden (DENIS: nur Geschwister im Alter von 3-12 Jahren; ENDIT: Alter 5-40 Jahre und bei dem bereits erkrankten Familienangehörigen muß der Diabetes vor dem 20. Lebensjahr aufgetreten sein). Die DENIS-Studie wurde im April 1997 beendet, eine protektive Wirkung in der Gruppe der Geschwister von Typ 1 Diabetiker konnte nicht nachgewiesen werden. Eine erste Auswertung der ENDIT-Studie ist für Ende 1998 geplant.

▸ Einsatz nach Manifestation

Nikotinamid ist auch gleich ▸ nach Manifestation des Diabetes als adjuvante Therapie gegeben worden. Eine Metaanalyse aller publizierten Studien zeigte eine Funktionsbesserung der Betazellen nach Nikotinamidgabe ohne eine signifikante Besserung des klinischen Bildes. Therapieversuche mit Nikotinamid außerhalb kontrollierter Studien sind nicht vertretbar.

Intervention mit Insulin. In Tiermodellen des Typ-I-Diabetes führte die prophylaktische s.c. Injektion von Insulin ebenfalls zu einer verminderten Inzidenz der Diabetesmanifestation. Auch Pilotstudien bei Personen mit immunologisch und metabolisch definiertem Prä-Typ-I-Diabetes lieferten günstige Ergebnisse.

▸ Diabetes-Prevention-Trial-1

Ob s.c. Insulingaben auch beim Menschen zur Prävention der Manifestation in der Lage sind, wird in einer großen US-Studie (▸ Diabetes-Prevention-Trial-1; DPT-1). Die Einschlußkriterien sind hier: Erstgradig Verwandte von Typ 1 Diabetes Patienten mit ICA > 20 JDF und verminderter Insulinreserve im i.v. Glukosetoleranztest. Ergebnisse werden erst in einigen Jahren erwartet.

Intervention mit Proteasen. Als Nachfolgestudie zu den Nikotinamidstudien wird seit Frühjahr 1998 in Deutschland bei Autoantikörper-positiven erstgradig Verwandten von Typ 1 Diabetikern eine Pilotstudie mit Proteasen (PRO-DIAB-Studie) durchgeführt. Bei Proteasen handelt es sich um Makromoleküle, die Proteine an spezifischen Stellen spalten. Seit mehreren Jahren ist eine immunmodulatorische Wirkung der Proteasen von Trypsin und Bromelain beschrieben. Kenntnisse darüber, wie die molekularen Mechanismen über die Proteasen wirken, sind erst in den letzten Jahren gewonnen worden. Adhäsionsmoleküle, die bei der Emigration von Leukozyten aus dem Gefäßsystem und bei der Regulation der Immunstimulation wesentlich beteiligt sind, werden vermutlich durch die oben genannten Proteasen abgespalten. In Tiermodellen für den Typ 1 Diabetes oder andere Immun-mediierte Erkrankungen wirkte sich eine Behandlung mit Proteasen protektiv auf die klinischen Symptome aus. Die PRO-DIAB-Studie wird vom DENIS-Studienverbund, der sich hauptsächlich aus Pädiatern zusammensetzt und von interessierten internistischen Diabetologen getragen. Es werden erstgradig - Verwandte von Typ 1 Diabetikern im Alter von 3-40 Jahren in die Studie aufgenommen werden, bei denen mindestens zwei verschiedene Diabetes-spezifische Autoantikörper nachgewiesen werden. Das primäre Antikörperscreening wird erstmals nicht mit ICA durchgeführt, sondern mittels GAD- und IA2-Antikörpernachweis im Radioimmunoassay. Das kostenlose Screening der Seren von erstgradig Verwandten von Typ 1 Diabetikern wird am Diabetes-Forschungsinstitut (Ansprechpartner Dr. J. Seißler) und in der Abteilung für Endokrinologie der Universität Ulm (Ansprechpartner Prof. Dr. B. Böhm) durchgeführt.

Fazit. Außerhalb kontrollierter Studien sind Versuche zur Prävention des Typ I Diabetes nicht zu vertreten. Die Beteiligung an kontrollierten klinischen Studien ermöglicht die Entwicklung geeigneter Präventionsmethoden und kommt nach unserer Erfahrung dem Bedürfnis vieler Betroffener und deren Familien entgegen.

Therapieversuche außerhalb kontrollierter Studien sind nicht vertretbar

Fragen zur Erfolgskontrolle

1. In welchen Altersgruppen treten Typ 1 und Typ 2 Diabetes auf?

Der Diabetes mellitus Typ 1 tritt in jedem Alter auf. Die Häufigkeit an einem Diabetes mellitus Typ 2 zu erkranken steigt ungefähr ab dem 35. Lebensjahr kontinuierlich an.

2. Welche Ursachen können einer morgendlichen Hyperglykämie zugrunde liegen?

- kontinuierlicher Blutglukoseanstieg über Nacht
- nächtliche Unterzuckerung
- Dawn-Phänomen

3. Welche Hauptfaktoren müssen bei der Insulindosierung bedacht werden?

- aktuelle Blutglukose
- Kohlenhydratmengen
- Spritz-Eßabstand
- körperliche Aktivität

4. Welche Vorgehensweise empfiehlt sich zur Prävention des Typ 1 Diabetes?

Es gibt keine gesichert wirksame Vorgehensweise. Ein erhöhtes Diabetesrisiko kann durch den Nachweis von ICA erkannt werden. Außerhalb kontrollierter Studien sind Therapieversuche zur Prävention des Typ 1 Diabetes nicht zu vertreten.

Literatur

- Deutsche Diabetes-Gesellschaft (1994) Richtlinien der Deutschen Diabetes-Gesellschaft für Therapie- und Schulungseinrichtungen für Typ-1-Diabetiker. Diabetologie-Informationen 1994: 168-172
- Deutsche Diabetes-Gesellschaft (1996) Liste der Therapie- und Schulungseinrichtungen für Typ-1-Diabetiker, die diesen Richtlinien entsprechen. Diabetologie-Informationen 1996: 41-46
- Diabetes and Nutrition Group (DNSG) of the European Association for the Study of Diabetes (EASD) (1995) Ernährungsempfehlungen für Diabetiker 1995. Ernährungsumschau 42: 319-322
- European IDDM Policy Group (1993) Consensus Guidelines for the Management of Insulin-dependent (Type 1) Diabetes, Medicom Europe BV, Bussum, The Netherlands
- The Diabetes Control and Complication Trial Research Group (1993) The Effect of intensive treatment of diabetes on the development and progression of long-term complications in insulin-dependent diabetes mellitus. N Engl J Med 329: 977-986
- Work Group on Cow's Milk Protein and Diabetes Mellitus (1994) Infant feeding practices and their possible relationship to the etiology of Diabetes mellitus. Pediatrics 94: 752-754

Danksagung:
Für die kritische Durchsicht des Manuskripts und wertvollen Anregungen danken wir Herrn Prof. Dr. F. A. Gries (Klinische Abteilung, Diabetes-Forschungsinstitut, Düsseldorf), Herrn Dr. H.-D. Schwöbel (Evangelisches Krankenhaus, Düsseldorf) und Herrn Prof. Dr. W. Scherbaum (III. Medizinische Klinik, Universität Leipzig).

Internist (1996) 36:761–772 © Springer-Verlag 1996

Die Beiträge der Rubrik „Weiterbildung" sollen dem Stand des zur Facharztprüfung für den Internisten ohne Schwerpunktbezeichnung notwendigen Wissens entsprechen und zugleich dem niedergelassenen Facharzt als Repetitorium dienen. Die Rubrik beschränkt sich auf klinisch gesicherte Aussagen zum Thema.

Alkoholkrankheit aus psychiatrischer Sicht

Diagnostik, Neurobiologie, Pathophysiologie und klinische Manifestation*

Gerhard A. Wiesbeck, Jobst Böning
Psychiatrische Klinik und Poliklinik, Universität Würzburg, Klinische Suchtmedizin

Vom „Laster" zur „Krankheit"

▸ Alkoholismus = Krankheit im sozialrechtlichen Sinn

Die Krankenkasse zahlt, der Patient ist zur Mitwirkung verpflichtet

Die medizinische Auffassung, ▸ Alkoholismus als Krankheit im Sinne von „Trunksucht" zu werten, entstand bereits im 18. Jahrhundert. Die sozialrechtliche Anerkennung als Krankheit durch allgemeine Krankenkassen und Rentenversicherer erfolgte hingegen erst 1968 und entlastet seither die Betroffenen vom Vorwurf eines „Lasters" bzw. der moralischen Minderwertigkeit. Dies erfordert aber eine selbst zu verantwortende Mitwirkungspflicht bei der Einleitung therapeutischer Maßnahmen im Rahmen der ebenso gebotenen Fürsorgepflicht durch Versicherungsträger.

*„Es ist leider... ganz Deutschland mit Saufen geplagt. Wir predigen... und schreiben darüber, es hilft aber leider nicht viel."
Luther, 1541

Begriffsdefinition

Der definitorisch unscharfe Begriff „Alkoholismus" wird umgangssprachlich und laut Vorschlag der WHO (1977) für Mißbrauch und Abhängigkeit verwandt. Unter ▸ „Alkoholmißbrauch" versteht man ein Konsumverhalten, das zu körperlichen und/oder psychischen sowie sozialen Folgeschäden führt. Bei der immer auch verhaltensbiologisch gelernten ▸ „Alkoholabhängigkeit" unterscheidet man zwischen psychischer (= Sucht) und körperlicher Abhängigkeit. ▸ Körperliche Abhängigkeit manifestiert sich in Form von Toleranzerwerb und/oder Entzugssymptomen nach Homöostasestörungen neuroadaptiver Prozesse. Kennzeichen psychischer Abhängigkeit sind u.a. Kontrollverlust und „Weitertrinkenmüssen" trotz Manifestation schwerer alkoholtypischer Folgeprobleme.

▸ Mißbrauch versus Abhängigkeit

Mißbrauch definiert sich anhand bereits eingetretener schädlicher Folgen

▸ Körperliche Abhängigkeit: Toleranzerwerb und/oder Entzugssymptome

Die psychische Abhängigkeit ist die Sucht im eigentlichen Sinne

Krankheitsdefinition

▸ Definition des Mißbrauchs

Nach ICD-10 (1991) definieren sich ▸ Alkoholmißbrauch und -abhängigkeit wie folgt:

• Alkoholmißbrauch („schädlicher Gebrauch")

„Ein Konsumverhalten, das zu einer Gesundheitsschädigung führt ... Die Diagnose erfordert eine tatsächliche Schädigung der psychischen oder physischen Gesundheit des Konsumenten ... Eine akute Intoxikation oder ein 'Kater' (hangover) beweisen allein noch nicht den 'Gesundheitsschaden'."

Dr. med. Gerhard A. Wiesbeck, Psychiatrische Klinik und Poliklinik der Universität, Klinische Suchtmedizin, Füchsleinstraße 15, 97080 Würzburg

• Alkoholabhängigkeit

Für diese Diagnose müssen mindestens drei der in Tabelle 1 genannten acht Kriterien während des letzten Jahres bestanden haben. Wichtig ist, daß Trinkmenge und Trinkfrequenz für die Diagnosestellung nicht entscheidend sind.

Trinkmenge und -häufigkeit sind nicht entscheidend

Tabelle 1:
Diagnosekriterien des Alkoholabhängigkeitssyndroms nach ICD-10 (gekürzt)

1.	Ein starker Wunsch oder eine Art Zwang, Alkohol zu konsumieren.
2.	Verminderte Kontrollfähigkeit bezüglich des Beginns, der Beendigung und der Menge des Alkoholkonsums.
3.	Alkoholgebrauch, mit dem Ziel, Entzugssymptome zu mildern, und der entsprechenden positiven Erfahrung.
4.	Ein körperliches Entzugssyndrom.
5.	Nachweis einer Toleranz. Um die ursprünglich durch niedrige Dosen erreichten Wirkungen des Alkohols hervorzurufen, sind zunehmend höhere Dosen erforderlich.
6.	Ein eingeengtes Verhaltensmuster im Umgang mit Alkohol wie z.B. die Tendenz, Alkohol an Werktagen wie an Wochenenden zu trinken und die Regeln eines gesellschaftlichen üblichen Trinkverhaltens außer acht zu lassen.
7.	Fortschreitende Vernachlässigung anderer Vergnügen oder Interessen zugunsten des Alkoholkonsums.
8.	Anhaltender Alkoholkonsum trotz Nachweises eindeutiger schädlicher Folgen. Die schädlichen Folgen können körperlicher, psychischer oder sozialer Art sein.

Diagnostik

Erhebungsinstrumente

▸ Der Münchner Alkoholismus Test (MALT)

▸ CAGE

Das im deutschen Sprachraum bekannteste Instrument ist der ▸ Münchner Alkoholismus Test (MALT) von Feuerlein, mit dem ca. 90% aller Alkoholkranken valide diagnostiziert werden können. Von bestechender Einfachheit und dennoch erstaunlicher Validität ist der sog. ▸ CAGE-Test. Er besteht aus nur vier Fragen, die das schnelle und unauffällige Screening am Krankenbett erlauben.

Mit dem MALT und CAGE lassen sich ca. 90% der Alkoholkranken valide diagnostizieren

Cut Down:	Haben Sie (erfolglos) versucht, Ihren Alkoholkonsum zu reduzieren?
Annoyed:	Haben Sie sich geärgert, weil Ihr Trinkverhalten von anderen kritisiert wurde?
Guilty:	Haben Sie Schuldgefühle wegen Ihres Trinkens?
Eye Opener:	Haben Sie Alkohol benutzt, um morgens „in Gang" zu kommen?

Begründeter Alkoholismusverdacht besteht bereits, wenn zwei dieser Fragen positiv beantwortet werden. Kommen die alkoholtoxisch empfindlichsten hepatologischen und haematologischen „diagnostischen" Indikatoren (pathologischer Gamma-GT-Ausfall, erhöhtes mittleres korpuskuläres Erythrozytenvolumen (MCV) und die unter

„Diagnostische" Intoxikationsmarker

▸ **Intoxikations-(State)Marker**

chronischem Alkoholkonsum vermehrt gebildete Transferrin-Variante („Carbohydrate-Deficient-Transferrin": CDT)) hinzu, so sind diese alkoholtypischen ▸ "Intoxikationsmarker" richtungsweisend. Obwohl die Sensitivität (89%) und die Spezifität (96%) von CDT anderen Laborparametern gegenüber überlegen ist, fällt das CDT nach einem Rückfall bei zwischenzeitlicher Abstinenz nur dann pathologisch aus, wenn erneut täglich 50-80 g Alkohol über mindestens 1 Woche getrunken werden (Schmidt et al 1993).

Klinische Typologien

Der derzeitige Erkenntnisstand krankhaft-süchtigen Trinkverhaltens bestätigt die in sich widerspruchsfreie Hypothese vom komplementären Bedingungsgefüge psychischer, somatobiologischer und sozialer Teilaspekte bei der Entstehung und Aufrechterhaltung der Alkoholabhängigkeit. Dabei handelt es sich aber um keine nosologische Entität, sondern lediglich um eine gemeinsame pathophysiologische (neurobiologische) Endstrecke multifaktorieller Entstehungsbedingungen.

▸ **Die Typologie Jellineks**

Der bekannteste „Typisierungs"-Versuch des Syndroms „Alkoholismus" geht auf den Allgemeinarzt Jellinek in den 60er Jahren zurück. Dessen ▸ klinische Typologie spiegelt zwar viele richtige Beobachtungen wider, hat heute aber nur begrenzte wissenschaftliche Bedeutung. Da sie jedoch noch immer sehr populär ist und besonders von „geschulten" alkoholabhängigen Patienten und Selbsthilfegruppen benutzt wird, sollte auch der Arzt damit vertraut sein:

- Alpha-Trinker: „Konflikt- und Erleichterungstrinker", benutzt Alkohol in nicht abhängiger Weise zur seelischen Entkoppelung von Konflikt- und Alltagsstreß (Unlustvermeidung)
- Beta-Trinker: „Gelegenheitstrinker", konsumiert Alkohol ebenfalls in nicht abhängiger Weise aus sozialen Gründen (bei Feiern, im Verein, unter Kollegen)
- Gamma-Trinker: „Süchtiger Trinker", trinkt aus einem „inneren Zwang" (pathologisches Alkoholverlangen = ▸„Craving") heraus mit Kontrollverlust und nur kurzfristiger Abstinenzfähigkeit (primär psychisch und fakultativ körperlich abhängig).
- Delta-Trinker: „Spiegeltrinker", trinkt kontinuierlich und in der Regel ohne Kontrollverlust bei langer sozialer Angepaßtheit. Die Fähigkeit zu auch nur kurzfristiger Abstinenz ist wegen drohender Entzugserscheinungen jedoch verloren gegangen (primär körperlich und erst sekundär psychisch abhängig).
- Epsilon-Trinker: „Quartalssäufer", periodische schwerste Trinkexzesse wechseln mit Phasen monatelanger Abstinenz. Zugrunde liegen häufig nicht erkannte endorhythmische Stimmungs- und Antriebsschwankungen mit Störungen der Impulskontrolle (z.B. larvierte „Zyklothymien").

▸ **Craving**

Wichtig ist, daß im Zuge komplexer verhaltensbiologischer Konditionierungsphänomene sowohl Alpha- und Beta-Trinker als auch Delta- und Epsilon-Trinker zur Kerngruppe der süchtigen Gamma-Trinker werden können.

Gamma-Trinker stellen die süchtige Kerngruppe dar

▸ **Primärer vs. sekundärer Alkoholismus nach Schuckit**

Wissenschaftlich relevantere Einteilungsversuche sind die in primären und sekundären Alkoholismus (Schuckit 1995). Beim ▸ „primären Alkoholismus" sind in der Vorgeschichte keinerlei psychische Störungen bekannt, die vor dem Alkoholmißbrauch begonnen haben. Nach dieser Definition werden Alkoholabhängige mit vorauslaufenden und gleichzeitig vorhandenen komorbiden Störungen (Depressionen, Angst- und Panikerkrankungen, antisoziale Persönlichkeiten) klinisch und wissenschaftlich von primären Alkoholabhängigen streng unterschieden, was enorme prognostische und differentialtherapeutische Bedeutung hat.

▸ **Typ I-/Typ II-Alkoholiker nach Cloninger**

Cloninger (Arch Gen Psychiatry 38: 861-868, 1981) differenziert in seinem Nosologie-übergreifenden psychobiologischen Persönlichkeitsmodell den häufig vorkommenden ▸ Typ I-Alkoholiker („milieu-limited") von dem seltener vorkommenden Typ II-Alkoholiker („male-limited". Beim selteneren Typ II (ca. 10 %) dürfte es sich überwiegend um impulskontrollgestörte junge Männer mit hoher genetischer Determination (ca. 88%) im Sinne einer Hochrisiko-Population handeln. Hier scheinen Defizite der serotonergen Neurotransmission mit einer Persönlichkeitsdimension mangelnder Kontrolle auto- und fremdaggressiver Impulse infolge geringer Problemvermeidung und erhöhten Stimulierungsbedürfnisses in Zusammenhang zu stehen (Tabelle 2).

Typ II-Alkoholiker sind in der Regel junge, impulskontrollgestörte Männer

Tabelle 2:
Psychobiologisches Persönlichkeitsmodell („Temperament und Charakter") nach Cloninger et al. 1993

	Temperaments-Dimensionen	
perceptual learning	novelty seeking harm avoidance reward dependence persistence	genetisch (über 50%)
	Charakter-Dimensionen	
conceptual learning	self-directedness cooperativeness self-transcendence	entwicklungs-bedingt erworben

Neurobiologische Grundlagen

▸ **„Reward"-System**

Das die menschliche Wohlbefindlichkeit bewertende ▸ „Belohnungs-(Reward-)system" im Gehirn steht heute im Mittelpunkt empirischer Suchtforschung. Es dient auch als Erklärungsmodell für die Entstehung und spätere Eigendynamik der Alkoholabhängigkeit. Dieses fundamentale Funktionssystem zur Regulierung von Stimmung, Antrieb und komplexem Verhalten hat experimentell belegte Konsequenzen für elementare Funktionen wie Störung der Nahrungs- und Flüssigkeitsaufnahme, Sinneswahrnehmung, Emotionen, intellektuelle Bewertungen und Gedächtnis- und Lernprozesse. Man ist sich heute darüber einig, daß die komplementär verschalteten, neuronalen Wege innerhalb des Belohnungssystems und die in ihnen erzielbaren Wirkungen das Potential zu Mißbrauch und Entwicklung süchtiger Verhaltensautonomie bestimmen.

„Wohlbefinden" ist gekoppelt an funktionell-anatomische Strukturen

Das „Reward"-System ist Ort substanzvermittelter Suchtwirkung

▸ **Reinforcement**

Insgesamt handelt es sich bei der zentralnervösen Alkoholwirkung um eine „konzertierte" Aktion verschiedener Neurotransmitter- bzw. Neuropeptid-Systeme. Dabei dürfte endorphinergen und dopaminergen Mechanismen die dominierende Bedeutung bei der Vermittlung alkoholinduzierter Verstärker (▸ Reinforcement-)Prozesse zukommen. Bedenkt man darüberhinaus, welche wichtige Rolle Lust/Unlust-besetzte Vorgänge im Zusammenhang mit motivationalen und lernpsychologischen Faktoren spielen, so findet sich in der synergistischen Funktion des Belohnungssystems (direkt positive Verstärkung durch „Euphorie-erzeugende" Wirkungen, indirekt negative Verstärkung durch „Vermeidungslernen") ein verhaltensbiologisches Bindeglied zwischen neurobiologischem Verständnis und verhaltenspsychologischer Auffassung von Alkoholabhängigkeit.

Klinische Genetik

Unter den multifaktoriellen Entstehungsbedingungen der Alkoholabhängigkeit spielen genetische gegenüber Umweltfaktoren eine zwar nachgeordnete, aber gesicherte Rolle (21-44%). Alkoholabhängigkeit tritt familiär gehäuft auf. Daß es sich dabei tatsächlich um eine teilgenetisch belastete Erkrankung handelt, wurde eindrucksvoll durch Familien-, Zwillings- und Adoptionsstudien belegt. Danach wird das Alkoholismusrisiko von Kindern eines alkoholabhängigen Elternteils gegenüber einer familiär unbelasteten Vergleichsgruppe als um das 3-5fache erhöht angesehen. Von aktuellem Interesse ist die Frage nach den verhaltensbiologischen Korrelaten dieser genetischen Vulnerabilität. Molekulargenetische Befunde legen im Kopplungsgleichgewicht liegende Polymorphismus-Varianten im kodierten Bereich bestimmter Dopaminrezeptoren nahe, die an der Disposition zur Alkoholkrankheit beteiligt zu sein scheinen.

Kinder eines alkoholabhängigen Elternteils haben ein 3–5fach erhöhtes Alkoholismusrisiko

Psychobiologische Persönlichkeitsdimensionen

▸ **Alkoholismus und Persönlichkeit**

Trotz einleuchtender tiefenpsychologischer Deutungsversuche haben weder psychoanalytische Arbeiten, noch Untersuchungen der empirischen Persönlichkeitsforschung die Frage nach der ▸ „Spezifität" der Persönlichkeit suchtgefährdeter Menschen bisher beantworten können. Hinsichtlich der (suchtstoff-unabhängigen) Disposition zum Suchtverhalten kommt man nur weiter, wenn man auch mit potentiell „suchtrelevanten" Persönlichkeitsdimensionen (z.B. „impulsive sensation seeking", „novelty-seeking") arbeitet (Wiesbeck und Böning 1996). Die als genetisch unabhängig voneinander postulierten Dimensionen der Persönlichkeit (vgl. Tab. 2) sollen vorhersehbare Muster der Interaktionen bezüglich ihrer Anpassungsantwort auf ungewohnte aversive und appetenzanregende Reize für die Funktionssystem im Gehirn sein, welche Aktivierung, Hemmung und Beibehaltung von Verhaltensantworten regulieren.

▸ **„novelty seeking",**
▸ **„sensation seeking"**

Als systematische Erfassungsmethode für die klinische Deskription und Klassifikation von psychobiologischen Persönlichkeitsdimensionen wurde von Cloninger (1993) wie von Zuckerman (1994) postuliert, daß sowohl das ▸ „Novelty-seeking" (Neugierde und Experimentierfreude) als auch das „impulsive ▸ sensation seeking" (dranghafter „Sensationshunger") vom dopaminergen Aktivitätszustand im mesolimbischen Belohnungssystem abhängen.

Jüngst erhobene eigene Ergebnisse an mehrwöchig entgifteten, chronischen Alkoholabhängigen stützen die Hypothese einer gemeinsamen Schnittstelle zwischen primärer Alkoholabhängigkeit, „suchtrelevanten" Persönlichkeitsmerkmalen (Subdimension „impulsiveness reflection" des „novelty seeking"; Subdimension „boredom susceptibility" des „sensation seeking") und indirekten Dopaminaktivitäts-Parametern (Wiesbeck und Böning 1996). Hierfür sprechen auch die jüngst publizierten molekulargenetischen Befunde, bei denen unabhängig von dem Alkoholismusrisiko die (teil)genetisch determinierte Persönlichkeitsdimension „novelty seeking" mit einem Dopamin-D4-Rezeptorgendefekt assoziiert gefunden wurde. Auch der von Cloninger postulierte Typ-II Alkoholiker ist durch eine erhöhte Impulsivität charakterisiert. Die Betroffenen zeichnen sich vor allem durch hohes „novelty seeking" und erniedrigtes „harm avoidance" (Mißerfolgs-/ Problem-Vermeidungsverhalten) aus.

Bestimmte Konstellationen psychobiologischer Persönlichkeitsmerkmale als potentieller Risikofaktor

Pathophysiologische Mechanismen der Alkoholabhängigkeit

Gehirnzellen mit ihrem empfindlichen Metabolismus reagieren besonders sensitiv auf Alkohol und seine Stoffwechselprodukte. So wird durch die chronische Einwirkung von Alkohol unter anderem die Funktion des GABA-A-Rezeptors, des Glutamat NMDA-Subrezeptors und der Serotonin-Rezeptoren derartig beeinflußt, daß es zu einer veränderten Signaltransduktion kommt.

Glutamaterges System

Die wichtigste exzitatorische Aminosäure Glutamat entfaltet ihre Wirkung u.a. über den NMDA-Subrezeptor. Alkohol hemmt die Funktion dieses Rezeptors im Sinne eines nicht-kompetitiven Antagonismus. Gegenregulatorisch kommt es bei chronischem Alkoholkonsum jedoch zu einer „up"-Regulation des NMDA-Rezeptors und damit zu einer neurotoxischen Exzitation beim plötzlichen Sistieren der Alkoholzufuhr. Die alkoholinduzierte Veränderung der glutamatergen Neurotransmission nimmt damit eine Schlüsselrolle in der Pathophysiologie der chronischen Intoxikation und der Alkoholentzugssymtomatik ein. Die kompensatorische Heraufregulation des NMDA-Rezeptors findet vor allem im Hippocampus statt, welcher mit Gedächtnisspeicherung in Zusammenhang gebracht wird und dessen Neurone sich durch eine besonders niedrige Reizschwelle für epileptische Entladungen auszeichnen (Lit. Tsai et al. 1995).

Chronischer Alkoholkonsum wirkt glutamaterg exzitotoxisch für Nervenzellen

Längerfristig erregungsverstärkte Funktionen („long-term-potentation") werden mit Lern- und Konditionierungsmechanismen verbunden. Dabei besteht eine enge Koppelung des „Reward"-Systems samt seiner glutamatergen Neuronen des Hippocampus mit einem auch molekular fixierten „Suchtgedächtnis" (Böning 1994, Sucht: 4: 244-252). Die genannten Mechanismen können klinisch-psychopathologische Phänomene im abrupten und protrahierten Entzug (frühes ▸ „physical craving", Entzugsanfälle, Angstattacken, emotionale Instabilität) und nach repetetiven Entzugsreizen („kindling") erklären. Auch das gedächtnismäßig gespeicherten ▸ „symbolic craving" und die kognitiven Einbußen als glutamaterg vermittelte, neurotoxische Spätfolgen sind pathogenetisch gut zu deuten.

NMDA-glutamaterge Mechanismen sind an der Entstehung eines „Suchtgedächtnisses" beteiligt

▸ Physical craving

▸ Symbolic craving

GABA-erges System

Alkohol erhöht die Affinität der inhibitorischen Gamma-Aminobuttersäure (GABA) zum GABA-A-Rezeptor, was unter anderem für die sedierenden Effekte der akuten Alkoholwirkung verantwortlich ist. Bei chronischem Alkoholkonsum kommt es jedoch gegenregulatorisch zu einer verminderten Empfindlichkeit des GABA-A-Rezeptors gegenüber GABA. Beim plötzlichen Sistieren der Alkoholzufuhr ist die GABA-vermittelte Inhibition nicht mehr ausreichend, es kommt zur neurotoxischen Exzitation und zum Auftreten einer ausgeprägten Angstsymptomatik.

Alkohol verstärkt die GABA-vermittelte Inhibition

Bei Alkoholkranken wurde eine verminderte Ansprechbarkeit des GABA-Benzodiazepinrezeptors im Bereich des okzipitalen Kortex, Thalamus und Zerebellums beschrieben. Da einige dieser neuronalen Funktionskreise in die Steuerung (Initiierung, Terminierung) von Verhalten eingeschaltet sind, wird dieses verminderte Ansprechen der GABA-assoziierten inhibitorischen Neurotransmission in Verbindung mit NMDA-assoziierten, glutamatergen Mechanismen und mit Kontrollverlust und zwanghaftem Alkoholverlangen auf Verhaltensebene in Verbindung gebracht (Rommelspacher et al. 1991).

Serotonerges System

▸ **5-Hydroxy-Indolessigsäure (5-HIAA)**

Unter akuter Alkoholwirkung wird das mit der Nahrung zugeführten Tryptophan vermehrt in Serotonin umgewandelt und danach zu ▸ 5-Hydroxy-Indolessigsäure (5-HIAA) abgebaut. Umgekehrt lassen erniedrigte 5-HIAA-Liquorspiegel bei Alkoholabhängigen den Schluß zu, daß es nach chronischem Alkoholkonsum zu einer Verminderung der serotonergen Signalübertragung kommt. Die funktionelle Bedeutung von verschiedenen postsynaptischen Serotonin-Rezeptoren steht für eine Reihe serotonerg modulierter Verhaltens- und Befindlichkeitsmuster bei Mensch und Tier.

Aus der Physiologie und Verhaltensbiologie sind folgende zentrale serotonerge Mechanismen zu berücksichtigen:
- Abschwächung von Belohnungs- und Befriedigungsmechanismen
- Sollwertkontrolle des Sättigungsempfindens (Kohlehydrate)
- Impulskontrolle
- Modulation von Stimmung und Angst
- Antinociception
- Beeinflussung anderer Neurotransmittersysteme

Dopaminerges System

Alle Substanzen mit Abhängigkeitspotential aktivieren die dopaminergen Zellverbände des mesolimbisch-mesokortikalen Belohnungs-Systems. Auch Alkohol ist in der Lage, dieses System direkt (und über endorphinerge Mechanismen indirekt) zu beeinflussen. In niedriger Dosierung steigert Alkohol dosisabhängig die Feuerungsrate dopaminerger Neurone, die vom ventralen Tegmentum zum Nucleus accumbens, der wichtigsten „Schaltzentrale" des „Reward"-Systems projizieren. Diese vorwiegend dopaminerg vermittelten Belohungsmechanismen sind jedoch in enger Funktionsgemeinschaft mit anderen Neurotransmittersystemen (Endorphine, Serotonin) verschaltet.

Der Ncl. accumbens als dopaminerge „Schaltzentrale" des „Reward"-Systems

Endorphinerges System

Körpereigene Opioide sind bei der Vermittlung alkoholinduzierter Belohnungseffekte mitbeteiligt. Interessanterweise findet man die höchste Konzentration an Opiatrezeptoren in den anatomischen Strukturen des „Reward"-Systems (z.B. im Nucleus accumbens). Die Aufdeckung einander entgegengesetzt wirkender opioiderger Mechanismen (Förderung = Belohnung durch my- und Delta-Rezeptoren; Hemmung = Aversion durch Kappa-Rezeptoren) bestätigt die Hypothese, der zufolge eine ausgewogene (neutrale) Motivationslage („Stimmung") auf einem Gleichgewicht beider Systeme beruht (Herz 1995, Nervenarzt 66: 3-14). Speziell Beta-Endorphin$_{1-32}$ gilt als ausgesprochener „Belohnungsmodulator" und ist ganz allgemein an der Feinabstimmung der Motivationslage beteiligt. Es hat zusätzlich eine anxiolytische, „antidepressive" und streßabbauende Wirkung und wirkt auch verstärkend für Lern- und Gedächtnisprozesse sowie für das Triebverhalten.

Psychische Alkoholwirkung wird durch das endorphinerge System vermittelt

Experimentelle Studien lassen auf drei Möglichkeiten der Einflußnahme von Alkohol auf opioiderge Interaktionen schließen:
- Alkohol ist in der Lage, die Freisetzung körpereigener Opioide (ß-Endorphin, Enkephalin) zu stimulieren,
- Alkohol erhöht die Sensitivität körpereigener Opiatrezeptoren für deren endogene Liganden und
- Acetaldehyd, das erste Stoffwechselprodukt im Alkoholabbau, kondensiert mit Dopamin und Serotonin im ZNS zu verschiedenen „Alkoholkondensationsprodukten" (Salsolinol, Harman und Norhar-

man), die Alkoholcharakter haben und denen eine Bedeutung bei der Aufrechterhaltung von pathologischem Trinkverhalten zugesprochen wird (Rommelspacher et al. 1991). Durch die kompetitive Hemmung der unspezifischen Aldehyddehydrogenase kondensiert ZNS-Dopamin außerdem vermehrt mit seinem eigenen ersten Stoffwechselprodukt zu Tetrahydropapaverolin (THP), einer Vorstufe von Morphin!

Noradrenerges System

Mitbeteiligung des noradrenergen Systems beim Alkohol-Entzugssyndrom

Die Neuronenverbände des adrenergen Systems, werden mit körperlicher Toleranzentwicklung in Verbindung gebracht. Die vegetative Symptomatik des akuten Alkoholentzugssyndroms („Noradrenalinsturm") rührt von einer Enthemmung dieser Neurone nach plötzlichem Wegfall der Alkoholzufuhr her. Eine erhöhte Konzentration des Noradrenalinabbau-Metaboliten im Liquor deliranter Patienten konnte nachgewiesen werden. Dieser Befund spricht ebenso für die These der noradrenergen Exzitation wie das gute therapeutische Ansprechen der akuten Entzugssymptomatik auf eine Hemmung noradrenerger Neurone mit dem zentralen a_2-Sympathomimetikum Clonidin.

Verlauf der Alkoholabhängigkeit

Die Alkoholabhängigkeit verläuft in nicht scharf von einander abgrenzbaren Entwicklungsphasen

Der Weg in die Abhängigkeit stellt in aller Regel einen chronischen Verlauf dar, der sich in vier mehr oder minder typischen Phasen unterteilen läßt. Realiter lassen sich diese ebenfalls von Jellinek herausgearbeiteten Stadien aber nicht immer trennscharf voneinander unterscheiden (Feuerlein 1989):

▸ Präalkoholische Phase

• Die ▸ präalkoholische Phase: Der Alkohol wird zunehmend zur Befindlichkeitsmanipulation eingesetzt. Es geht nicht mehr um den Genuß, sondern um die emotionale Entkoppelung in Streß- und Belastungssituationen.

▸ Prodromalphase

• Die ▸ Prodromalphase: heimliches Trinken und Anlegen von versteckten Alkoholdepots, Trinken mit schlechtem Gewissen; gieriges Trinken und häufiges Denkenmüssen an Alkohol als erste Zeichen der psychischen Abhängigkeit.

▸ Kritische Phase

• Die ▸ kritische Phase: Zunehmende psychische Abhängigkeit mit Kontrollverlust, Einengung und Zentrierung der Interessen auf den Alkoholkonsum, Zurechtlegung von Trinksystemen und ersten körperlichen (z.B. Hepatopathie, Entzugssyndrom, Delir) und sozialen Folgeschäden (z.B. Führer-scheinverlust, Schwierigkeiten mit Partnern und am Arbeitsplatz).

▸ Chronische Phase

• Die ▸ chronische Phase: Tagelange Räusche, Nachlassen der Alkoholtoleranz, schwere alkoholtypische körperliche (z. B. Leberschaden, Krampfanfälle), psychische (z. B. Alkoholhalluzinose, „Alkoholepilepsie") und soziale (z.B. Arbeitsplatzverlust, Scheidung) Folgeschäden, Verelendung, Tod.

▸ Seltene Spontanremissionen

Alkoholsucht als „protrahierter Suizid"

Es gibt ▸ Spontanremissionen, die auf ca. 5% geschätzt werden. Unbehandelt nimmt die Krankheit jedoch einen chronisch progredienten Verlauf („Selbstmord auf Raten" bzw. „protrahierter Suizid"). Die Lebenserwartung von Alkoholkranken ist gegenüber Gesunden um durchschnittlich 15 Jahre verringert. Ebenso ist die durchschnittliche krankheitsbedingte Frühberentung um 12-15 Jahre vorverlegt. Eine der häufigsten Todesursachen von Alkoholkranken ist der Suizid; schätzungsweise 14% aller Abhängigen sterben von eigener Hand.

Psychiatrische Folgeerkrankungen (Tab. 3)

Die wichtigsten (neuro-)psychiatrischen Folgen exzessiven chronischen Alkoholkonsums sind in Tabelle 3 aufgeführt, wobei hier nur die wichtigsten Syndrome besprochen werden (detaillierte Darstellung bei Böning und Holzbach 1987, Feuerlein 1989, Soyka 1995).

Tabelle 3:
Neuropsychiatrische Folgeerkrankungen bei Alkoholismus

Häufig:	Alkoholintoxikation (Rausch) *Alkoholentzugssyndrom* *Delirium tremens alcoholicum* Alkoholische Polyneuropathie Epileptische Anfälle Atrophische Hirnveränderungen (speziell Kleinhirnoberwurm)
Gelegentlich:	*Alkoholhalluzinose* *Wernicke-Korsakow-Syndrom*
Selten:	*Alkoholischer Dämmerzustand* *Alkoholischer Eifersuchtswahn* Marchiafava-Bignami-Syndrom Zentrale pontine Myelinolyse Tabak-Alkohol-Amblyopie Pellagra

Die kursiv gedruckten Krankheitsbilder werden im Text näher beschrieben

Alkoholischer Dämmerzustand („pathologischer Rausch")

▸ **Einfacher Rausch**

▸ **Atypischer Verlauf**

Der typische, ▸ unkomplizierte Rausch ist durch die neuropsychiatrische Trias Verhaltens-, Bewußtseins- und Koordinationsstörung charakterisiert mit je nach Schweregrad exzitativer, hypnotischer oder gar komatöser Prägung. Dagegen handelt es sich beim alkoholischen Dämmerzustand um einen komplizierten, ▸ atypischen Verlauf mit psychotischen und nichtpsychotischen Phänomenen, der klassifikatorisch den akuten exogenen Reaktionstyp nach Bonhoeffer zuzuordnen ist. Entsprechend fakultativ ist die psychopathologische Ausgestaltung (z.B. paranoid, halluzinatorisch, maniform-erregt, stuporös). Klinisches Leitsymptom ist die Verhaltensstörung mit persönlichkeitsfremden, meist erregt-aggressiven Handlungsanteilen, die abrupt einsetzen, aber rasch abklingen. Nicht immer besteht der in der älteren Literatur als charakteristisch beschriebene Kontrast zwischen der Schwere der Symptomatik und der verursachenden geringen Alkoholmenge. Alkoholische Dämmerzustände münden meist in einen Terminalschlaf und hinterlassen eine mnestische Lücke.

Dämmerzustände gehören zu den akuten exogenen Reaktionstypen

Alkoholentzugssyndrom

Dieser Symptomenkomplex besteht aus vorwiegend körperlichen und vegetativen Störungen, die im Zusammenhang mit dem Absetzen oder drastischem Reduzieren des Alkohols nach vorausgegangenem langdauernden Konsums in hoher Dosierung stehen. Hauptmerkmale sind ein grobschlägiger Tremor der ausgestreckten Hände, aber auch der Zunge und Augenlider in Verbindung mit Zeichen der vegetativen Hyperaktivität (erhöhter Blutdruck, Tachykardie, profuses Schwitzen). Illusionäre Verkennungen und flüchtige Halluzinationen können passager vornehmlich in den Abendstunden oder nachts vorkommen. Die Stimmung ist häufig subdepressiv gedrückt, ängstlich und mitunter reizbar. Der Schlaf ist unruhig, häufig klagen

Die vegetative Symptomatik charakterisiert das unkomplizierte Entzugssyndrom

die Patienten über „schlechte Träume". Kopfschmerzen, Übelkeit, Erbrechen und allgemeines Krankheitsgefühl; vegetative Temperaturen können hinzukommen. Das Syndrom dauert wenige Tage bis maximal eine Woche und bedarf in der Mehrzahl keiner medikamentösen Intervention. Inzwischen nicht mehr umstritten ist die Existenz des sog. ▸ „protrahierten Alkoholentzugssyndroms", dessen Symptome vornehmlich im Stimmungs- und Antriebsbereich und der Schlaf/Wach-Regulation noch nach Wochen und Monaten intermittierend auftreten können.

▸ Protrahiertes Entzugssyndrom

Delirium tremens alcoholicum

Das Alkoholentzugsdelir ist gekennzeichnet durch eine qualitative, meist traumartig eingeengte Bewußtseinsstörung, durch Störungen der Selbstreflexion und Kognition, der Psychomotorik, des Schlaf-Wach-Rhythmus und des Affekts (Tabelle 4). Charakteristisch ist die fluktuierende Aufmerksamkeit, die es dem deliranten Patienten unmöglich macht, seine Konzentration zu fokussieren und einen kohärenten Gedankengang aufrecht zu erhalten. Stattdessen wird er infolge einer syndromspezifischen Suggestibilität durch nebensächliche Umgebungsreize ständig abgelenkt. Dies äußert sich als partielle (zunächst zeitliche, später örtliche) Desorientierung bzw. biographische Falschorientiertheit und als Beeinträchtigung mnestischer Funktionen. Abgesehen vom „besonnenen" Delir erklärt dies auch die spätere Amnesie.

Fluktuierende Aufmerksamkeit und starke Suggestibilität sind charakteristisch

Tabelle 4
Die Symptome des Delirium tremens alcoholicum

psychisch:	(Falsch-) Desorientiertheit (bes. örtlich, zeitlich, biographisch-situativ) Psychomotorische Unruhe („Nesteln") Szenisch-optische Mikrohalluzinationen („Schneegestöber") Suggestibilität Schreckhaftigkeit Illusionäre Verkennungen Labiler Affekt (ängstlich-dysphorisch/euphorisch) Erhöhte Ablenkbarkeit Paranoide Ideen
körperlich/vegetativ:	Tachykardie Blutdruckkrisen Profuses Schwitzen Fieber (subfebril) Tremor (Hände, Zunge, Augenlider) Schlafstörungen Übelkeit Erbrechen

Sowohl beim Alkoholentzugssyndrom als auch beim Delir können große epileptische Anfälle einleitend hinzukommen (30-40%). Da das Entzugsdelir als „Rebound-Psychose" nach gestörter zentralnervöser Homöostase aufzufassen ist, erfolgt mehrheitlich eine restitutio ad integrum. Bei wiederholten Delirien und vorauslaufenden psychoorganischen Symptomen im Rahmen der chronischen Intoxikation ist fließender Übergang in ein ▸ (subchronisches) amnestisch-konfabulatorisches Syndrom oder einen dementiellen Restzustand möglich.

Krampfanfälle sind häufig und stehen meist am Beginn

▸ amnestisch-konfabulatorisches Syndrom

Alkoholhalluzinose

Sie beginnt überwiegend akut oder schleichend aus der Trink- oder Reduktionsphase. Im Gegensatz zu Delir und Dämmerzustand besteht keine Beeinträchtigung der Bewußtseinslage und es fehlt in der Regel die körperlich-vegetative Symptomatik. Die Halluzinationen sind typischerweise akustischer Art („Wißbegleiter" von ehrkränkendem und beschimpfendem Charakter) eventuell mit sekundär wahnhaft-paranoider Verarbeitung. Alkoholhalluzinosen dauern Wochen bis Monate und haben, Abstinenz vorausgesetzt, mehrheitlich eine gute Prognose. Bei Wiederbeginn des Trinkens besteht hohe Rezidivgefahr. In seltenen Fällen wird trotz Abstinenz Progression zu einer chronischen paranoid-halluzinatorischen Psychose (Differentialdiagnose paranoid halluzinatorische Schizophrenie) sowie dementieller Entwicklung beobachtet.

Bei der Alkoholhalluzinose bleibt die Bewußtseinslage ungetrübt; die wichtigste Differentialdiagnose besteht in der paranoid halluzinatorischen Schizophrenie

Alkoholischer Eifersuchtswahn

▸ Eifersuchtswahn

Der ▸ alkoholische Eifersuchtwahn ist ein äußerst seltenes Krankheitsbild, das vorwiegend Männer nach jahrelangem übersteigertem Alkoholkonsum befällt. Es beginnt schleichend, konkretisiert sich über lange Zeit im Verborgenen, bis es dann gegenüber dem ahnungslosen Intimpartner mit unerschütterlicher subjektiver Gewißheit offenbart wird. Die Symptomatik ist gekennzeichnet durch groteske Vorwürfe sexueller Ausschweifungen mit wahllosen Partnern. Die Prognose ist (mit und ohne neuroleptische Behandlung) schlecht und stützt die Annahme einer nur unter Alkohol induzierten Wahnentwicklung.

Alkoholischer Eifersuchtswahn: Selten, schlechte Prognose, befällt bevorzugt Männer

Wernicke-Korsakow-Syndromverband

Ob beide Syndrome ätiopathogenetisch zusammenhängen oder als getrennte nosologische Entitäten aufzufassen sind, die nur relativ häufig beim gleichen Patienten vorkommen, ist bis heute nicht geklärt. Da aber die pathologisch-anatomischen Veränderungen in den akuten Stadien der Wernicke-Enzephalopathie die gleichen sind wie im chronischen Zustand des Korsakow-Syndroms, wird heute überwiegend vom Wernicke-Korsakow-Syndrom gesprochen.

Amnestisch-konfabulatorisches Syndrom (Korsakow-Syndrom)

▸ Korsakow-Syndrom

Leitsymptome des ▸ Korsakow-Syndroms sind Suggestibilität infolge einer biographischen Falschorientiertheit und mehr oder minder starke Beeinträchtigungen mnestischer Funktionen. Als Folge davon bestehen syndromtypische Konfabulationen, d.h. die Neigung, den nicht erfaßten Gesprächsinhalt durch Spontan- und Verlegenheits"lügen" produktiv zu gestalten. Wie im Delir fehlt den meisten Betroffenen die Einsicht für ihre Störung. Ist sie in seltenen Fällen einmal vorhanden, sind die Patienten darüber nur wenig bekümmert. Typisch ist die emotionale Verflachung bei freundlicher Fassade („Galgenhumor").

Korsakow-Syndrom: Gestörte Merkfähigkeit und Konfabulationsneigung sind charakteristisch

In der Regel setzt das amnestisch-konfabulatorische Syndrom nach einem Alkoholentzug oder Delir ein, gelegentlich aber auch als klinische Erstmanifestation. In der Mehrzahl der Fälle besteht zusätzlich eine Polyneuropathie (Korsakow selbst sprach von „polyneuritischer Psychose"). Differentialdiagnostisch ist an das komplizierte Delir und an ein durch Alkohol bedingtes amnestisches organisches Psychosyndrom bzw. an dementielle Entwicklungen zu denken.

Wernicke-Enzephalopathie

▸ **Polyoencephalitis haemorrhagica superior**

Das klinische Bild der Wernicke'schen ▸ „Polioencephalitis heamorrhagica superior" tritt meist akut bis subakut, gelegentlich im Zusammenhang mit einem Delir auf. Es handelt sich um ein lebensbedrohliches Krankheitsbild (unbedingte Vitamin-B-Komplex-Substitution auch bei Verdacht), das in ein Korsakow-Syndrom einmünden kann. Das klassische Bild der Wernicke-Enzephalopathie ist durch die Symptomtrias ophthalmoneurologische Störungen (Augenmuskel-, Blickparesen, Nystagmus), zerebelläre Ataxie und delirante Verwirrtheit mit häufigem Übergang in Apathie und Bewußtseinstrübung bis hin zum Koma gekennzeichnet.

Wernicke-Encephalopathie: Lebensbedrohlicher Zustand, Vit B1-Substitution bei Verdacht

Hinweis: Wer sich über anthropologische, begrifflich terminologische und phänomenologische Hintergründe des chronischen Alkoholismus informieren möchte, dem sei die an gleicher Stelle erschienene Übersicht von O. Schrappe „Alkohol und psychiatrische Erkrankungen" empfohlen (Internist 6: 264-269, 1968).

Literatur

Böning J, Holzbach E (1987) Klinik und Pathophysiologie des Alkoholismus. In: Kisker KP, Lauter H, Meyer JE, Müller C, Strömgren E (Hrsg) Psychiatrie der Gegenwart, Bd 3, Abhängigkeit und Sucht. Springer, Berlin Heidelberg New York London Paris Tokyo, S 143- 179

Cloninger CR, Svrakic DMF, Przybeck, TR (1993) A psychobiological model of temperament and character. Arch Gen Psychiatry 50: 975-990

Feuerlein W (1989) Alkoholismus - Mißbrauch und Abhängig-keit, 4. Auflage. Thieme, Stuttgart New York

Schmidt LG, Dufeu P, Rommelspacher H (1993) Diagnostik der Alkoholabhängigkeit. Nervenarzt 64: 36-44

Schuckit MA (1995) Drug and alcohol abuse. A clinical guide to diagnosis and treatment, 4th edition. Plenum Publishing Cooperation, New York London

Soyka M (1995) Die Alkoholkrankheit - Diagnose und Therapie. Chapman & Hall GmbH, Weinheim

Tsai G., Gastfriend DR, Coyle JT (1995) The glutamatergic basis of human alcoholism. Am J Psychiatry 152: 332-340

Rommelspacher H, Schmidt LG, Helmchen H (1991) Pathobiochemie und Pharmakotherapie des Alkoholentzugssydroms. Nervenarzt 62: 649-657

Wiesbeck GA, Böning J (1996) Dopaminerge Aktivität und verhaltensbiologische Persönlichkeitsmerkmale Alkoholabhängiger im „Drug-Challenge"-Paradigma. In: Mann K, Buchkremer E (Hrsg) Sucht: Grundlagen, Diagnostik, Theapie. Fischer, Stuttgart Jena New York, S 67-75

Zuckermann M (1994) (ed) Behavioral expressions and biosocial bases of sensation seeking. University Press, Cambridge

Internist (1995) 36:1207–1221

Die Beiträge der Rubrik Weiterbildung sollen dem Stand des zur Facharztprüfung für den Internisten ohne Schwerpunktbezeichnung notwendigen Wissens entsprechen und zugleich dem niedergelassenen Facharzt als Repititorium dienen. Die Rubrik beschränkt sich auf klinisch gesicherte Aussagen zum Thema.

Hyperurikämie

W. Gröbner[1] und N. Zöllner[2]
[1] *Krankenanstalten des Zollernalbkreises, Kreiskrankenhaus Balingen*
[2] *Medizinische Poliklinik der Universität München*

Die Ernährung unserer Wohlstandsgesellschaft hat in den Nachkriegsjahren zu einer deutlichen Zunahme der Stoffwechselkrankheiten, inbesondere Diabetes mellitus, Fettstoffwechselstörungen sowie Hyperurikämie und Gicht geführt. In der Framingham-Studie, in der 5127 Personen mit einem Durchschnittsalter von 44 Jahren zu Beginn der Studie 12 Jahre lang beobachtet wurden, fanden Hall et al. (1967) bei 9,2% der Männer und 0,4% der Frauen Harnsäurewerte von 7,0 mg/dl oder darüber. 19% dieser Personen litten an Gicht. Das Risiko der Entwicklung einer Arthritis urica nahm mit steigendem Serumharnsäurespiegel zu (Tabelle 1). Innerhalb der gesamten untersuchten Bevölkerung in Framingham wurden 2,8% der Männer und 0,4% der Frauen von einem oder mehreren Gichtanfällen befallen. Eine epidemiologische Untersuchung 30- bis 59jähriger Männer und Frauen aus dem Raum Heidelberg ergab Serumharnsäurewerte über 8,0 mg/dl bei jedem 11. Mann und Werte über 7,5 mg/dl bei jeder 50. Frau (Nüssel et al. 1984). Gresser et al. (1990) beobachteten innerhalb der Bevölkerung Süddeutschlands Serumharnsäurespiegel über 6,5 mg/dl bei 28,6% der Männer und 2,6% der Frauen. In einem stationären Krankengut fanden Gröbner und Bantel (1997) einen Serumharnsäurespiegel über 6,4 mg/dl bei 36,3% der Männer und 23,7%

Bei einem Serumharnsäurespiegel von 9,0 mg/dl und darüber ist der Gichtanfall nahezu gewiß.

Prof. Dr. W. Gröbner, Krankenanstalten des Zollernalbkreises, Kreiskrankenhaus, D-72336 Balingen

Tabelle 1
Häufigkeit des Auftretens einer Arthritis urica in Abhängigkeit von der Höhe des Serumharnsäurespiegels. (Mod. nach Hall et al. 1967)

Serumharnsäurekonzentration [mg/dl]	Anzahl der Personen	Häufigkeit der Gicht [%]	Relation
< 6	1281	0,6	1:167
6–6,9	790	1,9	1:53
7–7,9	162	16,7	1:6
8–8,9	40	25	1:4
9,0 und mehr	10	90	1:1

der Frauen. Ein relativ großer Prozentsatz der Bevölkerung ist also dem Risiko eines Gichtanfalls, einer Uratnephropathie (Gichtniere) oder Nephrolithiasis ausgesetzt.

Normaler Harnsäurespiegel und Hyperurikämie

Alter, Geschlecht und Ernährung sind die wesentlichen Faktoren, die die Harnsäurekonzentration im Serum oder Plasma beeinflussen. Zwischen Serum- und Plasmaharnsäurekonzentration kann bei Bestimmung mit enzymatischen Methoden kein Unterschied nachgewiesen werden. Unter Berücksichtigung der Löslichkeitsgrenze von Natriumurat im Plasma bei einer Körpertemperatur von 37° C kann die obere Normgrenze des Serumharnsäurespiegels mit 6,4 mg/dl angegeben werden. Eine ▶ Hyperurikämie liegt vor, wenn der Serumharnsäurespiegel 6,5 mg/dl und mehr beträgt. Eine Erhöhung des Serumharnsäurespiegels auf Werte oberhalb 6,4 mg/dl bedeutet das Vorliegen einer übersättigten Lösung mit der Neigung zu Harnsäureausfällung bei Auftreten entsprechender physikalischer Voraussetzungen. In Übereinstimmung damit steht die klinische Erfahrung, daß Gichtanfälle bei Serumharnsäurewerten unter 6,5 mg/dl äußerst selten auftreten. Eine Definition der Hyperurikämie nach physikochemischen Gesichtspunkten hat auch den Vorteil, daß für Frauen und Männer keine unterschiedlichen Grenzwerte für Harnsäure festgesetzt werden müssen.

Definition der ▶ Hyperurikämien nach physikochemischen Gesichtspunkten: Hyperurikämie = Serumharnsäurekonzentration >6,4 mg/dl.

Harnsäurebildung und -ausscheidung

Als Endprodukt des Purinstoffwechsels entsteht Harnsäure überwiegend in Leber und Dünndarmmukosa. Die Purinsynthese und ihre Regulation sind in Abb. 1 dargestellt.

▶ Purinsynthese

Ausgangssubstanz der ▶ Purinsynthese ist 5-Phosphoribosylpyrophosphat (PRPP), das mit Glutamin zu 5-Phosphoribosylamin reagiert. Dieser Schritt ist geschwindigkeitsbestimmend für die Purinsynthese. Über eine Reihe weiterer Syntheseschritte entsteht Inosinsäure, aus der die anderen Nukleotide, nämlich Adenyl- und Guanylsäure, hervorgehen. Ein weiterer Weg der Inosinsäure führt über Inosin, Hypoxanthin und Xanthin zu Harnsäure. Die beiden letzten Schritte werden durch das Enzym Xanthinoxidase katalysiert.

Xanthinoxidase: katalysiert die Bildung von Harnsäure aus Hypoxanthin und Xanthin; Hemmung des Enzyms durch Allopurinol.

Untersuchungen zur Regulation der Purinsynthese ergaben, daß Adenyl-, Guanyl- sowie Inosinsäure den ersten Schritt der Purinsynthese im Sinne eines Feedbackmechanismus hemmen. Adenyl- und Guanylsäure hemmen auch ihre eigene Bildung aus Inosinsäure. Nach Produktion ausreichender Mengen von Adenyl-, Inosin- und Guanylsäure wird daher die Neusynthese der Purine von selbst gebremst. Besondere Bedeutung bei der Aufrechterhaltung der intrazellulären Konzentration von Adenyl-, Inosin- und Guanylsäure kommt dabei den Enzymen Hypoxanthinguaninphosphoribosyltransferase (HGPRTase) sowie Adeninphosphoribosyltransferase (APRTase) zu (Abb. 1).

HGPRTase und APRTase: Schlüsselenzyme bei der Regulation der Purinsynthese.

Die Ausscheidung der synthetisierten Harnsäure erfolgt zu 20–30% über den Darm und unterliegt dort der bakteriellen Urikolyse; der Hauptanteil der gebildeten Harnsäure wird über die Niere eliminiert. Der renale ▶ Ausscheidungsmechanismus für Harnsäure ist dabei durch glomeruläre Filtration sowie tubuläre Rückresorption und Sekretion gekennzeichnet. Durch das Zusammenwirken dieser Funktionen ergibt sich bei physiologischen Harnsäurespiegeln und glomerulären Filtrationsraten eine Harnsäureclearance von 8,7 ± 2,5 ml/min.

▶ Harnsäureausscheidung: renal: 70–80%, enteral: 20–30%, normale Harnsäureclearance: 8,7 ± 2,5 ml/min.

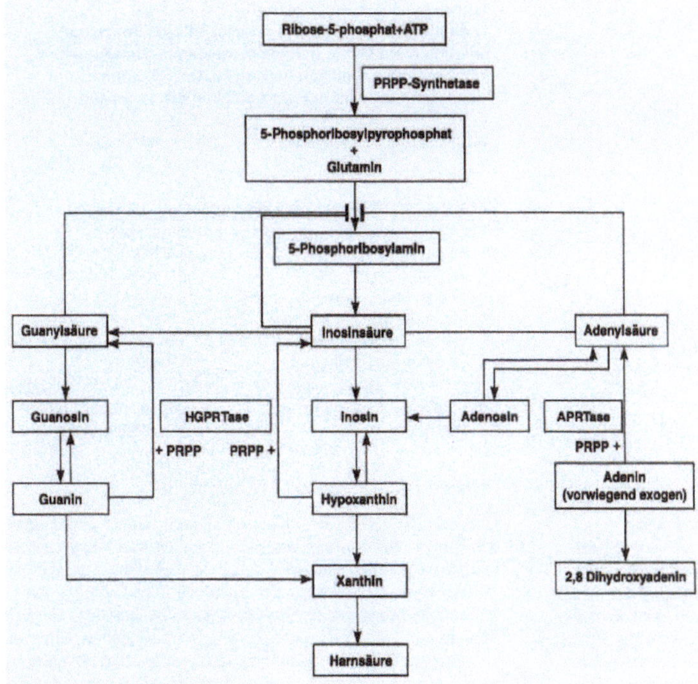

Abb. 1. Schematische Darstellung des Purinstoffwechsels und seiner Regulation. *APRTase* Adeninphosphoribosyltransferase, *HGPRTase* Hypoxanthinguaninphosphoribosyltransferase, *PRPP-Synthetase* 5-Phosphoribosylpyrophosphatsynthetase, *PRPP* 5-Phosphoribosyl-1-pyrophosphat. (Aus Zöllner et al. 1996)

Pathogenese der Hyperurikämie

Eine Hyperurikämie entsteht, wenn Harnsäure vermehrt gebildet oder verringert ausgeschieden wird. In seltenen Fällen kombinieren sich beide Mechanismen.

Einteilung der Hyperurikämien (nach Gröbner und Walter-Sack 1993)

Familiäre (primäre) Hyperurikämie

- Störung der tubulären Harnsäuresekretion (ca. 99% aller Patienten)
- Vermehrte endogene Harnsäuresynthese infolge von Enyzmdefekten des Purinstoffwechsels (ca. 1% aller Patienten)

Sekundäre Hyperurikämie

- Vermehrte Harnsäurebildung (z.B. bei Blutkrankheiten, z.B. bei vermehrter Purinzufuhr mit der Nahrung)
- Verminderte renale Harnsäureausscheidung (z.B. bei Niereninsuffizienz)
- Vermehrte Harnsäurebildung und verminderte renale Harnsäureausscheidung (z.B. bei der Glykogenspeicherkrankheit Typ I)

Tabelle 2
Wichtige Ursachen (und Beispiele) sekundärer Hyperurikämien mit Gicht; bei den eingeklammerten Angaben müssen wahrscheinlich für das Zustandekommen einer Gicht hereditäre Faktoren ebenfalls vorliegen

Vermehrte Harnsäurebildung	*Verminderte renale Harnsäureausscheidung*
• Chronische myeloische Leukämie • Polycythaemia vera • Osteomyelosklerose • (sekundäre Polyglobulie bei Herz- und Lungenkrankheiten) • (hämolytische Anämien) • Glukose-6-phosphatase-Mangel • (vermehrte Zufuhr von Nahrungspurinen) • Zytostatische Therapie und Bestrahlungen	• Nierenkrankheiten • Ketoazidose Fasten, entgleister Diabetes mellitus • Hyperlaktazidämien hohe Alkoholspiegel, Glukose-6-phosphatase-Mangel • Arzneimittel z.B. Saluretika, Cyclosporin, Pyrazinamiol • Vergiftungen, Blei

Pathogenese der familiären Hyperurikämie

Ursache der ▶ familiären Hyperurikämie: Störung der tubulären Harnsäuresekretion (ca. 99%), vermehrte endogene Harnsäuresynthese (ca. 1%).

Über die Art der der ▶ familiären Hyperurikämie zugrundeliegenden Stoffwechselstörung bestand lange Zeit Meinungsverschiedenheit. Inzwischen konnte klar herausgearbeitet werden, daß die familiäre Hyperurikämie bei der Mehrzahl aller Patienten (ca. 99%) auf einer Störung der renalen Harnsäureausscheidung, nämlich der tubulären Harnsäuresekretion, beruht. In sehr seltenen Fällen ist eine Hyperurikämie auf die dominant vererbte familiäre juvenile hyperurikämische Nephropathie zurückzuführen, die durch eine stark verminderte Harnsäureclearance im Vergleich zur Kreatininclearance auf um 4,7% (Normalwert um 10%) charakterisiert ist. Eine vermehrte endogene Harnsäuresynthese wird lediglich bei ca. 1% aller familiären Hyperurikämiker beobachtet. Ursache dieser gesteigerten endogenen Harnsäuresynthese sind Enzymdefekte des Purinstoffwechsels. Am häufigsten findet man eine verminderte Aktivität der HGPRTase Kelley-Seegmiller-Syndrom (Abb. 1). Ein nahezu vollständiger Verlust der HGPRTase-Aktivität wird beim Lesch-Nyhan-Syndrom beobachtet. Bei verminderter oder fehlender Aktivität der HGPRTase kommt es infolge verminderter Bildung von Inosin- und Guanylsäure und dadurch verminderter Rückkopplungshemmung der Purinsynthese sowie infolge einer erhöhten intrazellulären Konzentration von PRPP (durch verminderten Verbrauch) zu einer vermehrten ▶ Harnsäuresynthese. Wesentlich seltener wird eine gesteigerte Aktivität der Phosphoribosylpyrophosphat-Synthetase (PRPP-Synthetase) als Ursache einer vermehrten Harnsäurebildung gefunden. Ein Mangel an APRTase führt nicht zum Auftreten einer Hyperurikämie, sondern zur Bildung größerer Mengen von 2,8-Dihydroxyadenin und als Folge davon zu Harnsteinen.

Endogene ▶ Harnsäuresynthese gesteigert durch:
- verminderte HGPRTase-Aktivität,
- Lesch-Nyhan-Syndrom,
- gesteigerte Aktivität der PRPP-Synthetase.

APRTase-Mangel führt zur Bildung von Harnsteinen aus 2,8-Dihydroxyadenin.

Pathogenese sekundärer Hyperurikämien

▶ Sekundäre Hyperurikämie verursacht durch:
- vermehrte Harnsäurebildung,
- verminderte renale Harnsäureausscheidung,
- Kombination aus beiden Mechanismen.

Von den familiären Hyperurikämien unterscheidet man sekundäre Formen (Tabelle 2). ▶ Sekundäre Hyperurikämien sind entweder auf eine vermehrte Harnsäurebildung oder eine verminderte renale Harnsäureausscheidung zurückzuführen. Eine Kombination aus beiden Mechanismen wird z.B. bei der Glykogenspeicherkrankheit Typ I (Glucose-6-phosphatase-Mangel) angetroffen. In manchen Fällen ist eine eindeutige pathogenetische Zuordnung nicht möglich.

Sekundäre Hyperurikämien werden bei hämatologischen Erkrankungen (z.B. Polycythaemia vera), unter dem Einfluß von Arzneimitteln (z.B. Saluretika), bei Nierenkrankheiten sowie bei vermehrter Purinzufuhr mit der Nahrung beobachtet. Hyperlaktazidämien (z.B. bei erhöhtem Alkoholkonsum) sowie Ketoazidosen führen ebenfalls zu einem Anstieg des Serumharnsäurespiegels.

Sekundäre Hyperurikämien findet man z.B. bei hämatologischen Erkrankungen, unter dem Einfluß von Arzneimitteln oder bei Niereninsuffizienz.

Klinische Folgen der Hyperurikämie

- Akute Arthritis, Sehnenscheidenentzündung, Bursitis,
- chronische deformierende Arthritis mit periartikulären und subkutanen Harnsäureablagerungen (Tophi),
- Harnsäurenephrolithiasis,
- Uratnephropathie (Gichtniere) mit Hypertonie,
- akute Harnsäurenephropathie.

Gichtanfall und chronische Gicht

▶ Akuter Gichtanfall: meist erstes klinisches Symptom einer Hyperurikämie.

Der ▶ akute Gichtanfall ist meist das erste klinische Symptom einer Hyperurikämie. Er ist durch plötzlichen Beginn aus voller Gesundheit, enorme Schmerzhaftigkeit, Beschränkung auf ein Gelenk sowie eine intensive entzündliche Reaktion gekennzeichnet. Auslösende Faktoren sind z.B. vermehrte Purinzufuhr, Alkoholexzeß, Traumata, Infekte, Arzneimittel, Bestrahlungen, sowie Fastenkuren. Am häufigsten ist beim ersten Anfall das Großzehengrundgelenk betroffen. Im späteren Verlauf können alle Gelenke befallen werden, ebenso Schleimbeutel, Sehnenscheiden und die Weichteile der Endphalangen. Der erste Anfall klingt auch ohne Behandlung wieder ab und macht völliger Symptomfreiheit Platz ▶ („interkritische Gicht"). Tophi, speziell die „Gichtperle" an der Ohrmuschel, können dem ersten Gichtanfall vorausgehen.

Am häufigsten ist beim akuten Gichtanfall das Großzehengrundgelenk betroffen, im späteren Verlauf können alle Gelenke befallen werden, ebenso Schleimbeutel, Sehnenscheiden und Weichteile der Endphalangen.

▶ Interkritische Gicht=symptomfreies Intervall zwischen den Anfällen.

Ohne adäquate Behandlung wiederholen sich die Gichtanfälle, es werden nach und nach bislang noch nicht betroffene Gelenke befallen. Die Abstände zwischen den Gichtattacken werden immer kürzer, die Dauer der Anfälle länger. Es entwickelt sich eine chronische Gicht.

Kennzeichen der ▶ chronischen Gicht:
- Weichteil- und Knochentophi,
- Gelenkdeformierungen,
- Gichtgeschwüre.

Die ▶ chronische Gicht ist durch Weichteil- und Knochentophi gekennzeichnet. Die Gelenkveränderungen sind Folge der Zerstörung gelenknaher Knochenanteile durch Harnsäureablagerungen. Es kommt zu Deformierungen der Gelenke, Ankylosen sind jedoch selten. Tophi der Weichteile gehen vom periartikulären Gewebe, von Sehnenscheiden, Schleimbeutel oder der Subkutis der Ohrmuscheln aus. Gelegentlich brechen Tophi nach außen durch, es entsteht dann ein Gichtgeschwür. Selten können bei Gicht auch neurologische Störungen wie z.B. ein Karpaltunnelsyndrom auftreten.

Selten bei Gicht neurologische Störungen wie z.B. Karpaltunnelsyndrom.

Renale Folgen der Hyperurikämie

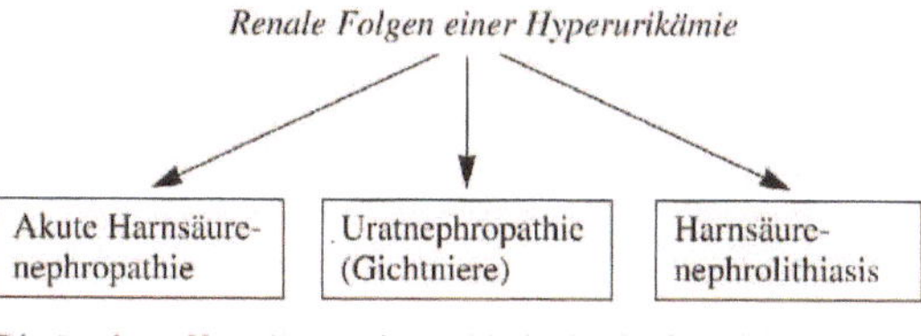

▶ Akute Harnsäurenephropathie: Nierenversagen, meist als Folge einer akut gesteigerten Harnsäurebildung mit Hyperurikämie und Hyperuricosurie

Die ▶ akute Harnsäurenephropathie ist in der Regel Folge einer akut gesteigerten Harnsäurebildung mit Hyperurikämie und stark erhöhter renaler Harnsäureausscheidung. Sie findet sich meist bei

Akute Harnsäurenephropathie meist bei Patienten mit lympho- und myeloproliferativen Erkrankungen unter zytostatischer Behandlung oder Bestrahlungstherapie.

Patienten mit lympho- oder myeloproliferativen Erkrankungen unter zytostatischer Behandlung oder Bestrahlungstherapie. Begünstigt wird die Entstehung einer akuten Harnsäurenephropathie noch durch Dehydratation und einen sauren Urin. Auch zu Beginn einer urikosurischen Therapie kann eine akute Harnsäurenephropathie entstehen, wenn nämlich entsprechende Vorsichtsmaßnahmen wie einschleichende Dosierung als Urikosurikums, ausreichende Flüssigkeitszufuhr und Harnneutralisierung vernachlässigt werden.

▶ **Uratnephropathie (Gichtniere): Primär abakterielel interstitielle Nephritis**

Die ▶ Uratnephropathie (Gichtniere) kann als (primär abakterielle) interstitielle Nephritis aufgefaßt werden, die in vielen Fällen auch mit einer renalen Hypertonie und einem langsam fortschreitenden Nierenfunktionsverlust verbunden ist. Sekundäre Pyelonephritis und Harnsäurenephrolithiasis können die Nierenfunktionseinschränkung begünstigen (Zusammenfassung bei Beck 1986).

Bei der Entstehung von Harnsäuresteinen spielen 3 Faktoren eine Rolle, nämlich eine Erhöhung der Harnsäurekonzentration im Endharn durch vermehrte Harnsäureausscheidung, ein veränderter renaler Ausscheidungsmechanismus für Harnsäure bei der familiären Hyperurikämie sowie eine Verringerung der Löslichkeit von Harnsäure durch vermehrte Harnkonzentrierung und/oder Harnsäuerung.

Diagnose der Hyperurikämie und ihre klinischen Manifestationen

Unter Hyperurikämie versteht man einen Serumharnsäurespiegel über 6,4 mg/dl. Die Serumharnsäurebestimmung (2–3 Bestimmungen an verschiedenen Tagen zur Bestätigung der Diagnose „Hyperurikämie") sollte aus dem Nüchternblut erfolgen. In den Tagen vor der Blutentnahme sollte sich der Patient wie gewohnt ernähren und wie gewohnt trinken. Wichtig ist auch, daß bei der Bewertung des Serumharnsäurespiegels Arzneimittel, die den Harnsäurespiegel beeinflussen, berücksichtigt werden (Tabelle 3).

Bei der Bewertung des Serumharnsäurespiegels sind Arzneimittel, die den Harnsäurespiegel beeinflussen, zu berücksichtigen.

Tabelle 3
Der Einfluß von Arzneimitteln auf den Serumharnsäurespiegel

Senkung des Serumharnsäurespiegels durch	Erhöhung des Serumharnsäurespiegles durch
Xanthinoxidasehemmer (Allopurinol)	Zytostatika
Urikosurika	Saluretika
Salicylate (über 3 g/Tag)	Salizylate (unter 3 g/Tag)
Phenylbutazon in höherer Dosierung	Phenylbutazon in niedriger Dosis
Oxyphenbutazon in höherer Dosierung	Oxyphenbutazon in niedriger Dosis
Phenylindandion	Probenecid in niedriger Dosis
Cumarine	Niridazol in niedriger Dosis
Kortikoide	Nicotinsäure
	L-Dopa
	Pyrazinamid
	Ethambutol
	Methoxyfluran
	Fructose-, Sorbit-, Xylit-Infusionen
	Cyclosporin A

Bei Feststellung einer Hyperurikämie müssen weitere Maßnahmen zur Erkennung der Ursache der Hyperurikämie und zur Erkennung von klinischen Komplikationen eines erhöhten Serumharnsäurespiegels getroffen werden (s. unten: Übersicht). Bei jugendlichen Gichtpatienten, schwerer Verlaufsform einer Gicht oder rezidivierender Harnsäurenephrolithiasis sollte zur Feststellung einer Hyperurikämie infolge vermehrter Harnsäuresynthese neben der Serumharnsäure auch die Harnsäureausscheidung im 24-h-Urin gemessen werden (Normalbereich unter Normalkost 500–800 mg täglich).

Bei jugendlichen Gichtpatienten, schwerer Verlaufsform einer Gicht oder rezidivierender Harnsäurenephrolithiasis: Bestimmung der Harnsäureausscheidung im 24-h-Urin (Normalwert: 500–800 mg täglich).

Wichtige Untersuchungen bei Hyperurikämie

1. Zur Diagnose bzw. Ausschluß sekundärer Hyperurikämien	Gesamtes Blutbild, Nierendiagnostik, Arzneimittelanamnese, ggf. spezielle Untersuchungen wie z.B. Laktatbestimmung im Serum.
2. Zur Diagnose bzw. Ausschluß von Enzymdefekten des Purinstoffwechsels, bei familiärer Hyperurikämie	• Renale Tagesharnsäureausscheidung unter Normalkost oder standardisierten Ernährungsbedingungen, evtl. unter isoenergetischer purinfreier Formeldiät. • Bestimmung der Aktivität von Schlüsselenzymen des Purinstoffwechsels (Hypoxanthinguaninphosphoribosyltransferase, 5-Phosphorbosylpyrophosphatsynthetase) aus Erythrozyten (Speziallaboratorien).
3. Zur Diagnose bzw. Ausschluß von Komplikationen einer Hyperurikämie	• Anamnese (Gichtanfälle? Nephrolithiasis?) • Tophi? (Weichteile, Knochen) • Uratnephropathie? • Nephrolithiasis? (Blutdruck, Harnstatus, Kreatinin, Harnstoff und Elektrolyte im Serum, Sonographie der Nieren, evtl. i.v.-Pyelogramm, Steinanalyse).
4. Zur Diagnose bzw. Ausschluß von weiteren Stoffwechselstörungen	Cholesterin und Triglyceride im Serum, Blutzucker, Harnzuckerausscheidung im 24-h-Urin, evtl. orale Glukosebelastung.

▶ Diagnostische Kriterien der Gicht:
– typische Anamnese,
– Nachweis von Uratablagerungen,
– Ansprechen auf Colchicin während des Anfalls,
– Feststellung einer Hyperurikämie.

Die ▶ Diagnose der Gicht beruht auf der typischen Anamnese, dem Nachweis von Uratablagerungen, dem Ansprechen auf Colchicin während des Anfalls sowie der Feststellung einer Hyperurikämie, wenn nicht Arzneimittel eingenommen wurden, die den Harnsäurespiegel verändern (Tabelle 3). Jede akute Monarthritis des Erwachsenen ist gichtverdächtig, besonders wenn sie ein Großzehengrundgelenk, ein Sprunggelenk, ein Kniegelenk oder ein Gelenk der Hand betrifft. Der therapeutische Effekt einer ausreichenden und am 1. Tag einsetzenden Colchicintherapie ist diagnostisch beweisend.

Jede akute Monarthritis des Erwachsenen ist gichtverdächtig.

Eine Gelenkpunktion mit dem Nachweis von Harnsäurekristallen in den polymorphkernigen Leukozyten der Gelenkflüssigkeit kann gelegentlich diagnostisch notwendig sein. Im Polarisationsmikroskop ist der Harnsäurekristall negativ doppelbrechend und parallel zur Kompensatorachse gelb, senkrecht dazu blau.

Im Polarisationsmikroskop ist der Harnsäurekristall negativ doppelbrechend und parallel zur Kompensatorachse gelb, senkrecht dazu blau.

Besondere diagnostische bedeutung kommt auch dem Nachweis von Tophi zu, die sich in der Regel in einem fortgeschrittenen Stadium der Gicht finden. Hauptlokalisation für Weichteiltophi sind Ohrmuscheln, Bursa olecranii und die Sehnenscheiden an der Streckseite der Finger. Knochentophi kommen meist im Bereich der Großzehengrund- und Fingergelenke, meist in Form runder Defekte ohne sklerosierten Randsaum vor; sie sitzen zunächst subchondral, erreichen aber bald die Gelenkflächen.

Hauptlokalisation für Weichteiltophi: Ohrmuscheln, Bursa olecranii, Sehnenscheiden der Finger; Knochentophi finden sich meist im Bereich der Großzehengrund- und Fingergelenke.

Nie unterlassen werden sollte bei einer Hyperurikämie die Untersuchung der Niere. Proteinurie, Leukozyturie, Hämaturie und Blutdruckerhöhung weisen auf eine Beteiligung der Niere bei Hyperurikämie hin. Wiederholte Untersuchungen des Harns auf Eiweiß und pathologisches Sediment sowie die Bestimmung der Nierenretentionswerte und Serumelektrolyte sind notwendig. Bei wiederholt auftretender Hämaturie, ebenso bei der Vorgeschichte von Nierensteinkoliken oder Steinabgängen ist eine Sonographie und evtl. eine Pyelographie zu empfehlen. Abgegangene Steine sind zu analysieren.

Hinweise auf Uratnephropathie: Proteinurie, Leukozyturie, Hämaturie, Hypertonie.

Gicht ist, wie viele andere Stoffwechselstörungen, eine Folge der Wohlstandsernährung. Zum Ausschluß von weiteren Stoffwechselstörungen empfehlen sich die Bestimmung von Cholesterin und Triglyceriden im Serum sowie des Blutzuckers; evtl. ist eine orale Glukosebelastung durchzuführen. Eine Hyperurikämie ist nicht selten mit einer Hyperlipidämie assoziiert.

Hyperurikämie und Hyperlipidämie sind häufig vergesellschaftet.

Differentialdiagnose der Hyperurikämie und ihre klinischen Manifestationen

Differentialdiagnose der Hyperurikämie

Differentialdiagnostisch ist die familiäre Hyperurikämie von sekundären Formen abzugrenzen. Zum Nachweis des angeborenen Stoffwechseldefekts dienen die Familienanamnese und Verwandtenuntersuchungen. Zum Nachweis sekundärer Hyperurikämien bedient man sich eines vollständigen Blutbildes. Störungen der Niere sind durch Untersuchung des Harns sowie durch Bestimmung von Harnstoff, Kreatinin und Elektrolyten sowie durch eine Sonographie zu erfassen. Unerläßlich ist auch eine präzise Arzneimittelanamnese. Einen molekulargenetischen Nachweis der familiären Hyperurikämie gibt es (noch) nicht.

Zum Nachweis von sekundären Hyperurikämien dienen ganzes Blutbild, Nierendiagnostik, Arzneimittelanamnese, ggf. spezielle Untersuchungen.

Differentialdiagnose des Gichtanfalls

Im Vordergrund steht die Differentialdiagnose der akuten Mon(o)- oder Oligoarthritis. Nahezu alle rheumatischen Erkrankungen können in einer dieser beiden Formen beginnen. Durch gezielte anamnestische Fragen sowie präzise klinische und laborchemische Untersuchungen lassen sich die einzelnen Erkrankungen diagno-

Differentialdiagnostische Probleme des Gichtanfalls: Phlegmone am medialen Vorfuß oder Fußrücken; Bursitis an der Medialseite eines Großzehengrundgelenks.

stizieren. Differentialdiagnostische Probleme bereiten gelegentlich Schmerzen, Schwellungen, Rötungen und Überwärmungen, die nicht von einem Gelenk ausgehen, jedoch in der Nähe eines für einen Gichtanfall sehr typischen Gelenks lokalisiert sind. So kann eine Phlegmone am medialen Vorfuß oder Fußrücken einem akuten Gichtanfall sehr ähnlich sein. Eine Bursitis an der Medialseite eines Großzehengrundgelenks, hervorgerufen durch mechanische Irritation, oder ein Zustand nach Trauma stellen weitere Beispiele dar.

Differentialdiagnose des Tophus

▶ Tophus – DD:
– Rheumaknoten,
– Kalkknoten,
– Xanthome,
– Fingerknöchelpolster,
– Heberden-Knoten.

Der ▶ Tophus ist differentialdiagnostisch von Rheumaknoten (chronische Polyarthritis), Kalkknoten (Sklerodermie, Dermatomyositis), Xanthomen (familiäre Hypercholesterinämie), Fingerknöchelpolstern sowie Heberden-Knötchen (Fingerpolyarthrose) abzugrenzen.

Differentialdiagnose der Harnsäurenephrolithiasis und Uratnephropathie

▶ Harnsäurestein (röntgennegativer Stein) – DD:
– 2,8-Dihydroxyadeninstein,
– Xanthinstein.

▶ Uratnephropathie – DD:
– familiäre juvenile Gicht mit Nephropathie,
– Niereninsuffizienz bei HGPRTase-Mangel,
– chronische Bleinephropathie,
– chronische Glomerulonephritis,
– Nierenfunktionseinschränkung infolge Hypertonie.

Bei der Differentialdiagnose der Nephrolithiasis geben Serum- und Harndiagnostik sowie Ausscheidungsurographie wichtige Aufschlüsse. Bei röntgennegativen Konkrementen sind neben ▶ Harnsäuresteinen auch 2,8-Dihydroxyadenin- sowie Xanthinsteine differentialdiagnostisch in Erwägung zu ziehen. Jeder abgegangene Stein sollte infrarotspektrometrisch analysiert werden, um eine gezielte Rezidivprophylaxe zu ermöglichen.

Die Differentialdiagnose der ▶ Uratnephropathie umfaßt in erster Linie die familiäre juvenile Gicht mit Nephropathie, die Niereninsuffizienz bei HGPRTase-Mangel, die chronische Bleinephropathie, die chronische Glomerulonephritis sowie die Nierenfunktionseinschränkung infolge einer Hypertonie.

Therapie der Hyperurikämie und ihrer klinischen Manifestationen

Therapie der Hyperurikämie

Therapieziel bei Hyperurikämie: Senkung des Serumharnsäurespiegels auf 5,0–5,5 mg/dl.

Therapieprinzipien bei Hyperurikämie:
– diätetische Maßnahmen als Basistherapie,
– Urikostatikum (Allopurinol),
– Urikosurika,
– kombinierte Arzneimitteltherapie.
– Colchicin als Gichtanfallsprophylaxe!

▶ Indikation zu einer medikamentösen harnsäuresenkenden Therapie:
– asymptomatische Hyperurikämie >8,5–9,0 mg/dl trotz Diät,
– klinische Manifestationen einer Hyperurikämie.

Die Therapie der Hyperurikämie und ihrer klinischen Manifestationen strebt eine dauerhafte Senkung des Harnsäurebestands an. Ziel der Behandlung ist die Senkung des Serumharnsäurespiegels auf einen Wert von 5,0–5,5 mg/dl. Neben diätetischen Maßnahmen als Basistherapie stehen hierzu Arzneimittel zur Verfügung, die entweder die Harnsäurebildung hemmen (Urikostatika) oder die renale Harnsäureausscheidung erhöhen (Urikosurika). In Deutschland gibt es seit Jahren auch eine fixe Arzneimittelkombination, die sich aus dem Urikostatikum Allopurinol und dem Urikosurikum Benzbromaron zusammensetzt (Tabelle 4). Da zu Beginn einer medikamentösen harnsäuresenkenden Therapie Gichtanfälle auftreten können, sollte 3–6 Monate lang eine Colchicinprophylaxe (0,5–1,5 mg/Tag) durchgeführt werden.

Bei einer asymptomatischen Hyperurikämie bis etwa 8,5–9,0 mg/dl sind zunächst lediglich Diätvorschriften angebracht. Erst bei Serumharnsäurewerten über 9 mg/dl oder bei Vorliegen von klinischen Komplikationen einer Hyperurikämie (z.B. Gichtanfälle, Nephrolithiasis) besteht die ▶ Indikation für zusätzliche medikamentöse Maßnahmen. Diätetische Maßnahmen machen eine Arzneimitteltherapie entweder überflüssig oder führen zur Einsparung von Arzneimitteln.

Tabelle 4
Maßnahmen zur Senkung des Serumharnsäurespiegels

	Arzneimittel	Dosis	Nebenwirkungen
Diät			
Urikostatikum	Allopurinol	1mal tgl. 200–300 mg, Reduktion der Dosis bei eingeschränkter Nierenfunktion!	Gastrointestinale Störungen, allergische Reaktionen, Vaskulitis, generalisierte Allopurinol-überempfindlichkeitsreaktion, sehr selten granulomatöse Hepatitis
Urikosurika	Probenecid	1–3 g/Tag, auf 3 Einzelportionen verteilt, einschleichende Dosierung auf Diurese achten	Gastrointestinale Störungen, allergische Reaktionen, sehr selten nephrotisches Syndrom
	Benzbromaron	1mal tgl. 25–100 mg einschleichende Dosierung auf Diurese achten	Gastrointestinale Störungen, allergische Reaktionen, Kopfschmerzen, vermehrter Harndrang
Kombinierte Behandlung	Kombination aus 100 mg Allopurinol und 20 mg Benzbromaron	1mal tgl. als Einmaldosis	Gastrointestinale Störungen, allergische Reaktion

Diät

Präzise Daten über den Zusammenhang zwischen Nahrungspurinen und Harnsäure konnten durch Verwendung einer isoenergetischen purinfreien Formeldiät und Zulage von chemisch definierten Purinquellen gewonnen werden (Zöllner et al. 1972). In der Praxis verfolgt die Ernährungstherapie der Hyperurikämie und ihrer klinischen Komplikationen 3 Ziele:

- Verringerung der Zufuhr von Nahrungspurinen,
- Einschränkung des Alkoholverbrauchs,
- Normalisierung des Körpergewichts bei Übergewicht.

Zur Verringerung der Purinzufuhr mit der Nahrung empfehlen wir täglich nur einmal Fisch, Fleisch oder Wurst (100–150 g) zu essen und Innereien zu meiden. Die Eiweißzufuhr (12–15 Energieprozent) sollte bevorzugt durch Milch und Milchprodukte sowie Brot erfolgen. Bei den diätetischen Vorschriften darf man nicht nur auf den Puringehalt eines Nahrungsmittels pro Gewichtseinheit achten, sondern man muß vielmehr auch den Puringehalt pro Energieeinheit oder pro Portion in Rechnung stellen (Tabelle 5). Die Einschränkung der Alkoholzufuhr sowie die Normalisierung des Körpergewichts sind Grundvoraussetzungen einer erfolgreichen diätetischen Therapie. Durch eine Wasserzufuhr von 2 l oder mehr kommt die urikosurische Wirkung der Diurese zum Tragen.

Ziele der diätetischen Therapie bei Hyperurikämie:
- Reduktion der Zufuhr von Nahrungspurinen,
- Einschränkung des Alkoholkonsums,
- Gewichtsreduktion bei Übergewicht,
- ausreichende Flüssigkeitszufuhr.

Tabelle 5

Harnsäuregehalt (berechnet als mg Harnsäure pro 100 g Frischgewicht und pro Portion). (Aus Zöllner 1990a)

Lebensmittel	mg Harnsäure pro 100-g	Portion	Portionsgröße [g]
Fleisch, Geflügel, Fleischwaren			
Rindfleich			
z.B. Braten, roh	140	210	150
Kalbfleisch			
z.B. Braten, roh	150	225	150
Wild			
z.B. Hase, Schulter, roh	170	255	150
Geflügel			
z.B. Huhn, gegrillt, ohne Haut	230	345	150
Innereien			
z.B. Kalbsbries, roh	900	900	100
Kalbsleber, roh	240	300	125
Fleisch- und Wurstwaren			
z.B. Frankfurter Würstchen	70	105	150
Weißwurst	70	123	175
Fisch			
z.B. Forelle, ohne Haut	150	300	200
Karpfen, ohne Haut	110	165	150
Fischkonserven			
z.B. Anchovis, Sardellen	260	52	20
Milch, Milchprodukte und Eier			
z.B. Vollmilch	0	0	
Camembert, 45% F.i. Tr.	30	15	50
Vollei (1 Ei = 60 g)	5	3	60
Fette			
z.B. Butter	0	0	
Kartoffeln			
z.B. Kartoffeln gekocht	15	23	150
Gemüse und Hülsenfrüchte			
z.B. Spinat, frisch	50	100	200
Spargel	25	50	200
Feldsalat	24	7	30
Erbsen, grün, frisch	150	225	150
Rosenkohl	70	105	150
Kopfsalat	10	3	30
Obst			
z.B. Äpfel	15	15	100
Brot- und Backwaren			
z.B. Brötchen	70	31	45
Mischbrot	84	42	50
Nährmittel und Getreide			
z.B. Reis, natur, gekocht	50	75	150
Nudeln, gekocht	30	45	150
Alkoholfreie Getränke			
z.B. Bohnenkaffee	0	0	125
Tee	0	0	125
Alkoholische Getränke			
z.B. Vollbier, hell	15	75	500
Weißwein	0	0	200

Tabelle 6
Richtlinien für die Dosierung von Allopurinol bei eingeschränkter Nierenfunktion. (Nach Cameron u. Simmonds 1987)

Kreatininclearance [ml/min]	Erhaltungsdosis von Allopurinol
0	100 mg jeden 3. Tag
10	100 mg jeden 2. Tag
20	100 mg tgl.
40	150 mg tgl.
60	200 mg tgl.
80	250 mg tgl.
≥100	300 mg tgl.

Allopurinol

Allopurinol hemmt das Enzym Xanthinoxidase und damit die Oxidation von Hypoxanthin zu Xanthin und von Xanthin zu Harnsäure. Außerdem führt Allopurinol zu einer Hemmung der Purinsynthese de novo sowie zu einer Beeinflussung des Pyrimidinstoffwechsels.

▶ Allopurinol = Urikostatikum (z.B. Zyloric®, Foligan®), mittlere Tagesdosis 200–300 mg.

Nach Verabreichung von ▶ Allopurinol kommt es zu einem Abfall der Serumharnsäure und der renalen Harnsäureausscheidung bei gleichzeitigem Anstieg der Ausscheidung von Hypoxanthin und Xanthin im Urin. Die Tagesdosis von Allopurinol, die auf einmal gegeben werden kann, liegt bei 200–300 mg, nur in Einzelfällen muß die Dosis gesteigert werden. Bei eingeschränkter Nierenfunktion ist eine Dosisreduktion erforderlich (Tabelle 6).

Beachte: Reduktion der Allopurinoldosis bei eingeschränkter Nierenfunktion.

Nebenwirkungen unter Allopurinol sind selten. Am häufigsten werden gastrointestinale Störungen sowie Überempfindlichkeitsreaktionen beobachtet (Tabelle 4). Sehr seltene Fälle von Vaskulitis sind beschrieben worden. Sie sind Ausdruck einer Überempfindlichkeitsreaktion, die zu irreversibler Niereninsuffizienz führen kann. Die Symptome der generalisieren Allopurinolüberempfindlichkeitsreaktion sind Fieber, Eosinophilie, Dermatitis (meist in Form eines makulopapulösen Exanthems, selten in Form einer toxischen epidermalen Nekrolyse, eines Stevens-Johnson-Syndroms oder einer exfoliativen Dermatitis), Leberfunktionsstörung sowie zunehmende Niereninsuffizienz. Diese Nebenwirkung wird nur beobachtet, wenn bei Niereninsuffizienz mit voller Allopurinoldosis behandelt wird. Jedenfalls empfiehlt es sich, bei Patienten mit Niereninsuffizienz (und nur bei diesen) die Oxipurinolspiegel zu überwachen und die Plasmaharnsäure auf nur 5,5 mg/dl zu senken.

Allopurinolnebenwirkungen:
- gastrointestinale Störungen,
- allergische Reaktionen,
- Vaskulitis,
- generalisierte Allopurinolüberempfindlichkeitsreaktion.

▶ Allopurinolinteraktionen: z.B. mit 6-Mercaptopurin, Azathioprin, Cumarinderivaten.

Einige ▶ Interaktionen des Allopurinols mit anderen Arzneimitteln erklären sich durch die Hemmung der Xanthinoxidase durch Allopurinol. Bei gleichzeitiger Gabe von Allopurinol und 6-Mercaptopurin oder Azathioprin muß die Dosis der letztgenannten Substanzen um etwa 75% reduziert werden. Allopurinol beeinflußt außerdem die Pharmakokinetik von Cumarinderivaten. Auch durch Beeinflussung des Metabolismus von Theophyllin können Arzneimittelinteraktionen auftreten.

Bei gleichzeitiger Gabe von Allopurinol und 6-Mercaptopurin oder Azathioprin Dosisreduktion der letztgenannten Substanzen um 75%.

Unbedingte ▶ Indikation zur Allopurinoltherapie: z.B. Uratnephropathie, Harnsäurenephrolithiasis, sekundäre Hyperurikämie mit vermehrter Harnsäurebildung.

Der Vorteil des Allopurinols gegenüber Urikosurika liegt in der Hemmung der Harnsäurebildung und der dadurch bedingten Verminderung der renalen Harnsäureausscheidung. Daraus leiten sich auch die ▶ Indikationen zur Allopurinoltherapie ab. Eine unbedingte Indikation zur Allopurinoltherapie besteht z.B. bei Urat-

▶ Urikosurika:
- Benzbromaron (z.B. Narcaricin®),
- Probenecid (z.B. Probenecid®),
- Sulfinpyrazon (z.B. Anturano®).

nephropathie, Harnsäurenephrolithiasis sowie Hyperurikämie infolge vermehrter Harnsäurebildung.

Nebenwirkungen der Urikosurika:
- gastrointestinale Störungen,
- allergische Reaktionen,
- sehr selten nephrotisches Syndrom unter Probenecid.
Beachte bei urikosurischer Therapie:
- einschleichende Dosierung,
- ausreichende Flüssigkeitszufuhr,
- Harnneutralisierung zu Beginn der Therapie.

Urikosurika

Unter den ▶ Urikosurika wird am häufigsten Benzbromaron eingesetzt. Die Wirkung der Urikosurika beruht auf einer Hemmung des tubulären Harnsäuretransports und damit in erster Linie der tubulären Harnsäurerückresorption. Es kommt dadurch bis zur Einstellung eines neuen Gleichgewichts zu einer vermehrten renalen Harnsäureausscheidung, die bei Patienten mit chronischer Gicht über Monate anhalten kann. Dadurch entsteht die Gefahr von tubulären Harnsäureausfällungen. Urikosurika müssen einschleichend dosiert werden; gleichzeitig muß auf eine ausreichende Diurese sowie Harnneutralisierung zu Beginn einer urikosurischen Therapie geachtet werden. Urikosurika sollten nur noch bei Hyperurikämikern und Gichtpatienten mit normaler Harnsäureausscheidung und ohne jegliche renale Symptomatik eingesetzt werden. Als Nebenwirkungen werden in seltenen Fällen gastrointestinale Störungen sowie allergische Reaktionen beobachtet (Tabelle 4).

Kombinierte Arzneimitteltherapie

▶ Fixe Arzneimittelkombination: 100 mg Allopurinol und 20 mg Benzbromaron (z.B. Acifugan®).

Als ▶ fixe Arzneimittelkombination sind Präparate im Handel, die 20 mg Benzbromaron und 100 mg Allopurinol enthalten. Die harnsäuresenkende Wirkung der Kombination entspricht etwa derjenigen einer mittleren Dosis der jeweiligen Einzelsubstanz (300 mg Allopurinol, weniger als 100 mg Benzbromaron; Löffler et al. 1983). Im Vergleich zu Allopurinol hat das Kombinationspräparat keine Vorteile. Im Vergleich zu rein urikosurischen Behandlung hat das Kombinationspräparat den Vorteil, daß bei Therapieeinleitung keine strengen Vorsichtsmaßnahmen bezüglich Diurese und Harnneutralisierung erforderlich sind, da nur geringe Schwankungen der renalen Harnsäureausscheidung beobachtet werden. Das Kombinationspräparat hat jedoch den Nachteil, daß es 2 verschiedene Substanzen enthält und somit das Risiko nicht dosisabhängiger Nebenwirkungen erhöht wird.

Therapie des Gichtanfalls

Therapie des Gichtanfalls:
- Colchicin,
- nichtsteroidale Antirheumatika,
- Kortikoide (in Ausnahmefällen).

Zur Behandlung eines ▶ Gichtanfalls eignen sich Colchicin, Indometacin, Acemetacin und andere nichtsteroidale Antirheumatika. Corticoide sollten erst dann eingesetzt werden, wenn die Beseitigung des Gichtanfalls mit den erwähnten Arzneimitteln nicht gelungen ist.

Bei diagnostisch nicht gesicherten Fällen ist Colchicin das Mittel der Wahl. Man gibt im Verlauf von 4 h 4 mg Colchicin (z.B. Colchicum dispert à 0,5 mg), dann in Abständen von 2 h 0,5–1,0 mg. Die Höchstdosis beträgt am 1. Tag 6–8 mg. Treten Diarrhöen auf, so lassen sie sich meist unter Fortsetzung der Colchicinverabreichung durch geeignete Mittel (Tinctura opii, Loperamid oder Diphenoxylat) beherrschen. Nach eindeutiger Besserung reduziert man die Colchicindosis im Verlauf einiger Tage. Bei Fällen, die nicht spätestens am 2. Tag eine Besserung erfahren, sollte Colchicin mit Corticoiden (z.B. Preolnisolon) kombiniert werden.

In diagnostisch gesicherten Fällen kann man nichtsteroidale Antirheumatika wie z.B. Indometacin (200–400 mg tgl.) oder Diclofenac (150 mg tgl.) einsetzen. Bei den zur Anfallsbehandlung benötigten relativ hohen Dosen ist auf Nebenwirkungen zu achten.

Therapie der akuten Harnsäurenephropathie, der Uratnephropathie und Harnsäurenephrolithiasis.

Therapie der akuten Harnsäurenephropathie:
- **Allopurinol,**
- **Zufuhr von Alkali,**
- **Diuresesteigerung,**
- **evtl. Dialysebehandlung.**

Die Therapie der ▶ akuten Harnsäurenephropathie umfaßt neben der Verabreichung von Allopurinol die Zufuhr von Alkali zur Verbesserung der Harnsäurelöslichkeit in der Niere sowie Maßnahmen zur Diuresesteigerung; meist ist jedoch eine Dialysebehandlung erforderlich. Eine rechtzeitig eingeleitete Allopurinoltherapie z.B. 24–48 h vor Beginn einer zytostatischen Therapie sowie reichliche Flüssigkeitszufuhr und Harnneutralisierung (z.B. mit Uralyt-U®) stellen geeignete Maßnahmen zur Prävention der akuten Harnsäurenephropathie dar.

Prävention einer akuten Harnsäurenephropathie:
- Allopurinolgabe 24–48 Std vor z.B. zytostatischer Therapie,
- ausreichende Flüssigkeitszufuhr,
- Harnneutralisierung.

Die Behandlung der Uratnephropathie besteht in der Verabreichung von Allopurinol, ausreichender Flüssigkeitszufuhr sowie der Behandlung einer evtl. vorliegenden Hypertonie, Pyelonephritis oder Nephrolithiasis.

Die konservative Therapie der Uratnephrolithiasis umfaßt die Gabe von Allopurinol, die Harnneutralisierung durch Alkalizufuhr sowie Maßnahmen zur Diuresesteigerung.

Fragen und Antworten zur Erfolgskontrolle

1. Wie ist eine Hyperurikämie definiert?

Unter Berücksichtigung physikochemischer Gesichtspunkte ist die Hyperurikämie als „Serumharnsäurespiegel von 6,5 mg/dl oder darüber" definiert.

2. Ab welchem Serumharnsäurespiegel behandelt man eine asymptomatische Hyperurikämie mit Arzneimitteln?

Diätetische Maßnahmen (purinarme Diät, Einschränkung des Alkoholkonsums, Gewichtsreduktion bei Übergewicht) stellen die Basistherapie der Hyperurikämie dar. Bei einer asymptomatischen Hyperurikämie bis etwa 8,5–9,0 mg/dl sind sie allein ausreichend. Bei einer Serumharnsäurekonzentration über 8,5–9,0 mg/dl sowie bei Vorliegen von klinischen Komplikationen einer Hyperurikämie empfehlen sich zusätzliche medikamentöse Maßnahmen zur Senkung des Serumharnsäurespiegels.

3. Welche Ursachen liegen einer Hyperurikämie zu Grunde?

Man unterscheidet familiäre Hyperurikämien von sekundären Formen. Die familiäre Hyperurikämie beruht in 99% der Fälle auf einer Störung der tubulären Harnsäuresekretion; eine vermehrte endogene Harnsäuresynthese infolge verschiedener Enzymdefekte des Purinstoffwechsels wird bei ca. 1% aller Patienten beobachtet. Sekundäre Hyperurikämien findet man meist bei hämatologischen Erkrankungen (z.B. Polycythaemia vera), bei Niereninsuffizienz sowie unter dem Einfluß von Arzneimitteln (z.B. Saluretika).

4. Wie entsteht eine akute Harnsäurenephropathie?

Eine akute Harnsäurenephropathie ist in der Regel Folge einer akut gesteigerten Harnsäurebildung mit Hyperurikämie und stark erhöhter renaler Harnsäureausscheidung. Sie findet sich meist bei Patienten mit lympho- oder myeloproliferativen Erkrankungen unter zytostatischer Behandlung oder Bestrahlungstherapie. Begünstigt wird die Entstehung noch durch Dehydratation und einen sauren Urin. Eine rechtzeitig eingeleitete Allopurinoltherapie, z.B. 24–48 h vor Beginn einer zytostatischen Therapie, sowie reichliche Flüssigkeitszufuhr und Harnneutralisierung stellen geeignete Maßnahmen zur Prophylaxe einer akuten Harnsäurenephropathie dar. Auch nach Verabreichung eines Urikosurikums kann es bei Mißachtung der Vorsichtsmaßnahmen (einschleichende Dosierung, ausrechende Flüssigkeitszufuhr und Harnneutralisierung zu Beginn der urikosurischen Therapie) zum Auftreten einer akuten Harnsäurenephropathie kommen.

Literatur

Beck LH (1986) Requiem for gouty nephropathy. Kidney Int 30:280

Cameron JS, Simmonds HA (1987) Use and abuse of allopurinol. Br Med J 294:1504

Emmerson BT (1996) The management of gout. New Engl J Med:334, 445

Gresser U, Gathof B, Zöllner N (1990) Uric acid levels in Southern Germany in 1989. A comparison with studies from 1962, 1971 and 1984. Klin Wochenschr 68:1222

Gröbner W, Bantel E (1997) Hyperurikämie – häufige Begleiterkrankung beim metabolischen Syndrom. In: „Herz, Gefäße und Diabetes". Hrsg H Mehnert, S. 105, Medikon-Verlag

Gröbner W, Walter-Sack I (1993) Gichttherapeutika. Physiologiche Grundlagen, Klinik und Pharmakologie. Wiss Verlagsges, Stuttgart

Hall AP, Barry PE, Dawber TR, McNamara PM (1967) Epidemiology of gout and hyperuricemia. Am J Med 42:27

Kelly WN, Wortmann RL (1996) Gout and Hyperuricemia. In: Textbook of Rheumatology, 5. Auflage Eds.: Kelley WN, Harris E, Ruddy S, Sledge C. Philadelphia, Saunders

Löffler W, Gröbner W, Zöllner N (1983) Harnsäuresenkende Wirkung einer Kombination von Benzbromaron und Allopurinol – Untersuchung unter standardisierten Ernährungsbedingungen. Arzneimittelforschung/Drug Res 33 II:1687

Mertz DP (1993) Hyperurikämie und Gicht. Grundlagen, Klinik und Therapie, 6. Aufl. Thieme, Stuttgart

Nüssel E, Buchholz L, Morgenstern W, Scheidt R (1984) Hyperurikämie und Risikofaktoren bei 30- bis 59jährigen Männeren und Frauen. In: Matzkies F (Hrsg) Hyperurikämie – ein latentes Risiko für die Nieren. Perimed, Erlangen, S 70

Scriver CR, Beaudet AL, Sly WS, Valle D (Hrsg) (1995) The metabolic and molecular bases of inherited disease. Vol II, part 7, purines and pyrimidines. McGraw Hill

Zöllner N, Griebsch A, Gröbner W (1972) Einfluß verschiedener Purine auf den Harnsäurestoffwechsel. Ernährungsumschau 3:79

Zöllner N, Gröbner W (Hrsg) (1976) Gicht. Handbuch der Inn Med Bd 7/3. Springer Verlag

Zöllner N (Hrsg) (1990) Hyperurikämie, Gicht und andere Störungen des Purinhaushalts, 2. Aufl. Springer, Berlin Heidelberg New York Tokyo

Zöllner N (1990a) Diät bei Gicht und Harnsäuresteinen. Falken, Niedernhausen

Zöllner N, Gröbner W, Gresser U (1994) Gicht und andere Störungen des Purin- und Pyrimidinstoffwechsels. In: Gross R, Schölmerich P, Gerok W (Hrsg) Die innere Medizin. Schattauer, Stuttgart

8/95

Internist (1995) 36:853–865

Die Beiträge der Rubrik Weiterbildung sollen dem Stand des zur Facharztprüfung für den Internisten ohne Schwerpunktbezeichnung notwendigen Wissens entsprechen und zugleich dem niedergelassenen Facharzt als Repititorium dienen. Die Rubrik beschränkt sich auf klinisch gesicherte Aussagen zum Thema.

Diagnostik und Therapie des Aszites

E. Frick, A. Holstege und J. Schölmerich
Klinik und Poliklinik für Innere Medizin I, Universität Regensburg

Grundsätzliches zu Diagnose und Therapie

▶ Indikation zur Therapie

Aszites, die Ansammlung freier Flüssigkeit in der Bauchhöhle, ist oft Symptom fortgeschrittener Erkrankungen. Die ▶ Indikation zur Aszitesausschwemmung sollte wegen des palliativen Charakters der Behandlung sorgfältig gestellt werden:

Starker, gespannter Aszites mit:

- Zwerchfellhochstand,
- Schmerzen,
- Nabel- oder Leistenhernien,
- Dyspnoe.

Drohende Komplikationen:

- Herzinsuffizienz,
- Ösophagusvarizenblutungen,
- starker Eiweißabbau mit Anorexie,
- spontan bakterielle Peritonitis.

Voraussetzung zur weiteren Diagnostik:

- Laparoskopie,
- Arteriographie.

Beeinträchtigte Lebensqualität.

50% der Patienten mit Aszites bei Leberzirrhose versterben innerhalb von 2 Jahren nach Diagnose der Komplikation. Die Diagnose wird primär durch die Anamnese (plötzliche Bauchumfangzunahme, Gewichtszunahme) und dem Nachweis der Undulation, die klinische Untersuchung mittels Perkussion und Klopfschalldämpfung gestellt. Zu sichern sind auch kleinste Aszitesmengen durch eine Ultraschalluntersuchung des Abdomens. Prädilektionsstellen des Aszites sind Flüssigkeitsansammlungen paravesikal, parasplenal oder im Spalt zwischen rechter Niere und Leber. Die differentialdiagnostische Abklärung des Aszites erfordert eine Punktion mit Bestimmung verschiedener Parameter, die eine Abgrenzung von malignem, entzündlichem und hepatischem Aszites ermöglichen.

Kleinste Aszitesmengen, die für den Patienten keine Belastung darstellen und keine klinische Relevanz haben, sollten nicht be-

Dr. E. Frick, Klinik und Poliklinik für Innere Medizin I der Universität, D-93042 Regensburg

handelt werden. Die Therapie des nichtmalignen Aszites setzt die Kenntnis der Asziteskinetik und der Störungen des Elektrolyt- und Säure-Basen-Haushalts sowie der vermeidbaren Ursachen eines Therapieversagens voraus. Die Behandlung des hepatischen Aszites ist eine Stufentherapie, wobei einzelne Schritte ggf. wiederholt werden können. Die Therapie des malignen Aszites unterscheidet sich von der des zirrhotischen Aszites. Zu den Ursachen eines Aszites s. Tabelle 1.

Stufentherapie:
1. Bettruhe,
2. Natriumrestriktiion,
3. Diuretikatherapie,
4. Parazentese oder peritoneovenöser Shunt.

Pathogenese

Wesentliche Mechanismen der Aszitesentstehung sind v.a. lokale abdominelle Faktoren mit der Folge einer Störung des Flüssigkeitsaustausches zwischen den kapillären Peritonealgefäßen und der freien Bauchhöhle, also ein Mißverhältnis zwischen lokalem, ▶ hydrostatischem und onkotischem Druck. Dazu können Störungen des Lymphabflusses treten, die das „Auspressen" von Flüssigkeit in die Bauchhöhle begünstigen.

▶ Hydrostatischer und onkotischer Druck

Bei der Zirrhose kommt es pathophysiologisch in erster Linie zu einer hepatisch ausgelösten Kapillardruckerhöhung mit portaler Hypertension und Hypalbuminämie, die ursächlich die Bildung und Filtration von Transsudat in die Bauchhöhle bewirken.

Die portale Hypertension bei Leberzirrhose ist nicht nur auf eine intrahepatische Widerstandserhöhung (Backward-flow-Theorie), sondern auch auf einen verstärkten splanchnischen Blutzufluß in der Pfortader (Forward-flow-Hypothese) zurückzuführen. Eine Vielzahl von Mediatoren (Stickoxid, Glukagon, Prostazyklin, Adenosin etc.) ist an der ▶ peripheren Vasodilatation beteiligt und führt zu einer hyperdynamen Kreislaufsituation. Infolge der Vasodilatation kommt es zu einem Abfall des effektiven Plasmavolumens und zu einer kompensatorischen, durch Barorezeptorenaktivierung ausgelösten Natrium- und Wasserretention in den Nieren. Die Barorezeptorenaktivierung bewirkt einen verstärkten ▶ Sympatikotonus mit erhöhten Noradrenalinplasmaspiegeln, Aktivierung des ▶ Renin-Angiotensin-Aldosteron-Systems (RAA-System) und eine gesteigerte Vasopressinausschüttung (Abb. 1).

▶ Periphere Vasodilatation

▶ Sympathikotonus
▶ RAA-System

Der zentrale Pathomechanismus, die Natriumüberladung des Organismus, resultiert aus der gesteigerten Natriumrückresorption im proximalen Tubulus bei noradrenalininduzierter Minderperfusion der durch Glomerula und Aldosteron vermittelten Natriumrückresorption im Bereich des distalen Tubulus. Eine Abnahme des ▶ atrialen natriuretischen Faktors (ANF) oder ein vermindertes Ansprechen seiner Rezeptoren verstärken die Abnahme der renalen Natriumelimination (Abb. 2).

▶ ANF

Bei maligner Tumoraussaat im Peritoneum stehen die Lymphabflußverlegung durch Befall von Lymphgefäßen und Lymphknoten und die Präsenz eines die Kapillarpermeabilität erhöhenden Peptides ursächlich im Vordergrund. Weitere Formen, besonders der entzündliche und pankreatogene Aszites, werden auch über peritonealgefäßdilatierende Mediatorsubstanzen (Kinine und Leukotriene) vermittelt. Bei der Rechtsherzinsuffizienz kann ein erheblicher Blutrückstau bis in das Portalvenensystem ursächlich für eine Transsudatbildung sein.

Tabelle 1
Ursachen verschiedener Aszitesformen

Form	Ursachen
Portaler Aszites	Leberzirrhose Akute Hepatitis Fettleberhepatitis Budd-Chiari-Syndrom Lebervenenthrombose Pfortaderthrombose Zystenleber Lebervenenklappen Arteriovenöse Fisteln
Kardialer Aszites	Rechtsherzversagen Pericarditis constrictiva („Panzerherz")
Maligner Aszites	Peritonealkarzinose Intraabdominelle Tumoren Leberzellkarzinom Metastasenleber Mesotheliom Lymphatische Systemerkrankung Pseudomyxom des Bauchfells Karzinoidtumor (Dünndarm) Plasmozytom Paraproteinämien Mastozytose
Entzündlicher Aszites	Bakterielle Peritonitis Spontane bakterielle Peritonitis Tuberkulose Entzündliche Gefäßerkrankungen Eosinophile Gastroenteritis Genitale Infektion (Chlamydien) Virusinfektionen (Mononukleose)
Pankreasbedingter Aszites	Akute Pankreatitis
Seltene Aszitesformen	Schwerer Albuminmangel (M. Ménétrier, nephrotisches Syndrom u.a.) Mesenterialvenenthrombose Peritonealdialyse Chronisches Nierenversagen und Dialyse Schilddrüsenunterfunktion Chylöser Aszites (Stau der großen Lymphbahnen postoperativ u.a.) Morbus Whipple Amyloidose Stärkeperitonitis Neugeborenenaszites Follikelüberstimulation

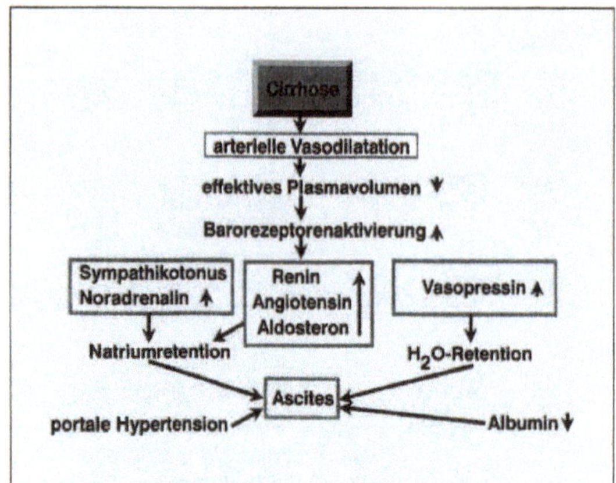

Abb. 1. Pathogenese des Aszites

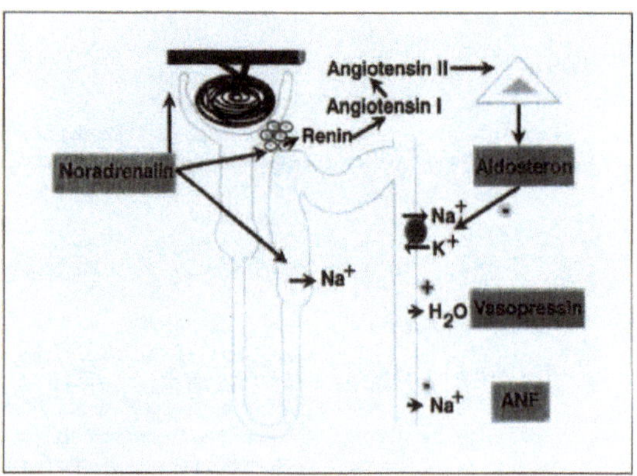

Abb. 2. Orte der gesteigerten Natriumreabsorption bei Leberzirrhose

Diagnostische Abklärung der Aszites

Makroskopische Aspekte des Aszites in Beziehung zur Aszitesgenese

Seröser Aszites:

- portal,
- entzündlich,
- maligne,
- pankreatogen.

Hämorrhagischer Aszites:

- maligne,
- pankreatogen,
- traumatisch.

Trüber Aszites:

- entzündlich (bakteriell),
- maligne,
- pankreatogen.

Chylöser Aszites:

- portal,
- maligne.

Zur Differentialdiagnose trägt die makroskopische Inspektion der Aszitesflüssigkeit nur wenig bei. Die gezielte diagnostische Punktion von Aszitesflüssigkeit erfolgt am besten unter sonographischer Sicht, da hierdurch bei kleinen Mengen von Aszites Fehlpunktionen vermieden werden können. Wichtig und in den meisten Fällen diagnoseweisend sind jedoch die genaue anamnestische Ursachenerhebung, die abdominelle Sonographie, weitere bildgebende Verfahren und wenige klinisch-chemische oder bakteriologische Zusatzuntersuchungen. Dabei darf jedoch nicht außer acht gelassen werden, daß mehrere Aszitesursachen gleichzeitig vorliegen können, wie z. B. eine Leberzirrhose mit einem hepatozellulären Karzinom oder eine spontane bakterielle Peritonitis bei einem Pfortaderhochdruck.

Makroskopische Inspektion des Aszites hilft wenig.

Ultraschallgezielte Punktion!

▶ Aszitesdifferenzierung

Zur ▶ Unterscheidung von malignen Aszitesformen bieten sich heute als verläßliche Parameter die Bestimmung des Glykoproteins Fibronectin und von Cholesterin im Punktat an, die beide bei maligner Genese in der Regel deutlich höhere Werte annehmen als bei anderen Erkrankungen; allerdings kann die Abgrenzung eines malignen gegenüber einem infizierten Aszites schwierig sein. Daher sind zytologische und bakteriologische Zusatzuntersuchungen erforderlich, die für sich allein jedoch häufig falsch-negative Resultate erbringen.

Bei malignem Aszites deutlich höhere Werte für Fibronectin und Cholesterin.

Die Bestimmung von neutrophilen Granulozyten im Aszites hat sich als sicherstes Verfahren zum Nachweis einer Infektion erwiesen, wobei der Grenzwert bei 250 neutrophilen Granulozyten/µl liegt. Der pankreatogene Aszites ist von anderen Formen recht einfach durch die Bestimmung von Amylase im Aszites zu unterscheiden (Aszites-Serum-Quotient > 1). Eine Konzentration des karzinoembryonalen Antigens (CEA) im Aszites, die den Serumwert übersteigt, ist ein guter Parameter für CEA-exprimierende Tumoren. In ähnlicher Weise läßt sich auch das α-Fetoprotein für den Nachweis eines hepatozellulären Karzinoms mit Aszitesbildung verwenden. Schließlich läßt sich die Aktivität der Adenosindeaminase im Aszites über 32 U/l als empfindliche und zuverlässige Meßgröße zum Nachweis eines tuberkulösen Aszites einsetzen.

250 Granulozyten/µl Nachweis einer SBP.

CEA im Aszites >CEA im Serum Hinweis für CEA-exprimierenden Tumor.

Zur Differenzierung der Aszitesflüssigkeit s. folgende Übersicht.

Standardprogramm

Leukozytenzahl/Zellzahl	
Leukozytendifferenzierung	
Zytologie	Albumin
Gramfärbung	Fibronectin
Ziehl-Neelsen-Färbung	Cholesterin
Aerobe und anaerobe Kultur	
Tuberkelbakterien – und Pilzkultur	

Zusatzuntersuchungen

Laktat	Glukose
CEA	Polarisationsmikroskopie
AFP	

Basistherapie

Die Basistherapie setzt sich aus Bettruhe, Natriumrestriktion und ggf. einer Einschränkung der Flüssigkeitszufuhr zusammen. Auch bei Versagen der Basistherapie sind diese Maßnahmen bei jeder Aszitestherapie durchzuführen. Die *Bettruhe* unterstützt erfolgreich die Ausschwemmung des portalen Aszites, da die Reabsorption von Aszites vorwiegend durch lymphatische Gefäße und der Abtransport über mediastinale Lymphwege erfolgt, und diese Lymphwege vorwiegend im subdiaphragmalen Raum Anschluß an die Peritonealhöhle haben. Als Nebeneffekt kommt eine Flüssigkeitsumverteilung als Folge der angenommenen verbesserten Nierendurchblutung zum Tragen. Außerdem sind im Stehen das RAAS und die sympathische Aktivität noch stärker erhöht.

Bettruhe unterstützt Aszitesausschwemmung.

▶ **Natriumrestriktion**

Angesichts der stark gesteigerten Natriumretention, die eine wichtige Rolle in der Pathogenese des Aszites bei Leberzirrhose spielt, ist die ▶ *Restriktion der Natriumzufuhr* der 2. wesentliche Schritt der Basistherapie. Jedes Gramm Natriumchlorid, das im Überschuß zugeführt wird, verursacht eine Wasserretention von 200–300 ml. Aufgrund der häufig sehr niedrigen Natriumausscheidung wäre eine Reduktion der Natriumchloridzufuhr auf 10–20 mVal (1 g) pro Tag wünschenswert. Dies ist aber auch in Klinikdiätküchen nicht zu erreichen, so daß eine Reduktion auf 3 g NaCl/Tag angestrebt werden sollte:

Diätetische Empfehlungen bei kochsalzarmer Kost

- Kochen ohne jeden Salzzusatz
- Kein Salzen bei Tisch
- Kein kochsalzhaltiges Mineralwasser
- Kein Backpulver
- Keine Konservenkost
- Nicht mehr als 0,25 l Milch/Tag
- Keine Schokolade
- Keine natriumhaltige Medikamente (Antazida, Penicillin, Humanalbumin)

▶ **Flüssigkeitsrestriktion**

Eine drastische ▶ *Flüssigkeitsrestriktion* wird bei Einhalten einer Natriumrestriktion selten erforderlich. Die Flüssigkeitsmenge sollte aber 2 l/Tag nicht überschreiten. Nur bei Auftreten einer Hyponatriämie unter 130 mVal/l wird die Flüssigkeitsmenge auf 600–800 ml/Tag begrenzt. Allein durch diese Basistherapie läßt sich der Aszites in 10–20% der Fälle ausschwemmen. Wenn diese Maßnahmen nicht greifen, erfolgt als nächster Schritt zusätzlich die Diuretikatherapie.

Bei Hyponatriämie <130 mVal/l: Flüssigkeitsrestriktion auf 600–800 ml/Tag.

Diuretika

▶ **Diuretikatherapie**

Ein Großteil bekannter wirksamer ▶ Diuretika sollte bei Patienten mit Aszites und Leberzirrhose nicht angewendet werden, da diese Diuretika aufgrund ihrer Pharmakokinetik oder Pharmakodynamik zu verschiedenen Problemen führen können. So ist z.B. bei der Gabe von Furosemid ein erheblicher Reboundeffekt bekannt, der bei langsamer wirkenden Schleifendiuretika nicht auftritt, so daß diese theoretisch besser für die Therapie geeignet erscheinen. Dopamin ist in der Behandlung des Aszites nicht von generellem Nutzen. Nur bei Auftreten einer Nierenfunktionsstörung kann eine Infusionstherapie mit Dopamin hilfreich sein. Die Gabe von Angiotensin ist nur von Bedeutung, wenn z.B. durch ▶ ACE-Hemmer eine Nierenfunktionsstörung bei Patienten mit Leberzirrhose induziert worden ist. Für die Behandlung des zirrhotischen Aszites ungeeignet sind ACE-Hemmer, Thiazide, Triamteren und Acetazolamid.

▶ **ACE-Hemmer**

Diuretika bei portalem Aszites:
- Spironolacton bis 400 mg/Tag,
- Xipamid bis 40 mg/Tag, keine i.v.-Applikation,
- Furosemid bis 80 mg/Tag,
- Torasemid bis 20 mg/Tag.

Spironolacton, das als kaliumsparendes Diuretikum am distalen Tubulus angreift, hat sich als die effektivste diuretische Substanz erwiesen. Eine Kombination von Spironolacton und einem

Schleifendiuretikum hat sich klinisch bewährt, wobei das an verschiedenen Stellen der Henle-Schleife und am distalen Tubulus wirksame Xipamid theoretische Vorteile bietet. Torasemid, ein neues Schleifendiuretikum, welches einen besseren kumulativen natriuretischen Effekt hat, erscheint als geeigneter Partner für Spironolacton. Als Dosierung wird 5–20 mg/die empfohlen. Angesichts einer relativ hohen Rate von Hypokaliämien unter einer Xipamid- oder Schleifendiuretika-Monotherapie sollte eine Kombinationstherapie mit Spironolacton gewählt werden, wobei Dosen von 40 mg Xipamid und 400 mg Spironolacton nicht überschritten werden sollten:

Standardtherapie des Aszites bei Leberzirrhose

Diät:	(<3 g NaCl/Tag)
Spironolacton:	(bis 400 mg/Tag)
Xipamid:	(bis 40 mg/Tag)
Torasemid:	(bis 20 mg/Tag)
Furosemid:	(bis 80 mg/Tag)

Stufenweise vorgehen!

Kontrolle: Elektrolyte, Nierenfunktion, zerebrale Funktion

Maximale Gewichtsabnahme:	750 g/Tag (bei peripheren Ödemen mehr)
Dauertherapie mit Spironolacton:	(50–100 mg/Tag)

Für Xipamid ist bisher keine intravenöse Applikationsform erhältlich. Falls dies erforderlich ist, sollte statt dessen eine Kombination von Spironolacton mit Torasemid eingesetzt werden. Unter einer Diuretikatherapie bei Patienten mit Leberzirrhose und Aszites können verschiedene Komplikationen auftreten:

- Enzephalopathie: 22–53%,
- Kaliumabfall: 16–64%,
- Natriumabfall: 40–56%,
- Azotämie: 22–56%,
- Alkalose: 6–59%.

▶ Komplikationen der Diuretika

▶ FE Na <0,2%

$$FE\ Na = \frac{\frac{U\ Na}{S\ Na}}{\frac{U\ Krea}{S\ Krea}} \cdot 100\ (\%)$$

Cave: *Elektrolyte, Nierenfunktion, zerebrale Funktion. Komplikationen:*
- *Enzephalopathie,*
- *Kaliumabfall,*
- *Natriumabfall,*
- *Azotämie,*
- *Alkalose.*

Am häufigsten sind Elektrolytentgleisungen, eine hepatische Enzephalopathie und Nierenfunktionsstörungen. Die ▶ Komplikationsrate ist dabei um so höher, je aggressiver die diuretische Therapie erfolgt. Ein Ansprechen von Diuretika ist bei einer ▶ fraktionellen Natriumelimination (FENa) unter 0,2% nicht mehr wahrscheinlich (fraktionelle Natriumelimination: Quotient aus Urinnatrium durch Serumnatrium und Urinkreatinin durch Serumkreatinin).

Bei Auftreten von Komplikationen müssen die Diuretika sofort reduziert oder abgesetzt werden. Bei Hyponatriämie wird die Flüssigkeitszufuhr reduziert und die Diuretikadosis gesenkt. Bei Hypokaliämie wird Kalium substituiert, wobei eine Kombinationstherapie diese Komplikation vermeiden hilft. Eine Diuretikadauertherapie (Erhaltungstherapie) sollte vorzugsweise mit Spironolacton (50–150 mg/Tag) durchgeführt werden. Durch die Stufentherapie (s. Ende dieses Abschnitts) läßt sich in ungefähr 75–85% der Fälle eine Aszitesausschwemmung erreichen. Sollte durch diese Maßnahmen keine Ausschwemmung von mindestens 400 g/Tag erreicht werden oder die Ausschwemmung bei noch relativ großen verbleibenden Aszitesmengen sistieren, spricht man von einem therapierefraktären Aszites. Häufig findet sich jedoch eine behebbare Ursache für die ▶ Diuretikaresistenz bei portalem Aszites:

▶ Therapieresistenz

▶ **Albuminsubstitution**

wurden in den letzten Jahren Untersuchungen durchgeführt, die zeigten, daß die Parazentese unter gleichzeitigem Ersatz des verlorengegangenen Eiweißes (6–10 g Albumin/l abgelassenem Aszites) gefahrlos durchgeführt werden kann. Unter einer ▶ Albuminsubstitution ließ sich keine wesentliche Aktivierung des Renin-Angiotension-Aldosteron-Systems erkennen, die Komplikationsrate war deutlich geringer. Die tägliche Parazentese von 4–6 l unter Ersatz von Albumin 6–10 g/l abgelassenem Aszites, verglichen mit einer Diuretikatherapie (Spironolacton 200–400 mg/Tag, Furosemid 40–150 mg/Tag), ergab eine verkürzte Hospitalisationszeit, und die Komplikationsrate war tendenziell deutlich niedriger als in der diuretikabehandelten Gruppe. Dies war vorwiegend durch die höhere Inzidenz einer hepatischen Enzephalopathie, einer Nierenfunktionsstörung und einer Elektrolytstörung in der Diuretikagruppe bedingt. Die Wahrscheinlichkeit einer stationären Wiederaufnahme während der Nachbeobachtungszeit, die Ursachen der Wiederaufnahme und die Überlebenswahrscheinlichkeit sowie die Todesursachen der beiden Gruppen unterschieden sich nicht.

Sicher vermag die Parazentese an den bestehenden Pathomechanismen des Aszites nichts zu ändern, kann aber bei ausgeprägtem Aszites initial einen erheblichen palliativen Effekt erzielen und die Erfolgswahrscheinlichkeit einer anschließenden Diuretikatherapie verbessern. Zumindest ein einmaliger initialer Versuch einer Parazentese ist daher auch als initiale Alternative zur Diuretikatherapie in Erwägung zu ziehen (vgl. oben: „Stufentherapie").

Parazentese initial bei ausgeprägtem Aszites.

Aszitesreinfusionen

Eine weitere Therapiealternative stellen die verschiedenen Formen der Aszitesreinfusionen dar. Vor Reinfusion ist der Ausschluß einer SBP (s. unten) und die Messung des fibrinolytischen Potentials des Aszites erforderlich. Die extrakorporale Infusion erfolgt unter Intensivüberwachung bei liegendem Swan-Ganz-Katheter. Das Fördervolumen der Pumpe muß so eingestellt werden, daß genügend Aszites retransfundiert und kardiale Komplikationen infolge einer Hypervolämie vermieden werden (z.B. stündliche Retransfusionsmenge von etwa 400 ml). Die Hauptkomplikation stellt das Auftreten einer Hyperfibrinolyse dar.

Aszitesreinfusion: Hauptkomplikation Hyperfibrinolyse.

▶ **Peritoneovenöser Shunt**

Insbesondere die chirurgische Anlage eines peritoneovenösen Shunts (Abb. 3) ist bei Patienten mit therapierefraktärem Aszites gut anwendbar. Es können folgende Komplikationen auftreten: Sepsis, Blutdruckabfall, Lungenödem, Fibrinolyse, disseminierte intravasale Koagulopathie.

▶ **Gerinnungsstörung**

Wichtig für die Aufrechterhaltung der Durchgängigkeit des Shunts ist das regelmäßige Bedienen der Pumpkammer. Die Durchgängigkeit kann dopplersonographisch oder durch Injektion von Kontrastmittel nahe der Pumpe in den im Peritoneum liegenden Schenkel überprüft werden. Die ▶ Gerinnungsstörung ist durch die übermäßige Freisetzung von Aktivatoren der Fibrinolyse und in geringem Maße auch des Gerinnungssystems durch peritoneale Makrophagen bedingt. Diese Komplikation läßt sich durch die Bestimmung des Plasminogens (<0,7 CTA U/l) oder des Tissueplasminogenaktivators (sehr hohe Werte) im Azites vorhersagen und durch die intraperitoneale Gabe von Dexamethason oder den Austausch der gesamten Aszitesflüssigkeit intraoperativ vermeiden.

Komplikationen des peritoneovenösen Shunts sind bei adäquater Technik selten.

Lokale technische Probleme dieser Methode wie Shuntverschluß und Thromboseentstehung lassen sich durch lokale Fi-

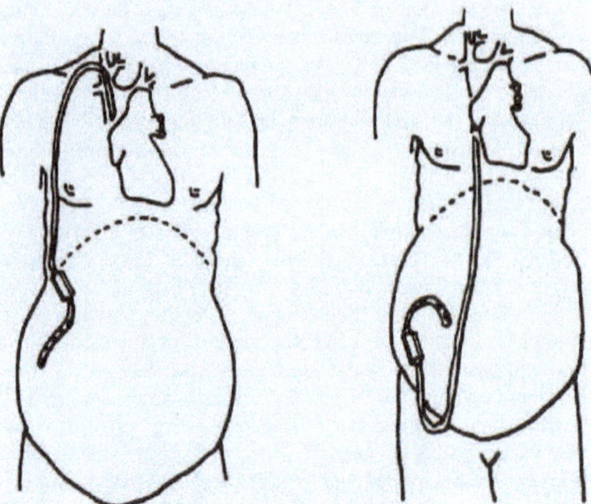

Abb. 3. Anlagemöglichkeiten des peritoneovenösen Shunts

▶ **Lokale Komplikationen**

brinolyse oder Kathetertechniken beseitigen. Bei adäquater chirurgischer Technik sind somit dieser ▶ Komplikationen und auch kurzfristige Shuntverstopfung und Infektionen seltener geworden. Die Aszitesreinfusion greift zumindest partiell in den Pathomechanismus ein und führt zu einer Normalisierung einiger, aber keineswegs aller gestörten Signalsysteme sowie der renalen Natrium- und Wasserausscheidung.

Vergleichende Untersuchungen gegenüber einer diuretischen und diätetischen Therapie ergaben eine Überlegenheit bezüglich des palliativen Therapieziels, jedoch keine Beeinflussung der Überlebensraten. Langzeitbeobachtungen zeigen, daß aber während der Überlebenszeit weitgehend Aszitesfreiheit besteht und somit die Lebensqualität verbessert wird. Der Vergleich von peritoneovenösem Shunt mit Parazentese ergab geringe Vorteile für den Shunt, die vorwiegend die Hospitalisationszeit betrafen.

Transjugulärer portosystemischer Stentshunt (TIPS):

TIPS ist bei Aszites noch fraglich.

Der TIPS wurde in jüngster Zeit ebenfalls zur Therapie des refraktären Aszites eingesetzt. Die Ergebnisse sind unterschiedlich. Die Hämodynamik verschlechtert sich häufig, die periphere Vasodilatation nimmt zu, es findet sich aber eine Verbesserung der renalen Funktion, was wohl durch die Veränderung der „lokalen" Faktoren bedingt ist. TIPS ist bei denjenigen Patienten erfolgreich, bei denen der Pfortaderdruck abfällt und der kolloidosmotische Druck ansteigt. Einige Autoren postulieren, daß die Anlage eines TIPS eine erfolgreiche Therapie des Aszites ist, aber mit einer hohen Mortalität und eventuell einer Verschlechterung der Leberfunktion verbunden ist. Hier bleiben sicher weitere Untersuchungen abzuwarten.

Lebertransplantation

Lebertransplantation ist die einzige kausale Therapie.

Das Vorliegen eines therapierefraktären Aszites ist ein wichtiges Argument für eine Lebertransplantation, wenn zusätzlich Hinweise auf eine abnehmende Leberfunktion vorhanden sind.

Spontan bakterielle Peritonitis (SBP)

Die schwerwiegendste Komplikation eines zirrhotischen Aszites ist die SBP. Es handelt sich dabei um einen bakteriell infizierten Aszites ohne nachweisbare Infektionsquelle. Bei negativem Keimbefund, jedoch bei Nachweis von mehr als 250 Neutrophilen/µl spricht man von der sog. „kulturnegativen" Variante der SBP. Prädisponierende Faktoren für das Auftreten einer klinisch manifesten SBP sind eine Reduktion des Gesamteiweißgehalts und der Komplementfaktoren im Aszites. Eine Parazentese führt zu einer Reduktion des Eiweißgehalts und der opsonierenden Eigenschaften des Aszites und erhöht dadurch möglicherweise das Risiko einer SBP. Im Gegensatz dazu werden die Eiweißkonzentrationen und die Opsoninaktivität durch Diuretikatherapie gesteigert. Bei 70% der Fälle finden sich enterische gramnegative Keime, bei 10% anaerobe und bei 20% grampositive Kokken (Streptokokken und selten Enterokokken). Die Patienten klagen über Fieber und spontanen Abdominalschmerz. Die Symptome der Peritonitis können sich sehr langsam entwickeln. Allerdings verläuft die SBP bei 50% der Fälle klinisch weitgehend asymptomatisch. Bei Verschlechterung des Gesamtzustands eines Patienten mit Aszites sollte man auch bei fehlenden peritonitischen Symptomen an eine SBP denken. Bei Nachweis von mehr als 250 Granulozyten/µl muß auch ohne positiven Keimbefund ▶ antibiotisch behandelt werden (Tabelle 2). Am häufigsten untersucht wurde die Gabe von Cefotaxim, wobei 5 Tage Therapie ausreichen. Vielerorts wird Cefotaxim mit Metronidazol kombiniert. In einer anderen Untersuchung wurde gezeigt, daß eine orale Therapie mit Ofloxazin eine sinnvolle und kostengünstige Therapiealternative darstellt.

SBP oft oligosymptomatisch.

▶ Antibiotische Therapie der SBP

SBP: bakteriell infizierter Aszites ohne Keimnachweis; bei >250 Neutrophilen/µl: Aszites; Diagnose einer SBP – Therapie indiziert.

Trotz frühzeitig einsetzender Therapie ist die Prognose schlecht, und die Letalität beträgt 30–50%.

Rezidivprophylaxe

Die SBP hat eine hohe Spontanrezidivrate (ca. 40% innerhalb von 6 Monaten, ca. 70% innerhalb von 12 Monaten). Patienten mit einem niedrigen Aszitesgesamteiweiß (<1 g/dl) sowie einem nied-

Hohe Rezidivrate, insgesamt schlechte Prognose der SBP.

Tabelle 2
Therapie der spontan bakteriellen Peritonitis

Cefotaxim	Claforan®	3mal 2 g i.v. für 5–10 Tage
Amoxicillin/Clavulansäure	Augmentan®	3mal 1,2–2,2 g i.v.
Cephalosporine der 3. Generation, z.B. Cefatriaxon	Rocephin®	1mal 1–2 g i.v.
Gyrasehemmer, z.B. Ciprofloxazin	Ciprobay®	2mal 200 mg i.v. – 2mal 500 mg oral
Azetronam (nur in Kombination)	Azactam®	3mal 1–2 g i.v.
Metronidazol (nur in Kombination)	z.B. Clont®	3mal 500 mg i.v.
Ofloxazin	z.B. Tarivid	2mal 400 mg oral

rigen Quick-Wert (<45%) haben ein erhöhtes SBP-Rezidivrisiko. Insgesamt sterben ca. 80% der Patienten nach Überleben einer SBP innerhalb eines Jahres, ca. 30% an Peritonitisrezidiv. Bisher liegen kontrollierte Untersuchungen zur Rezidivprophylaxe mit Norfloxacin (Barazan® 400 mg/dl) vor. Darunter kann die Rezidivhäufigkeit innerhalb eines Jahres auf ca. 12% reduziert werden. Bei Patienten mit hohem Rezidivrisiko sollte diese Maßnahme erfolgen.

Cave: Die unter Norfloxacin auftretenden SBP-Rezidive sind nicht wie im Normalfall durch gramnegative Aerobier, sondern meist durch grampositive Keime verursacht.

Primärprophylaxe

Durch prophylaktische Behandlung (Norfloxazin (Barazan®) 400 mg/Tag) neu hospitalisierter Patienten mit dekompensierter Leberzirrhose und hohem SBP-Risiko (niedriges Aszitesgesamteiweiß, Notwendigkeit endoskopischer Maßnahmen) kann die SBP-Rate deutlich von ca. 20% auf nahezu 0% gesenkt werden.

Prophylaxe durch Norfloxazin ist möglich.

Schlußfolgerungen

Die Aszitestherapie beinhaltet das aufgeführte Konzept der Stufentherapie und soll in Anbetracht des palliativen Charakters für den Patienten eine Verbesserung der Lebensqualität bringen. Bei exakter Prognoseabschätzung der konservativen Therapie läßt sich auch ein modifiziertes Schema zur Therapie des Aszites angeben (Abb. 4). Bei Patienten mit mittelgradig ausgeprägtem Aszites, einer gut erhaltenen Nierenfunktion und einer fraktionellen Natriumausscheidung über 0,2% ist mit einer 90%igen Wahrscheinlichkeit davon auszugehen, daß eine konservative Therapie – bestehend aus Basistherapie und Diuretikagabe – erfolgreich sein wird. Nach Ansprechen auf die Diuretikatherapie kann die Behandlung bei Gewährleistung engmaschiger Kontrollen auch ambulant weiter durchgeführt werden. Ist der Aszites erfolgreich ausgeschwemmt, sollte eine niedrigdosierte Therapie mit Spironolacton (50–100 mg/Tag) bei gleichzeitiger Fortführung der einge-

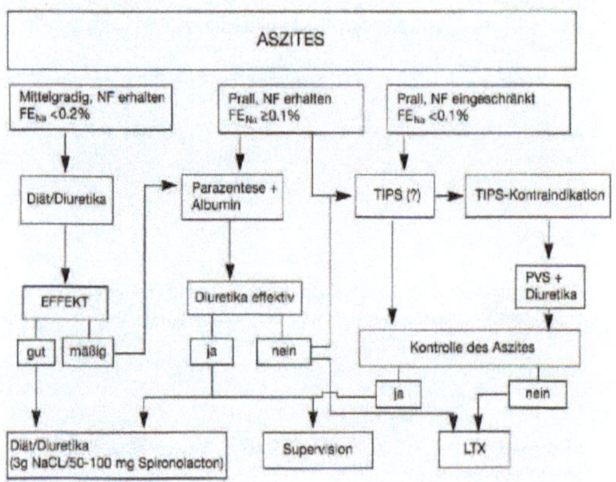

Abb. 4. Schema der Aszitestherapie unter Berücksichtigung der Nierenfunktion (*NF*)

schränkten Natriumzufuhr zur Rezidivverhütung beibehalten werden. Findet sich wider Erwarten doch kein Ansprechen auf die Therapie oder handelt es sich um einen sehr gespannten Aszites bei noch erhaltener Nierenfunktion und einer FE Na über 0,1%, ist an eingreifendere Therapieformen zu denken. Hier ist die Parazentese als Initialmaßnahme angezeigt. Bei differenzierter Vorgehensweise lassen sich dabei heute Komplikationen weitgehend vermeiden. Bei Patienten, die einen diuretikasensiblen Aszites haben, beträgt die Zweijahresüberlebensrate 50%, Patienten mit einem diuretikaresistenten Aszites haben eine Halbjahresüberlebensrate von 50% und eine Einjahresüberlebensrate von 25%. Bei reduzierter Nierenfunktion und minimaler Natriumausscheidung (FE Na <1%) sollte der peritoneovenöse Shunt primär eingesetzt werden, da ein Erfolg einer konservativen Therapie nicht zu erwarten ist. Es sollten aber andere Ursachen einer scheinbaren Therapieresistenz ausgeschlossen werden, die zu einer Verschlechterung der Nierenfunktion führen können. Insbesondere eine spontan bakterielle Peritonitis (SBP) muß primär mit entsprechenden Antibiotika behandelt werden. Bei Versagen aller anderen Behandlungsmethoden sollte heute auch die Möglichkeit einer Lebertransplantation in das Therapiekonzept mit aufgenommen werden; diese Maßnahme führt sowohl zur Verbesserung der Leberfunktion als auch zur Beseitigung des Symptoms Aszites.

Fragen und Antworten zur Erfolgskontrolle

1. Welche diagnostischen Schritte sollte man bei Patienten mit Leberzirrhose und Fieber durchführen?

Ultraschallgesteuerte Aszitespunktion. Keimnachweis und Bestimmung der Neutrophilenzahl.

2. Wie kann ein maligner Aszites von einem portalen Aszites unterschieden werden?

Bei malignem Aszites liegen die Werte für Fibronectin und Cholesterin in der Regel deutlich höher als beim portalen Aszites.

3. Ab welcher Zellzahl ist von einer SBP auszugehen und wie wird sie behandelt?

≥250 Neurophile/µl: Aszites. Primäre Therapie mit Claforan® 3mal 2 g für 5–10 Tage.

4. Welche Komplikationen können bei einer Aszitesretransfusion auftreten? Wie kann man diese verhindern und behandeln?

Komplikationen: Sepsis, Blutdruckabfall, Lungenödem, disseminierte Koagulopathie. Die Hauptkomplikation liegt im Auftreten einer Hyperfibrinolyse; sie kann mittels Kontrolle des Plasminogenspiegels (<0,7 CTA U/ml) im Aszites vorherbestimmt werden; prophylaktische Therapie mit Dexamethason intraperitoneal.

5. Welche Diuretika sind für die Aszitestherapie geeignet?

Spironolacton, meist in Kombination mit einem protrahiert wirkenden Schleifendiuretikum oder Xipamid.

6. Was ist die Indikation zur Parazentese oder zum peritonealen Shunt?

Echte Therapieresistenz gegenüber der Standardtherapie, initial schlechte Nierenfunktion und/oder extreme Natriumretention (FE Na <0,1%) oder gespannter Aszites mit Einschränkung der kardialen und pulmonalen Funktion (Parazentese).

Literatur beim Verfasser

10/94

Internist (1994) 35: 955-978

Die Beiträge der Rubrik Weiterbildung sollen dem Stand des zur Facharztprüfung für den Internisten ohne Schwerpunktbezeichnung notwendigen Wissens entsprechen und zugleich dem niedergelassenen Facharzt als Repetitorium dienen. Die Rubrik beschränkt sich auf klinisch gesicherte Aussagen zum Thema.

Arzneimitteltherapie im Alter

D. Platt und W. Mühlberg
Lehrstuhl Innere Medizin/Gerontologie der Universität Erlangen-Nürnberg

Lernziele

Lernziel dieses Beitrags ist der Erwerb von Kenntnissen über

▶ Multimorbidität
▶ Polypragmasie
▶ Nebenwirkungsrate
▶ Organveränderungen
▶ Pharmakokinetik
▶ Pharmakodynamik
▶ Nebenwirkungen
▶ Interaktionen
▶ Compliance
▶ Richtlinien für die Pharmakotherapie

- Besonderheiten der Pharmakotherapie im Alter (Zunahme der älteren Bevölkerung, Kosten der Pharmakotherapie in der Geriatrie, ▶ Multimorbidität und ▶ Polypragmasie im Alter, erhöhte ▶ Nebenwirkungsrate im Alter, Toxikologie)
- pharmakologisch bedeutsame ▶ Organveränderungen im Alter (Niere, Leber, Plasmaproteine, Lipid/Wasser-Verteilung, Rezeptoren)
- Medikamente, deren ▶ Pharmakokinetik und/oder ▶ Pharmakodynamik bei geriatrischen Patienten verändert sind (Absorption, Verteilung und Proteinbindung, hepatische Metabolisierung und biliäre Ausscheidung, pharmakologisch aktive Metaboliten, renale Exkretion, Bindung an Rezeptoren)
- häufigste Erkrankungen im Alter
- wichtige ▶ Nebenwirkungen und ▶ Interaktionen im Alter
- ▶ Compliance im Alter, Hinweise zur Verbesserung
- ▶ Richtlinien für die Pharmakotherapie älterer Patienten (Beschränkung auf wesentliche Medikamente, einschleichende Dosierung etc.)
- Kriterien zur Beurteilung neuer Medikamente bei geriatrischen Patienten

Besonderheiten der Pharmakotherapie im Alter

▶ Zunahme der älteren Bevölkerung
▶ Pharmakotherapie in der Geriatrie
▶ Multimorbidität
▶ Hoher Medikamentenverbrauch

Wegen der relativen ▶ Zunahme der älteren Bevölkerung gewinnt die ▶ Pharmakotherapie in der Geriatrie zusehends an Bedeutung – auch unter dem Gesichtspunkt der Kosten-Nutzen-Abwägung. Die ▶ Multimorbidität alter Menschen bedingt häufig eine Therapie mit vielen verschiedenen Medikamenten, der ▶ Medikamentenverbrauch steigt mit zunehmendem Alter: Der durchschnittliche 80jährige nimmt im Mittel 1200 Einzeldosen pro Jahr ein.

Der Medikamentenverbrauch steigt mit zunehmendem Alter.

Zwei Drittel aller Diuretika-Rezepte werden für Patienten über 65 Jahre ausgestellt (Mutschler und Völger 1988).

In der Geriatrie werden 90% aller Ressourcen von einer Minderheit von 15% kränkeren Hochbetagten verbraucht: Die Zahl der

▶ **Hoher Medikamentenverbrauch**

▶ **Unerwünschte Arzneimittelnebenwirkungen**

eingenommenen Medikamente bei diesen 15% dürfte demzufolge noch beträchtlich höher liegen. Aus diesem überproportional ▶ hohen Medikamentenverbrauch und aus alters- und krankheitsassoziierten Besonderheiten ergibt sich bei der Pharmakotherapie des älteren Patienten eine Situation, die von derjenigen bei jüngeren Erwachsenen abweicht.

Eine Minderheit von 15 % kränkeren Hochbetagten verbraucht 90 % aller Ressourcen.

▶ Unerwünschte Arzneimittelwirkungen (UAW) nehmen im höheren Alter zu. Bei über 60jährigen ist die Zahl der UAW mehr als doppelt so hoch wie bei einer jüngeren Vergleichsgruppe.

Unerwünschte Arzneimittelwirkungen sind im Alter häufiger.

Je höher die Zahl gleichzeitig eingenommener Pharmaka ist, um so häufiger treten UAW auf.

So werden bei älteren Patienten bei der Einnahme von bis zu fünf Pharmaka in etwa 3,4% der Fälle Nebenreaktionen beobachtet, während bei Patienten, die sechs oder mehr Pharmaka gleichzeitig einnehmen, die Prozentzahl der Nebenwirkungen auf etwa 25% ansteigt.

Die Häufigkeit von Nebenwirkungen nimmt mit der Zahl gleichzeitig eingenommener Medikamente zu.

▶ **Intoxikationen**
▶ **Letalität**

▶ Intoxikationen im Alter zeigen einen ungünstigeren Verlauf. Bei schweren suizidalen Vergiftungen ist die ▶ Letalität der älteren Patienten (über 60 Jahre) 5 bis 6 mal höher als bei jüngeren.

Im Alter höhere Letalität bei Vergiftungen.

Pharmakologisch wichtige Organveränderungen im Alter

▶ **Absorption**
▶ **Verteilung**
▶ **Metabolisierung**
▶ **renale Exkretion**
▶ **Gastronintestinaltrakt**

Alternsabhängige Veränderungen betreffen überwiegend die Pharmakokinetik, d.h. die ▶ Absorption, die ▶ Verteilung eines Pharmakons im Organismus (einschließlich der Bindung an Plasmaproteine), die ▶ Metabolisierung in der Leber und die ▶ renale Exkretion.

▶ **enterohepatischer Kreislauf**
▶ **Plasmaproteine**

Im ▶ Gastrointestinaltrakt nimmt die Säuresekretion im höheren Lebensalter ab, es findet sich häufiger eine Achlorhydrie. Magenmotilität und Dünndarmperistaltik sind vermindert. Obstipation und gastritische Beschwerden sind daher im Alter sehr häufig. Die Kinetik von Lorazepam und Alprazolam wies bei geriatrischen Patienten mehrgipflige Konzentrationsverläufe auf, was auf eine verlängerte Zirkulation im ▶ enterohepatischen Kreislauf hinweisen könnte (Mühlberg,1997). Viele Medikamente werden an ▶ Plasmaproteine, vor allem an Albumin, gebunden. Der gebundene Anteil steht in einer Gleichgewichtsreaktion mit dem freien Anteil, der für die Wirkung am Rezeptor des Erfolgsorgans verantwortlich ist. Mit zunehmendem Alter findet man eine ▶ Abnahme der Albuminkonzentration im Blut. Besonders bei hochgradig (über 90%) proteingebundenen Pharmaka kann es dadurch zu einer Erhöhung der freien Wirkspiegel kommen. Veränderungen der Proteinbindung und/oder veränderte Verteilungsvolumina wurden u.a. beim Lidocain, Lignocain, Diazepam, Lorazepam, Nitrazepam und Desipramin nachgewiesen. Dabei dürfte der im Alter relativ erhöhte Anteil des ▶ Fettgewebes gleichfalls von Bedeutung sein.

▶ **Abnahme der Albuminkonzentration**

Abnahme der Albuminkonzentration im Alter kann bei hochgradig proteingebundenen Pharmaka die freien Wirkspiegel erhöhen.

▶ **Fettgewebe**
▶ **Nieren**

Relativer Anteil des Fettgewebes im Alter erhöht.

Alternsabhängige Veränderungen der Nieren ▶ sind häufig durch Krankheitserscheinungen überlagert. Die Abnahme des Nierengewichtes im Alter, die Verminderung der Zahl der Glomerula und der Nephronen sowie der verminderte renale Blutfluß und die Zunahme pyelonephritischer Veränderungen müssen zwangsläufig zu Funktionsveränderungen führen. So zeigt sich eine ▶ Abnahme der Kreatinin-, Inulin- und PAH-Clearance. Gleichzeitig nimmt die Konzentrationsfähigkeit der Nieren ab. Die ▶ Abnahme der glomerulären Filtrationsrate (ca. 50% jenseits des 70. Lebensjahres) kann einmal durch einen ▶ verminderten renalen Blutfluß wie auch durch die

▶ **Abnahme der Creatinin-Clearance**
▶ **Abnahme der glomerulären Filtrationsrate**
▶ **verminderte renale Perfusion**

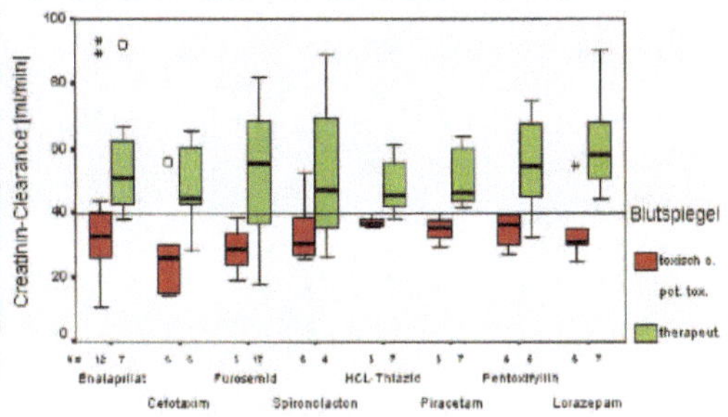

Abb. 1. Verteilung (Median mit 25. und 75. Perzentil) der Creatinin-Clearance (berechnet nach der Cockroft-Formel) in der Gruppe der geriatrischen Patienten mit toxischen oder potentiell toxischen Medikamenten-Blutspiegeln und in der Gruppe der Patienten mit therapeutischen Spiegeln. Bei Unterschreiten eines kritischen Schwellenwertes der Creatinin-Clearance von 40 ml/min werden Patienten mit toxischen oder potentiell toxischen Blutspiegeln mit einer Sensitivität von 90% und einer Spezifität von 83% erfaßt (Mühlberg, 1997)

▶ reduzierte Glomerulazahl

▶ herabgesetzte Glomerulazahl und -funktion bedingt sein. Die renale Funktionseinschränkung ist für die Pharmakologie im höheren Alter von zentraler Bedeutung. Wie aus Abb.1 ersichtlich, werden bei Unterschreiten eines kritischen Schwellenwertes der Creatinin-Clearance von 40 ml/min ältere Patienten mit toxischen oder potentiell toxischen Blutspiegeln mit einer Sensitivität von 90% und einer Spezifität von 83% erfaßt (Mühlberg, 1997).

Renale Funktionseinschränkung ist für die Pharmakotherapie im höheren Alter von zentraler Bedeutung.

Überraschenderweise war dies auch bei Medikamenten zu beobachten, die überwiegend durch hepatische Metabolisierung eliminiert werden. Eine Untersuchung zur Stereopharmakokinetik und -dynamik von Propranolol bei multimorbiden geriatrischen Patienten, bei der ein komplexes mathematisches Kinetik-Dynamik-Modell zur Auswertung eingesetzt wurde, zeigte zudem, daß auch die Pharmakodynamik (genauer: die Konzentrations-Wirkungs-Beziehung) des allein wirksamen S-Enantiomers von Propranolol eine deutliche Abhängigkeit von der Nierenfunktion aufwies (Abb.2).

Konzentrations-Wirkungs-Beziehung ebenfalls von der Nierenfunktion abhängig.

▶ glomeruläre Filtrationsrate
▶ Creatinin-Clearance
▶ Dosisfindung

Die ▶ glomeruläre Filtrationsrate, soweit durch die ▶ Creatinin-Clearance erfaßt, ist der wichtigste Nierenfunktionsparameter, der bei älteren Patienten zu beachten ist. Die ▶ Dosisfindung vieler Arzneimittel stützt sich allein auf die Bestimmung der Creatinin-Clearance (Abb. 3); dies auch deshalb, weil die alternsabhängige Abnahme der glomerulären Filtrationsrate in etwa parallel zur Einschränkung anderer ▶ tubulärer Nierenfunktionen verläuft (Lindemann 1992). Da die Muskelmasse (und damit die endogene Creatininfreisetzung) und die Creatininausscheidung im Urin mit zunehmendem Alter vergleichbar schnell abnehmen, bleibt der Serum-Creatininwert trotz eingeschränkter Creatinin-Clearance häufig unverändert und im Normalbereich (Platt 1994). Mit dem Alter nimmt die Aussagekraft des Creatinins als Parameter der Nierenfunktion ab (Abb. 4b). Dieser alternsabhängige Zusammenhang zwischen Serum-Creatinin und Creatinin-Clearance ist anhand einer Computer-Simulation der Formel zur ▶ Berechnung der Creatinin-Clearance (nach Cockgroft und Gault 1976) in Abb. 4a dargestellt.

Creatinin-Clearance ist wichtigster Nierenfunktionsparameter

▶ tubuläre Nierenfunktion

Serum-Creatinin als Parameter der Nierenfunktion im Alter unzuverlässig.

▶ Berechnung der Creatinin-Clearance
▶ endogene Creatinin-Clearance

Die Bestimmung der ▶ endogenen Creatinin-Clearance (obwohl wünschenswert und manchmal auch unentbehrlich) ist aufwendig

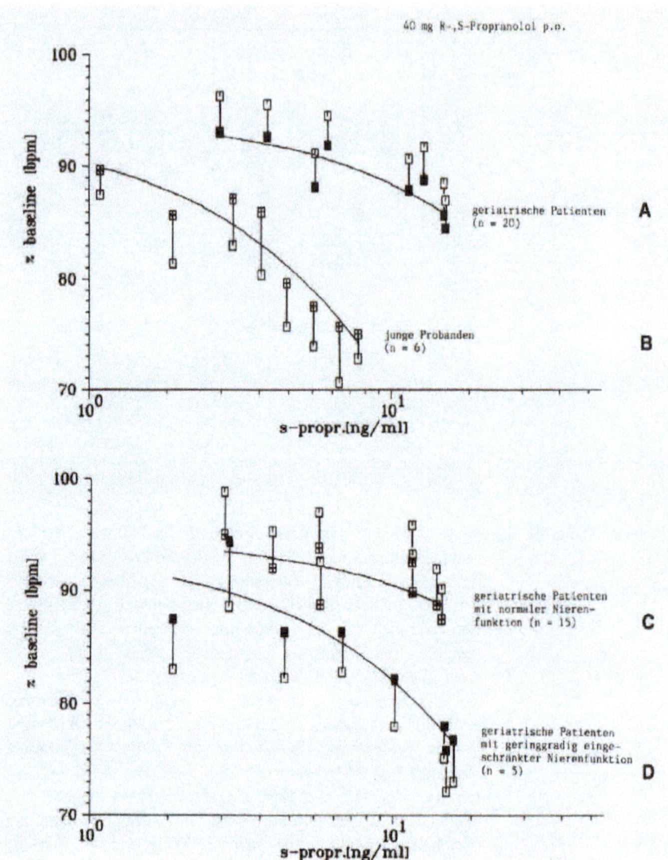

Abb. 2. Konzentrations-Wirkungs-Kurve: log S-Propranolol (ng/ml) vs. Pulsfrequenz (in % des Ausgangswertes) bei *A* geriatrischen Patienten, *B* jungen Probanden, *C* geriatrischen Patienten mit normaler Nierenfunktion, *D* geriatrischen Patienten mit geringgradiger Niereninsuffizienz (Kreatininclearance <50 ml/min)

(Urinsammlung über 24 Stunden, Laborkosten) und zumindest bei multimorbiden geriatrischen Patienten sehr störanfällig.

Cockgroft und Gault (1976) haben mit ihrer bekannten Formel zur Abschätzung der Creatinin-Clearance anhand einfacher Basisdaten (Alter, Geschlecht, Gewicht, Serum-Creatinin) ein diagnostisches Hilfsmittel geschaffen, welches sich weltweit durchgesetzt hat und in zahlreichen Studien hinsichtlich seiner Gültigkeit (aber auch seiner Einschränkungen) als Dosierungsrichtlinie untersucht wurde. Diese Formel ist zudem ein Musterbeispiel für ein diagnostisches Kriterium, welches effektiv und gleichermaßen einfach, schnell und billig zu erlangen ist.

Schätzung der Creatinin-Clearance anhand von, Alter, Geschlecht, Gewicht, Serum-Creatinin.

Errechnung der Creatinin-Clearance nach der Formel von Cockgroft und Gault (1976)

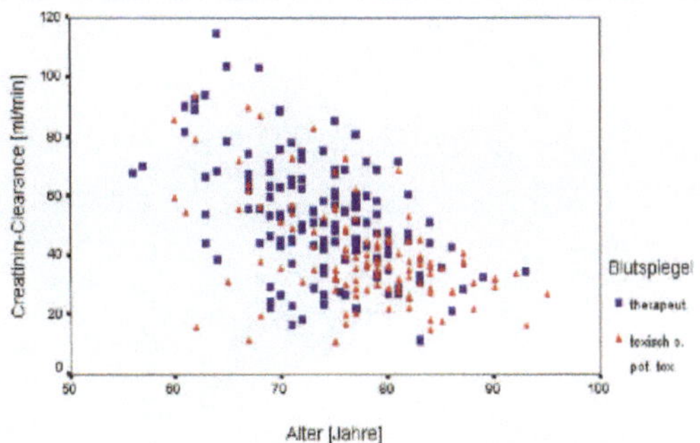

Abb. 3. Inzidenz toxischer oder potentiell toxischer Arzneimittelspiegel (unter Dauertherapie mit üblicher Dosierung) bei 256 multimorbiden geriatrischen Patienten in Abhängigkeit vom Alter und der (errechneten) Creatinin-Clearance. Die Daten stammen von 17 Pharmakokinetik-Studien (17 verschiedene Pharmaka, Mühlberg, 1997).

$$\text{Clcr (ml/min)} = \frac{(140 - \text{Alter}) \times \text{Gewicht (kg)}}{72 \times \text{Serum-Creatinin (mg/100 ml)}}$$

▶ Leberdurchblutung

Leberdurchblutung nimmt mit dem Alter ab.

Leberdurchblutung entscheidend für Elimination von "high extraction drugs": Diltiazem, Ergotamin, Isosorbitdinitrat, Metoprolol, Nifedipin, Propanolol, Triamteren, Verapamil.

▶ metabolische Kapazität der Leber

Metabolische Kapazität der Leber entscheidend für Elimination von "low extraction drugs": Coffein, Theophyllin, Tolbutamin, Prednisolon, Flunitrazepam, Oxazepam, Indometazin.

▶ Enzymsystem
▶ Cytochrom P450

P 450 wichtigstes Enzymsystem für den Pharmakaabbau.

Die ▶ Leberdurchblutung (Abb. 4) wird von verschiedenen Faktoren beeinflußt (Kreislauferkrankungen, Leberkrankheiten, Medikamente) und nimmt zwischen der zweiten und neunten Lebensdekade um ca. 40% ab. Die Leberdurchblutung ist die entscheidende Größe für die Elimination jener Pharmaka, die bei der Leberpassage sehr effektiv aus dem Blut extrahiert werden („high extraction drugs", z.B. Diltiazem, Ergotamin, Isosorbiddinitrat, Metoprolol, Nifedipin, Propranolol, Triamteren, Verapamil). Die ▶ metabolische Kapazität der Leber ist dagegen der entscheidende Parameter für die Elimination solcher Medikamente, die bei der Leberpassage nur zu einem geringen Teil aus dem Blut extrahiert werden („low extraction drugs", z.B. Coffein, Theophyllin, Tolbutamid, Prednisolon, Flunitrazepam, Lorazepam, Oxazepam, Indometacin). Parallel zur Abnahme des Lebervolumens verringert sich die funktionsfähige Leberzellmasse (gemessen mit der Galaktose-Eliminationskapazität) mit zunehmendem Alter um 20 bis 50%. Das wichtigste ▶ Enzymsystem für den Pharmakaabbau ist das mikrosomale ▶ Cytochrom P450, eine heterogene Gruppe von Enzymen, die mit einer einzigen Testsubstanz nicht vollständig erfaßt werden kann. Auch die mikrosomalen Leberenzyme sind im Alter vermindert (zumindest einzelne Fraktionen), jedoch ist die Induzierbarkeit der mischfunktionellen Oxydasen des Cytochrom P 450 auch beim alten Menschen noch erhalten.

Mögliche Arzneimittelnebenwirkungen bei der Pharmakotherapie geriatrischer Patienten (s. Tabelle 5 am Schluß des Beitrags)

Kardiaka (Herzglykoside und Antiarrhythmika)

Im Rahmen therapeutischer Maßnahmen bei Rhythmusstörungen im Alter wird häufig eine Kombination von Herzglykosiden und Chinidin eingesetzt. Im Rahmen dieser antiarrhythmischen Thera-

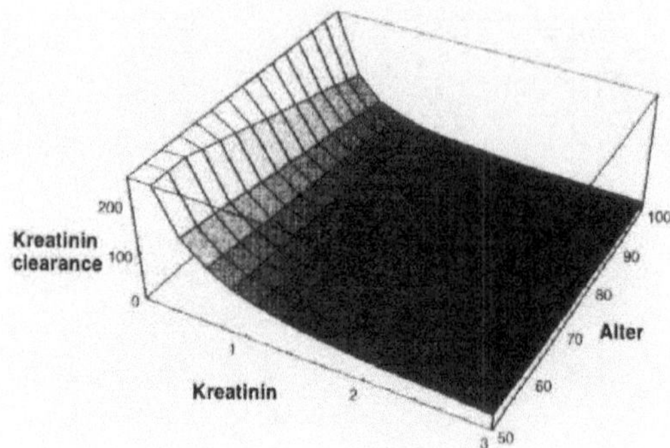

Abb. 4a. Computersimulation der Formel von Cockgroft u. Gault (1976). Dargestellt ist die Abhängigkeit der errechneten Kreatininclearance (ml/min) vom Serumkreatinin (mg/dl) und vom Alter bei einem Körpergewicht von 70 kg. (Nach Mühlberg 1994).

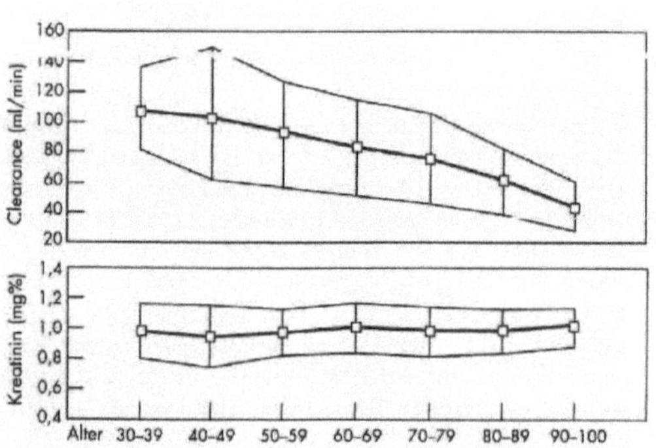

Abb. 4b. Mittelwerte der Creatinin-Clearance (oben) und des Serum-Creatinins (unten), n = 500

pie können nicht selten Nebenwirkungen auftreten, die zu einer Verschlechterung des klinischen Bildes führen. Durch eine ▶ Interaktion zwischen Digoxin und Chinidin ändern sich die Digoxin-Konzentrationen im Blut. Da mit zunehmendem Alter die Clearance für Chinidin abnimmt, Chinidin selbst aber zu einer Erhöhung des Digoxin-Blutspiegels um bis zu 50% führt, können sowohl die erhöhten Chinidin- als auch Digoxin-Spiegel zu spezifischen Nebenwirkungen bei Alterspatienten führen. Der Mechanismus ist nicht genau bekannt. Diskutiert wird eine Freisetzung von Digoxin aus der Bindung an Skelettmuskelproteine. Untersucht wurde auch der Einfluß anderer ▶ Antiarrhythmika (Verapamil, Gallopamil, Propafenon) auf die Kinetik von Herzglykosiden. Bei der Kombination von Digoxin mit diesen Antiarrhythmika kam es zu einem Anstieg der Plasmadigoxinkonzentration, der mit einer verminderten renalen Digoxin-Clearance korrelierte, obwohl die Creatinin-Clearance unbeeinflußt blieb. Die Ergebnisse zeigen, daß es neben

▶ Interaktion zwischen Digoxin und Chinidin

▶ Antiarrhythmika

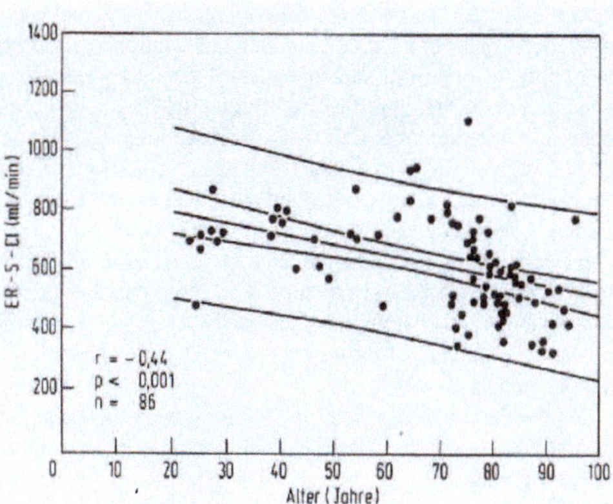

Abb. 5. Alter und Leberdurchblutung. Leberdurchblutung (extrarenale Sorbitclearance, ER-S-CE) gegen das Lebensalter aufgetragen. (Nach Zech u. Platt 1990)

Chinidin andere antiarrhythmische Pharmaka gibt, die die Kinetik von Digoxin beeinflussen.

▶ Digitalisintoxikation

Risiko einer Digitalisintoxiktion im Alter erhöht.

Insgesamt betrachtet ist das Risiko einer ▶ Digitalisintoxikation bei Alterspatienten aus mehreren Gründen erhöht: Verlängerte Halbwertszeiten und erhöhte Plasmakonzentrationen gehen zumeist mit einem geringeren Körpergewicht und einer eingeschränkten Nierenfunktion einher. Bei der Applikation gleicher Dosen von Digoxin an ältere und junge Probanden waren die Plasmaspiegel der älteren Probanden fast doppelt so hoch. Auch ist im Alter die Reizschwelle des Vagus besonders niedrig, so daß leicht eine ▶ Bradykardie auftreten kann, die sich zunächst in Symptomen wie z.B. Schwindelgefühl äußert. Es kann zu teilweisen oder kompletten ▶ Blockbildern kommen. Das Risiko einer ▶ Hypokaliämie und damit einer gesteigerten kardialen Herzglykosidempfindlichkeit wird durch den im Alter vermehrten Einsatz von Diuretika und Laxantien (Kaliumverluste!) weiter erhöht. Andere unerwünschte Nebenwirkungen von Herzglykosidpräparaten sind depressive Verstimmungen, Verwirrtheitszustände, Muskelschwäche und gastrointestinale Beschwerden. Nach Auffassung einiger Autoren ist bei älteren Patienten in 70% der Fälle eine Dauertherapie mit Herzglykosiden unnötig, d.h. solche Präparate können ohne Risiko für den Patienten vorübergehend abgesetzt werden.

▶ Bradykardie

▶ Blockbildner

▶ Hypokaliämie

Reizschwelle des Vagus im Alter erniedrigt.

Dauertherapie mit Digitalis häufig unnötig.

β-Rezeptoren-Antagonisten

▶ β-Blocker

Kontraindikation (Herzinsuffizienz) beachten.

▶ β-Blocker können bei älteren Patienten mit Hypertonie therapeutisch eingesetzt werden, wenn Indikationen und Kontraindikationen (z.B. latente Herzinsuffizienz) sorgfältig beachtet werden.

▶ β-adrenerge Funktionen

Abnahme der β-adrenergen Funktionen im Alter.

Als Folge des physiologischen Alterns kommt es, besonders im kardiovaskulären System, zu einer Abnahme der ▶ β-adrenergen Funktionen. Dadurch verändert sich auch die pharmakologische Wirkung einer β-adrenergen oder β-blockierenden Therapie. Da Muskelkontraktion und -erschlaffung im Alter gleich bleiben, scheint die veränderte pharmakologische Wirkung durch Veränderungen der ▶ Signalübermittlung zwischen dem ▶ Rezeptor und

▶ Signalübermittlung

▶ Rezeptor

dem muskulären kontraktilen System verursacht zu sein. Im menschlichen Organismus nimmt die Zahl der β-adrenergen Rezeptoren mit hoher Affinität mit zunehmendem Alter in den meisten Geweben ab. Die Noradrenalin-Konzentration im Plasma ist im Alter erhöht. Die verminderte Zahl von β-Rezeptoren (als Folge einer „down regulation") in einigen Geweben, die verringerte Zahl von Rezeptoren mit hoher Affinität und die Abnahme der Hormonstimulierten Adenylatcyclase der Rezeptorenmembran im Alter lassen vermuten, daß es sich dabei um eine Desensibilisierung der Rezeptoren, bedingt durch die erhöhten Katecholamin-Spiegel, handelt. Doch scheint unabhängig davon auch die Aktivität der dem Rezeptor nachgeschalteten katalytischen Einheit altersabhängig vermindert zu sein.

Zahl der betaadrenergen Rezeptoren nimmt im Alter ab.

Erhöhte Noradrenalin-Plasmakonzentration im Alter.

Ältere Patienten sprechen sowohl auf eine β-adrenerge Stimulation wie auch auf eine Blockade der β-Rezeptoren weniger an als jüngere Patienten.

Antihypertensiva

▶ Hochdruck im Alter

▶ Arteriolen

Die Therapie des ▶ Hochdrucks im Alter muß im Vergleich zu jüngeren und mittleren Lebensabschnitten schrittweise durchgeführt werden, wobei die Blutdruckwerte bei Hypertonikern nicht unter 160 mm Hg bis 170 mm Hg gesenkt werden sollten. Der Grund hierfür sind die Veränderungen der Gefäßwand im Bereich der ▶ Arteriolen. Normalerweise können bei einer Blutdrucksenkung die kleinen Gefäße durch Erweiterung eine Mehrdurchblutung der Organe ermöglichen. Dies ist im höheren Alter nicht mehr der Fall; durch eine Blutdrucksenkung würden die hinter den arteriosklerotisch umgebauten Gefäßbezirken liegenden Gewebe schlechter durchblutet und damit auch schlechter mit Nährsubstraten versorgt. So muß man bei einer zu schnellen und ausgeprägten Blutdrucksenkung damit rechnen, daß Patienten als Folge dieser Blutdrucksenkung an einem Herzinfarkt oder an einem apoplektischen Insult erkranken. Eine alternsbedingt veränderte Reaktion der ▶ Barorezeptoren sowie eine Reduktion des peripheren ▶ Venentonus sind weitere Faktoren, durch die es bei einer Behandlung mit Antihypertonika zu Nebenwirkungen kommen kann.

Vorsichtige Blutdrucksenkung bei älteren Patienten.

Gefahr des Herzinfarktes oder apoplektischen Insultes.

▶ Barorezeptoren
▶ Venentonus

Tabelle 1
Therapie der Hypertonie im Alter - Interventionsstudien

EWPHE	European Working Party on Hypertension in the Elderly Study
STOP-Hy	Swedish Trial in Older Persons with Hypertension
SHEP	Systolic Hypertension in the Elderly Program
MRC	Medical Research Council Study in the Elderly

Diuretika

Fast immer werden mit den Digitalispräparaten Diuretika verabreicht. Wie bereits ausgeführt, besteht bei einer kritiklosen Anwendung und schlechten Kontrolle des Patienten die Gefahr, daß durch die vermehrte Kaliumausscheidung mit dem Urin frühzeitig Nebenwirkungen im Rahmen einer Digitalistherapie auftreten können. Darüber hinaus kann der Verlust von Kalium durch Diuretika auch

▶ Hypovolämie
▶ Blutdruckabfall
▶ Thrombose
▶ Hyperkaliämie

direkt – d. h. unabhängig von einer Digitalistherapie – negative Wirkungen am Herzen hervorrufen, zu einer gestörten Glucosetoleranz führen und durch eine Hyperurikämie einen symptomatischen Gichtanfall auslösen. Mit dem verstärkten Flüssigkeitsverlust kommt es über eine ▶ Hypovolämie zum ▶ Blutdruckabfall; durch die Ausschwemmung aus den Extremitäten kann eine bestehende ▶ Thrombose losgelöst werden und zur tödlichen Lungenembolie führen. Diuretika sind in 6% der Fälle Ursache für unerwünschte Nebenwirkungen. Auch bei den sogenannten „kaliumsparenden" Diuretika (Spironolacton und Triamteren) muß mit Nebenwirkungen gerechnet werden; hier kann es zu einer ▶ Hyperkaliämie kommen.

Diuretika sind häufige Ursachen für Nebenwirkungen.

Antikoagulantien

▶ Thrombosen

Thrombosen und Lungenembolien nehmen im Alter zu.

Mit zunehmendem Alter nimmt die Zahl der Venenthrombosen und parallel dazu die Zahl von Lungenembolien zu. Als Ursache für den Anstieg der venösen ▶ Thrombosen im höheren Lebensalter haben unterschiedliche Faktoren eine pathogenetische Bedeutung: Veränderungen der Venenwand, Abnahme der Kreislaufzeit sowie des Schlag- und Minutenvolumens, Erhöhung der Blutviskosität, der Fibrinogenkonzentration und Verkürzung der Gerinnungszeit im höheren Lebensalter. Es ist daher - vor allem im Rahmen operativer Eingriffe - häufig erforderlich, eine Antikoagulantien-Therapie durchzuführen. Das Alter an sich stellt keine Kontraindikation für eine Antikoagulantien-Therapie dar. Die Kontraindikationen bei Anwendung dieser Stoffgruppe entsprechen im höheren Alter somit denen anderer Lebensabschnitte. Doch sind ältere Menschen gegen Heparin und Warfarin empfindlicher. Nebeneffekte von Warfarin sind gastrointestinale Unverträglichkeiten, Hautreaktionen (wie z.B. Urtikaria) sowie hämorrhagische Hautnekrosen. Gleichzeitige Verabreichung von Antikoagulantien - wie z. B. Warfarin - mit Antibiotika, Sulfonamiden, Phenothiazinen oder Salicylaten führt zu einer gesteigerten Empfindlichkeit gegenüber dem Antikoagulans, während dessen Wirkung bei gleichzeitiger Gabe von Barbituraten oder Corticosteroiden herabgesetzt sein kann. Toxische Nebeneffekte sind urtikarielle oder anaphylaktische Reaktionen, vorübergehende thrombozytopenische Purpura und Alopezie. Die Halbwertszeit von Warfarin ist bei geriatrischen Patienten verlängert. Deshalb und wegen der gesteigerten Empfindlichkeit sollte eine Dosisreduktion vorgenommen werden.

Halbwertszeit von Warfarin im Alter verlängert.

Opiate, nicht-opiode (nicht-steroidale) Analgetika und Antiphlogistika, Anästhetika

▶ Bindegewebe
▶ osteoporotische und osteomalazische Veränderungen
▶ Opiate

Alternsbedingte Veränderungen des ▶ Bindegewebes, vor allem im Bereich der Gelenke des Bewegungsapparates, ▶ osteoporotische und osteomalazische Veränderungen sowie Knochenmetastasen maligner Prozesse tragen wesentlich dazu bei, daß bei älteren Menschen vermehrt Schmerzen auftreten.

Bei älteren Menschen treten häufiger Schmerzen auf.

Die Empfindlichkeit bzw. Ansprechbarkeit auf Gabe von ▶ Opiaten oder Opioiden scheint mit dem Alter zuzunehmen (Rochon und Gurwitz, 1995). Im Gegensatz dazu ist nach Gabe des Anästhetikums Propofol die Ansprechbarkeit der Barorezeptoren auf einen Blutdruckabfall im Alter weitaus stärker eingeschränkt als in jüngeren Jahren. Für zahlreiche Analgetika, Antiphlogistika und Anästhe-

Ansprechbarkeit auf Opiate nimmt mit dem Alter zu.

tika ist die Halbwertszeit im Alter verlängert bzw. die Clearance erniedrigt, so z.B. bei Morphin, Nalbuphin, Pethidin, Propofol, Alfentanil, Ketoprofen, Ibuprofen, Dextropro-poxyphen, Metamizol, Naproxen, Phenylbutazon, Piroxicam und Salizylaten. Bei Salizylaten ist ferner im Alter die Gefahr von gastroduodenalen Ulzera und Blutungen erhöht. Dies gilt auch für andere nichtsteroidale Analgetika und Antiphlogistika; gastrointestinale Beschwerden, Ulzera und gastrointestinale Blutungen gehören zu den häufigsten Medikamentennebenwirkungen überhaupt. Hierfür sind wahrscheinlich alternsabhängige Veränderungen der Pharmakokinetik (erhöhte Plasmaspiegel) mit verantwortlich. Doch treten bei älteren Patienten zentralnervöse Nebenwirkungen von nichtsteroidalen Analgetika auch bei normalen Plasmaspiegeln häufiger auf.

Erhöhte Gefahr von gastroduodenalen Ulcera und Blutungen.

Antibiotika

Antibiotika zählen mit zu den ersten Medikamenten, deren Pharmakokinetik bei älteren Menschen untersucht wurde. Verlängerte Halbwertzeiten im Alter fand man u.a. beim Penicillin, Propicillin, Tetracyclin und beim Kanamycin.

▸ Gastrointestinaltrakt

Viele Breitbandantibiotika, die an geriatrische Patienten verordnet werden, können im Dünndarm nur unvollständig resorbiert werden. Dadurch kommt es zu einer Schädigung der normalen Dünndarmflora und der gesamte ▸ Gastrointestinaltrakt wird von Bakterienstämmen wie Proteus, Pseudomonas und Staphylokokken besiedelt. Als Folge dieser Besiedlung kann ein hartnäckiger Pruritus ani et vulvae auftreten.

Schädigung der normalen Dünndarmflora.

▸ Aminoglykoside
▸ Cephalosporine

Besonders bei einer Kombinationstherapie von ▸ Aminoglykosiden mit ▸ Cephalosporinen ist das Risiko hoch, daß es bei geriatrischen Patienten zu einem akuten Nierenversagen kommt (Nephrotoxizität der Aminoglykoside und älterer Cephalosporine). Eine weitere Nebenwirkung (Schädigung des 8. Hirnnerven) kann durch die ototoxische Wirkung von Aminoglykosiden ausgelöst werden. Auch Cephalosporine allein haben bei inadäquat hohen Plasmakonzentrationen u. U. nephro- und neurotoxische Nebenwirkungen, letztere u. a. als Stupor, Verwirrtheit und Krämpfe. Die größte Nephrotoxizität in der Gruppe der Cephalosporine hat Cephaloridin. Bei Cefotaxim, obwohl nur geringgradig nephrotoxisch, waren die Eliminationshalbwertszeiten bei geriatrischen Patienten um den Faktor 2 verlängert. Bei älteren Patienten mit eingeschränkter Nierenfunktion ist auch das Risiko einer Kumulation des pharmakologisch aktiven Metaboliten Desacetylcefotaxim besonders hoch.

▸ Nitrofurantoin

Bei der Verordnung von ▸ Nitrofurantoin an geriatrische Patienten wurden als mögliche Nebenwirkungen Übelkeit und Erbrechen, Obstipation, allergische Hautreaktionen und periphere Neuropathien beschrieben.

Bei allen Antibiotika ist die Gefahr des Auftretens einer Candidiasis im Alter erhöht.

Erhöhte Gefahr einer Candidiasis.

Zytostatische Chemotherapeutika

▸ Methotrexat

Das Verhältnis zwischen Nutzen und Risiko bei der Behandlung älterer Patienten mit ▸ Methotrexat wurde in einer Übersichtsarbeit von Tett und Triggs (1996) ausführlich dargelegt. Die alternsabhängige Abnahme der Nierenfunktion ist die wichtigste Determinante für das Auftreten von toxischen Methotrexatwirkungen. Die häufig-

▶ Nebenwirkungen

sten unerwünschten ▶ Nebenwirkungen von Methotrexat sind gastrointestinale Beschwerden. Berichtet wurde aber auch über toxische Schädigungen der Leber, des Knochenmarks (Blutbild) und der Lunge; ebenso über Störungen des lymphoproliferativen Systems und über die Exacerbation von rheumatischen Veränderungen.

Die toxischen Wirkungen von Methotrexat können durch Gabe von Folsäure gemildert werden. Eine Interaktion zwischen Methotrexat und nichtsteroidalen Antirheumatika, normalerweise klinisch von untergeordneter Bedeutung, kann bei älteren Patienten mit eingeschränkter Nierenfunktion gefährlich werden. Schwerwiegendere toxische Schäden (zumeist Panzytopenien) können auftreten, wenn Methotrexat mit Inhibitoren des Folsäurestoffwechsels (meist mit Cotrimoxazol) oder der tubulären Sekretion (meist mit Probenecid) kombiniert wird.

Gefahr bei älteren Patienten mit eingeschränkter Nierenfunktion.

Sedativa, Tranquilizer und Hypnotika

▶ Barbiturate

Es ist ein bekanntes Phänomen, daß es nach Gabe von ▶ Barbituraten bei älteren Menschen zu paradoxen Reaktionen kommen kann, die von Ruhelosigkeit bis zu Psychosen reichen. Als Ursache wird eine veränderte Metabolisierung in der Leber diskutiert. Barbiturate sollten daher im höheren Lebensalter nicht eingesetzt werden.

Barbiturate im Alter kontraindiziert.

▶ Benzodiazepine

Unter den Schlaf- und Beruhigungsmitteln sind die ▶ Benzodiazepine die am häufigsten verordneten und am besten untersuchten Medikamente. Angstzustände und Schlafstörungen kommen bei älteren Menschen überproportional häufig vor. Obwohl der Gesamtverbrauch von Benzodiazepinen in den letzten Jahren abnahm, blieb der Verbrauch an Schlafmitteln bei alten Menschen unverändert hoch. Analysen der Verbrauchsdaten von ▶ Anxiolytika und ▶ Schlafmitteln unter ambulanten Patienten zeigen, daß die älteren Patienten überproportional häufig vertreten sind. Eine Arbeitsgruppe kam zu dem Schluß, daß der Verbrauch an Schlafmitteln mit dem Lebensalter zunehme (Greenblatt et al., 1991).

Vermehrt Angstzustände und Schlafstörungen im Alter.

▶ Anxiolytika
▶ Schlafmittel

Eine repräsentative Untersuchung in Großbritannien über den Schlafmittelverbrauch unter alten Menschen ergab, daß 73% ihre Schlafmittel bereits über ein Jahr lang einnahmen, 25% hatten schon über zehn Jahre regelmäßig Schlafmittel benützt! Eine regelmäßige und protrahierte Einnahme von Schlafmitteln (meist über mehrere Jahre) scheint bei älteren Benützern eher die Regel als die Ausnahme darzustellen. Der Verbrauch unter älteren Patienten in Kliniken oder Heimen ist sogar noch höher.

Einnahme von Schlafmitteln im Alter eher die Regel als die Ausnahme.

▶ hepatischer Pharmakastoffwechsel

▶ mikrosomale Enzyme

▶ mikrosomale Oxidation

▶ Glucuronidierung
▶ Nitroreduktion

Da fast alle Beruhigungs- und Schlafmittel in der Leber abgebaut werden, sind alternsbedingte Veränderungen des ▶ hepatischen Pharmakastoffwechsels von großer Bedeutung. Bei den meisten Benzodiazepinen ist der hepatische Abbau durch die Kapazität der ▶ mikrosomalen Enzyme limitiert. Auch wenn die publizierten Ergebnisse nicht ganz widerspruchsfrei sind, ist offenbar im höheren Lebensalter die Clearance vor allem bei den Benzodiazepinen vermindert, die über eine ▶ mikrosomale Oxidation verstoffwechselt werden (Diazepam, Desmethyldiazepam, Desalkylflurazepam, Bromazepam, Alprazolam, Triazolam u.a.). Bei Benzodiazepinen dagegen, die überwiegend durch ▶ Glucuronidierung (Oxazepam, Lorazepam, Temazepam) oder ▶ Nitroreduktion (Nitrazepam) abgebaut werden, ist die hepatische Elimination im höheren Lebensalter nicht oder nur geringfügig eingeschränkt. Nur bei Triazolam konnte die

Im Alter verminderte Clearance von Benzodiazepinen, die über eine mikrosomale Oxidation verstoffwechselt werden.

unerwünschte Wirkungszunahme bei älteren Patienten durch deren eingeschränkte Clearance erklärt werden.

Aus umfangreichen epidemiologischen Studien geht hervor, daß die Einnahme von Schlaf- oder Beruhigungsmitteln bei älteren Patienten mit dem gesteigerten Risiko von Nebenwirkungen wie Einschränkung der kognitiven Funktionen, Stürzen und Schenkelhalsfrakturen verbunden ist. Unabhängig von der Art der hepatischen Metabolisierung treten die oben genannten Nebenwirkungen überwiegend bei Benzodiazepinen mit langer Halbwertszeit, weniger bei solchen mit einer kurzen Halbwertszeit auf.

Bei Benzodiazepinen im Alter erhöhtes Risiko von Stürzen und Frakturen.

Neuroleptika

▶ orthostatische Kreislaufstörungen
▶ extrapyramidalmotorische Syndrome
▶ Obstipation

Nebenwirkungen der Neuroleptika (Phenothiazin- und Thioxanthen-Derivate, Butyrophenone) bei älteren Patienten sind unter anderem ▶ orthostatische Kreislaufstörungen und ▶ extrapyramidalmotorische Syndrome. Durch die Blockade cholinerger Synapsen kann die im Alter ohnehin häufige ▶ Obstipation weiter verstärkt oder ausgelöst werden.Choreatiforme Bilder nach längerer Gabe von Phenothiazinen sind bei älteren Patienten fünfmal häufiger als bei jüngeren. Wegen der neurologischen Nebenwirkungen besteht bei älteren Menschen auch ein erhöhtes Risiko, daß sie stürzen und sich Frakturen zuziehen.

Im Alter häufiger choreatiforme Bilder nach Gabe von Phenothiazinen.

Antidepressiva

▶ trizyklische Antidepressiva
▶ Glaukom
▶ Monoaminooxidasehemmer

Die Wirkung ▶ trizyklischer Antidepressiva scheint sich von der bei jüngeren Menschen zu unterscheiden. So konnte gezeigt werden, daß depressive ältere Patienten gegenüber trizyklischen Antidepressiva häufig Nebenwirkungen entwickeln wie Blutdruckabfall, Harnverhaltung, Verwirrtheitszustände, Tachykardien und Zeichen einer Herzinsuffizienz. Ein bereits bestehendes ▶ Glaukom kann weiter verschlimmert werden. Nach Ansicht einiger Autoren ist die Gabe von ▶ Monoaminooxidasehemmern wegen der Nebenwirkungen (hypertensive Krisen, Tremor der Extremitäten, Ataxie und hypomanische Zustände) bei geriatrischen Patienten kontraindiziert.

Bei trizyklischen Antidepressiva im Alter häufig Blutdruckabfall, Harnverhaltung, Verwirrtheitszustände und Tachykardie.

Monoaminooxidasehemmer bei geriatrischen Patienten kontraindiziert.

Therapie mit Östrogen- und Gestagen-Präparaten

▶ Östrogene
▶ Gestagene
▶ Osteoporose

Da die erwünschten therapeutischen Wirkungen von ▶ Östrogenen und ▶ Gestagenen bei älteren Patientinnen bereits an anderer Stelle ausführlich abgehandelt werden, beschäftigt sich dieser Beitrag nur mit den unerwünschten Arzneimittelnebenwirkungen und Interaktionen dieser Präparate. Es gibt triftige Gründe für die Annahme, daß der therapeutische Nutzen von Östrogenen und Gestagenen bei älteren Patientinnen weit größer ist als das potentielle Risiko.

Östrogene werden bei älteren Patientinnen vorwiegend zur Behandlung jener Beschwerden eingesetzt, die durch das altersabhängige Absinken des Östrogenspiegels im Blut verursacht werden. Einen besonderen Stellenwert haben Östrogene auch bei der Behandlung der ▶ Osteoporose. Neun von zehn Patienten, die im Alter eine Osteoporose entwickeln, sind Frauen (Minne,1993).

Um dem Risiko eines Endometrium-Carcinoms vorzubeugen, werden Östrogene häufig mit Gestagenen kombiniert. Östrogenpräparate werden vor allem in der Leber metabolisiert, und zwar durch Dehydrierung, Hydroxylierung und Konjugation mit Glucuronsäure und Sulfat. Ein Teil wird mit dem Urin ausgeschieden, ein Teil über die Galle (Ammon, 1994).

Wechselwirkungen zwischen Östrogenpräparaten und der Multimorbidität älterer Patientinnen

In einer Studie an ambulanten geriatrischen Patienten hatten Östrogen-Präparate (zusammen mit Digoxin, Beta-Blockern, oralen Antidiabetika und Diuretika) mit die höchste Wahrscheinlichkeit von unerwünschten Nebenwirkungen.

Nebenwirkungen von Östrogenen im Alter häufig.

Unerwünschte Arzneimittelnebenwirkungen werden auch durch Wechselwirkungen zwischen der spezifischen Östrogenwirkung und der typischen Multimorbidität älterer Frauen verursacht.

▶ Arzneimittelinteraktionen

▶ Arzneimittelinteraktionen, seien sie pharmakokinetischer oder pharmakodynamischer Art, sind beim Einsatz von Östrogenpräparaten im Alter dagegen eher selten. Breitspektrum-Antibiotika können infolge einer Schädigung der Darmflora den enterhohepatischen Kreislauf solcher Substanzen stören, die in der Leber konjugiert und im Darm durch die Darmflora wieder dekonjugiert werden. Auch Östrogenpräparate werden zu diesen Substanzen gezählt (Ammon, 1994).

▶ anabole Wirkung

Andere Interaktionen können durch die ▶ anabole Wirkung der Östrogenpräparate, insbesondere durch die verstärkte Synthese von Gerinnungsfaktoren, verursacht werden. So kann es durch die Gabe von Östrogenpräparaten zu einer Abschwächung der hypoprothrombinämischen Wirkung von oralen Antikoagulantien kommen (erhöhte Thrombosegefahr. Umgekehrt ist beim plötzlichen Absetzen von Östrogenpräparaten bei älteren Patientinnen mit einer überschießenden Wirkung von oralen Antikoagulantien zu rechnen; es besteht ein erhöhtes Risiko von Blutungen. Rifampicin und Phenobarbital können über eine ▶ Enzyminduktion die Wirkung von Östrogenen vermindern.

Verminderte Wirkung von oralen Antikoagulantien durch Östrogene.

▶ Enzyminduktion

Differentialdiagnose unerwünschter Arzneimittelnebenwirkungen im Alter: häufige klinische Bilder

▶ Risikofaktoren

▶ Risikofaktoren für unerwünschte Arzneimittelnebenwirkungen (UAW) im Alter sind

Risikofaktoren für UAW sind Gebrechlichkeit, Multimorbidität, niedriges Körpergewicht und eingeschränkte Nierenfunktion.

▶ Gebrechlichkeit

- Gebrechlichkeit: physiologische Kompensationsmechanismen erschöpft (z.B. führt eine Blutungsanämie unter Antiphlogistika bei vorbestehender Herzinsuffizienz rascher zur Dekompensation)

▶ Multimorbidität

- Multimorbidität: zahlreiche gleichzeitig eingenommene Medikamente, Interaktions- und Nebenwirkungswahrscheinlichkeit damit unabhängig vom Alter gesteigert

▶ niedriges Körpergewicht
▶ eingeschränkte Nierenfunktion

- niedriges Körpergewicht, eingeschränkte Nierenfunktion: kleineres Verteilungsvolumen, längere Halbwertszeit und höhere Plasmaspiegel des betreffenden Medikamentes.

Anticholinerge Syndrome

▶ anticholinerge Wirkungen

Zahlreiche Medikamente haben ▶ anticholinerge Wirkungen. Diese sind meist unerwünscht und können zu schweren Beeinträchtigungen führen (s. Tabelle 2):

Anticholinerge Symptome im Alter sind häufiger.

Tabelle 2

Medikamente, die zum anticholinergen Syndrom führen können. (Nach Zeeh u. Platt 1994)

• Antiemetika	Meclozin (Bonamine, Peremesin)
• Parkinsonmitte	Biperiden (Akineton)
	Trihexyphenidyl (Artane)
• Spasmolytika	Butylscopolamin (Buscopan)
• Analgetika	Pethidin (Dolantin)
• Antiarrhythmika	Ipratropiumbromid (Itrop)
	Disopyramid (Rythmodul)
	Procainamid (Procainamid Duriles ret.)
	Chinidin (Chinidin-Duriles)
• Antidepressiva	Amitriptylin (Saroten)
	Clomipramin (Anafranil)
	Doxepin (Aponal)
	Imipramin (Tofranil)
• Antihistaminika, Sedativa	Clemastin (Tavegil)
	Promethazin (Atosil)
	Diphenhydramin (Sedovegan)
• Neuroleptika	Fluspirilen (Imap)
	Haloperidol (Haldol)
	Thioridazin (Melleril)

- Mundtrockenheit
- Mydriasis
- verminderte Darmperistaltik, Obstipation
- Harnverhaltung
- Tachykardie
- Unruhe, Verwirrtheit
- Halluzination, Delirium
- Krampfanfälle
- Bewußtseinstrübung

Akute Verwirrtheitszustände

Akute Verwirrtheitszustände häufig bei Patienten mit vorbestehender cerebralen Schädigungen, bei sehr alten Patienten und bei Patienten, die viele Medikamente nehmen.

▶ kognitive Störungen
▶ Verwirrtheitszustände

Alterstypische, aber dennoch oft schwierig zu identifizierende Medikamenten-Nebenwirkungen sind außerdem ▶ kognitive Störungen und ▶ Verwirrtheitszustände (Tab. 3). Besonders gefährdet sind: Patienten mit vorbestehenden Schädigungen des Gehirns (Multiinfarktsyndrom, Zustand nach abgelaufenem apoplektischen Insult, M. Alzheimer, Parkinson-Syndrom), sehr alte Patienten und Patienten, die viele Medikamente einnehmen.

Stürze und Frakturen

▶ Stürze

Stürze zählen zu den wichtigsten Ursachen für die Morbidität alter Menschen.

▶ Stürze sind eine wichtige Ursache für die Morbidität alter Menschen. Von rüstigen, 65jährigen Bewohnern eines Altenwohnheims stürzten während eines Jahres ca. 40%, von zuhause lebenden über 75jährigen 32%. Obwohl nur 3,5-6% aller Stürze zu einem Knochenbruch führen, resultieren absolut gesehen hohe Frakturzahlen: Für eine Großstadt mit einer Million Einwohnern und einem Anteil an alten Menschen von 20% bedeutet dies pro Jahr über 3000 sturzbedingte Frakturen. Häufiges Stürzen führt zu einem Verlust an Selbstvertrauen und vermindert das Leben in der Gesellschaft. Oft werden die Patienten hilfs- und schließlich pflegebedürftig. Besonders ungünstig ist die Prognose nach einer Hüftfraktur im hohen Alter. 20% dieser Patienten sterben innerhalb eines halben Jahres.

Nach einer Hüftfraktur im hohen Alter sterben 20% dieser Patienten innerhalb eines halben Jahres.

Tabelle 3
Medikamente, die bei alten Menschen einen akuten Verwirrtheitszustand bewirken können. (Nach Zeeh u. Platt 1994)

Substanzklasse	Risiko	Bemerkungen
Analgetika (stark wirksam)	++++	Morphin und Derivate
Benzodiazepine	+++	Benzodiazepin-Entzug kann ebenfalls delirante Bilder verursachen
Antidepressiva	+++	Risiko steigt mit sedativer Potenz
Neuroleptika	++-+++	Risiko steigt mit sedativer Potenz der jeweiligen Substanz
Parkinsonmittel	++-+++	Risiko für anticholinerge Substanzen höher als für dopaminerge
Kortikosteroide	+++	besonders bei Dosen >40 mg/Tag Prednisolonäquivalent über >1 Woche
Nichtsteroidale Antiphlogistika	++	Risiko für Paracetamol am geringsten
Antihypertensiva	substanzabhängig	zentralwirksame Substanzen haben ein großes Risiko, Alpha- und Betablocker ein mittleres und Diuretika, Kalziumantagonisten und ACE-Inhibitoren ein geringes Risiko
Theophyllin	++	
Digitalis	++	
Antiarrhythmika	++	Risiko für Lidocain am größten
H_2-Antagonisten	+-++	Risiko für Cimetidin am größten

Bei weiteren 20% wird Heimpflege erforderlich, 30% bleiben dauerhaft auf Fremdhilfe angewiesen und nur ca. ein Drittel erreicht nach der Fraktur wieder die ursprüngliche Mobilität und Selbständigkeit.

Die Einnahme von Psychopharmaka (Phenothiazine, Butyrophenone, trizyklische Antidepressiva, langwirkende Benzodiazepine) geht einher mit gehäuften Stürzen und Hüftfrakturen. Parkinson-Patienten sind besonders stark sturzgefährdet. Rund 15% aller mit Neuroleptika behandelten Patienten zeigen Zeichen eines Parkinson-Syndroms. Das Risiko ist für Frauen größer und steigt mit dem Alter. Beim alten Patienten erstmals auftretende Parkinson-Symptome sind in ca. 50% der Fälle Nebenwirkungen von Medikamenten und nach deren Absetzen reversibel.

Stürze und Hüftfrakturen im Alter besonders nach Einnahme von Psychopharmaka (Phenothiazine, Butyrophenone, Antidepressiva, Benzodiazepine) und Anti-Parkinson-Mitteln.

Stürze sind meist multifaktoriell verursacht (Tab. 4). Gebrechlichkeit, ein schlechter Allgemeinzustand und Verwirrtheit oder Demenz sind begünstigende Faktoren. Bei interkurrenten Erkran-

Tabelle 4
Mechanismen und Medikamente, die zu einem gesteigerten Sturzrisiko führen können. (Nach Zeeh u. Platt 1994)

Effekt	Sturzmechanismus	Auslösende Medikamente
Sedierung	Tagessedierung, verlängerte Reaktionszeit und Muskelrelaxation	langwirkende Benzodiazepine (verlängerte Halbwertszeit führt zu Kumulation, Empfindlichkeit im Alter ist gesteigert), andere sedierende Psychopharmaka
Einschränkung von Standsicherheit und Balance	Gleichgewichtsgefühl und Fähigkeit zur Korrektur der Körperstellung im Raum eingeschränkt. Schwierig zu messen, teilweise widersprüchliche Daten	Diazepam, Temazepam, Cimetidin bewirken body sway (Körperschwankbewegungen während ruhigem Stehen)
Hypotonie	Orthostatische Hypotonie, postprandiale Hypotonie	Antihypertensiva, Psychopharmaka, Nitrate. Besonders hohes Risiko zu Therapiebeginn, bei Exsikkose und bei interkurrenten Erkrankungen sowie bei zerebrovaskulärer Insuffizienz und lange bestehendem Hochdruck (gestörte Autoregulation der zerebralen Durchblutung)
Parkinson-Syndrom	Bradykinesie, Rigor (Tremor)	Neuroleptika, Antidepressiva, Diltiazem (?) „rabbit syndrome" (= periorale Zuckungen) weisen auf Parkinson-Syndrom hin
Hypoglykämie	Kollaps, Synkope	Insulin, Sulfonylharnstoff, Besonds bei schlechter Compliance, interkurrenten Erkrankungen und Exsikkose. Warnsymptome können fehlen
Störung des Gleichgewichtssinnes	Vestibularisschädigung/dysfunktion	Überdosierung von Aminoglykosiden, Furosemid, Acetylsalicylsäure, Chinidin oder übermäßiger Alkoholkonsum
Störung des Sehvermögens	Miosis	Miotika zur Therapie des Glaukoms

kungen mit Fieber und insbesondere beim Vorliegen einer Exsiccose ist das Risiko medikamentenbedingter Stürze besonders hoch. Die Entscheidung, ob es sich bei einem Sturz um ein durch Medikamente oder die Grundkrankheit begünstigtes Ereignis oder um eine Kombination aus beidem handelt, ist oft nicht zu treffen. Am besten belegt ist das sturzbegünstigende Potential der Psychopharmaka, die über mehrere dieser Mechanismen das Sturzrisiko erhöhen. Ihre Anwendung sollte daher auf ein absolut notwendiges Minimum reduziert werden, die Indikationsstellung streng erfolgen (trizyklische Antidepressiva sollten z.B. nicht als Sedativa, sondern nur zur Depressionsbehandlung eingesetzt werden). Zur Sedierung sollten kurzwirksame Benzodiazepine (z.B. Oxazepam, Temazepam, Triazolam) gegenüber länger wirksamen (z.B. Nitrazepam, Diazepam) vorgezogen werden. Alte Patienten unter einer antihypertensiven Therapie sollten langsam einschleichend dosiert und regelmäßig auf das Auftreten einer orthostatischen Hypotonie hin untersucht werden.

Bei geriatrischen Patienten kurzwirksame Benzodiazepine gegenüber länger wirksamen vorziehen

Bei antihypertensiver Therapie auf orthostatische Hypotonie achten

Mundtrockenheit

Eine wichtige Arzneimittelnebenwirkung bei älteren Patienten ist auch die Mundtrockenheit (Xerostomie), die bei älteren Heimpatienten vor allem durch Psychopharmaka (42,3 %), Analgetika (32,9 %) Diuretika (31,2 %) und Laxantien (23,4 %) verursacht wird (Thomson et al., 1993). Bei der zuhause lebenden älteren Bevölkerung sind dagegen anticholinerg wirksame Medikamente die häufigste Ursache. Die durch die Mundtrockenheit bedingten Kau- und Schluckstörungen haben zur Folge, daß die betroffenen älteren Menschen bestimmte wichtige Nahrungsmittel wie z.B. Gemüse und Brot möglichst vermeiden. Die Nebenwirkung „Mundtrockenheit" tritt besonders häufig bei den topisch verabreichten Pharmaka Ipratropium und Triamcinolon sowie bei den systemisch applizierten Pharmaka Amitriptylin, Oxybutynin und Triazolam auf (Loesche et al.,1995).

Compliance im Alter

▶ Noncompliance

Besonders bei älteren Patienten hat man davon auszugehen, daß Medikamente nicht wie vorgesehen eingenommen werden. Oft erfolgt diese ▶ Noncompliance absichtlich (z.B. wegen auftretender oder befürchteter Nebenwirkungen) und meist nimmt der Patient weniger ein als verordnet. Andere Faktoren, die beim alten Patienten zu einer schlechten Compliance führen können, umfassen:

Schlechte Compliance bei alten Patienten

Ursachen für schlechte Compliance: zu viele Medikamente, Beipackzettel mit Aufzählung von Nebenwirkungen gespickt, schwierig zu öffnende Verpackungen

- viele Medikamente: Einnahmefehler nehmen mit der Zahl der einzunehmenden Medikamente exponentiell zu; besonders Therapiepläne mit mehr als vier Medikamenten führen häufig zu Einnahmefehlern;
- Beipackzettel: das tatsächliche Risiko der im Beipackzettel aufzuführenden „typischen" Nebenwirkungen ist aus der Packungsinformation meist nicht abzuschätzen. Ohne spezielle Aufklärung durch den Arzt oder Apotheker werden die aufgezählten Nebenwirkungen oft überbewertet;
- Merkfähigkeit, Sehkraft und Geschicklichkeit lassen im Alter oft nach. Das Aufbrechen von Blister-Verpackungen und das Hantieren mit kleinen Tabletten wird häufig als schwierig empfunden, kindersichere Verschlüsse sind oft auch „altensicher";
- Selbstmedikation und die Medikamente von mitbehandelnden Ärzten komplizieren die Situation zusätzlich.

Pollow et al. (1994) untersuchten an 667 älteren Probanden die Risiken der Selbstmedikation. Die häufigsten unerwünschten Arzneimittelwirkungen waren Blutdruckabfall und Verschlechterung der kognitiven Fähigkeiten. Die häufigsten Ursachen waren Arzneimittelinteraktionen oder Interaktionen zwischen Arzneimitteln und Alkohol. Dieses Ergebnis wird auch durch Untersuchungen von Forster et al. (1993) bestätigt. Demnach birgt in der älteren Bevölkerung die Einnahme von frei verkäuflichen Medikamenten zusammen mit Alkohol das bei weitem höchste Risiko für das Auftreten unerwünschter Arzneimittelwirkungen.

Richtlinien für die Pharmakotherapie älterer Patienten

Einschleichende Dosierung, Messung der Plasmaspiegel, Bestimmung der Creatinin-Clearance.

Zu Beginn einer Therapie eine niedrige Dosis wählen (ca. 50%) und später je nach Therapieerfolg gegebenenfalls Dosis anpassen. Spiegelbestimmungen (drug-monitoring) und Messung der Nierenfunktion durchführen. Wenn die Bestimmung der endogenen Creatinin-Clearance nicht möglich oder zu aufwendig ist, Schätzung der Creatinin-Clearance nach der Formel von Cockgroft und Gault. Die Zahl der eingenommenen Medikamente ist ein entscheidender Faktor für

Zahl der eingenommenen Medikamente beeinflußt das Risiko von Neben- und Wechselwirkungen und die Compliance.

- das Risiko von Nebenwirkungen und Wechselwirkungen sowie
- Noncompliance und Einnahmefehler.

▸ Selbstmedikation

Alte Patienten betreiben häufig ▸ Selbstmedikation und bekommen oft Medikamente von mehreren Ärzten gleichzeitig verschrieben. Eine ausführliche Medikamentenanamnese ist unverzichtbar.

Ein einfaches Einnahmeschema verbessert die Compliance, Retardpräparate bzw. Kombinationspräparate reduzieren die Zahl der Einzeldosen.

▸ Auslaßversuch

Der Therapieerfolg der einzelnen Medikamente soll in regelmäßigen Abständen kritisch beurteilt werden. In vielen Fällen ist ein ▸ Auslaßversuch zu vertreten.

Auf häufige medikamentenbedingte klinische Bilder achten: anticholinerges Syndrom, akute Verwirrtheitszustände, Synkopen und Stürze, Exsiccose.

Kriterien zum Einsatz neuer Medikamente bei geriatrischen Patienten

Bei neuen Arzneimitteln sind die Daten über Pharmakokinetik und -dynamik im Alter oft lückenhaft. Dies trifft besonders auf die Gruppe der sehr alten (>80 Jahre), multimorbiden Patienten zu, die mehrere Medikamente gleichzeitig einnehmen. Die Probanden aus der Erprobungsphase des Medikamentes und die Patienten, die das Medikament einmal einnehmen sollen, unterscheiden sich oft sehr. Schlüsse vom einen Kollektiv auf den einzelnen Patienten sind nur sehr bedingt möglich. Um abschätzen zu können, ob ein neues Medikament tatsächlich einen klinisch bedeutsamen Vorteil gegenüber den vorhandenen und schon besser bekannten Substanzen bietet, sollten einige Punkte beachtet werden:

- Pharmakokinetische Kenndaten (Bioverfügbarkeit, Verteilungsvolumen, Halbwertszeit, Proteinbindung, Eliminationsweg)? Dosierung im Alter, Dosisreduktion bei gestörter Nieren- oder Leberfunktion?

- Auftreten von pharmakologisch aktiven Metaboliten?
- Nebenwirkungen, Interaktionen?
- Liegen Untersuchungen über Wirksamkeit und Pharmakokinetik bei alten Patienten vor?
- Vergleich mit vorhandenen Präparaten, Preis für eine mittlere Dosierung (Tagestherapiekosten)?

Da Nebenwirkungen eines neuen Medikamentes of erst während der breiten klinischen Anwendung erkannt werden, ist es wichtig, bei alten Patienten systematisch auf unerwünschte Wirkungen zu achten.

Beim Einsatz neuer Pharmaka bei geriatrischen Patienten verstärkt auf unerwünschte Wirkungen achten!

Tabelle 5
Mögliche Arzneimittelnebenwirkungen bei der Pharmakotherapie geriatrischer Patienten

ACE-Hemmer	
Cilazapril	Bei älteren Probanden waren die Spitzenkonzentrationen signifikant erhöht, die totale Clearance war signifikant erniedrigt
Enalaprilat	Bei multimorbiden geriatrischen Patienten mit einer Hypertonie waren – verglichen mit jungen gesunden Probanden – die Spitzenkonzentrationen von Enalaprilat erhöht, die renale Clearance war erniedrigt. Eine Kombinationstherapie von Enalaprilat und Hydrochlorothiazid gegenüber einer Monotherapie (Enalaprilat) zeigte bei der Kombination eine weitere signifikante Erhöhung der Enalaprilatspitzenkonzentrationen und eine signifikante Erniedrigung der renalen Clearance sowie des systolischen und diastolischen Blutdrucks
Analgetika, Antiphlogistika, Anästhetika	
Acetanilid (Paracetamol)	Bei älteren Probanden zeigte sich eine erniedrigte Clearance
Alfentanil	Bei älteren Probanden fand sich eine verlängerte Halbwertszeit und eine erniedrigte Clearance Eine signifikante negative Korrelation wurde zwischen der totalen Clearance von Alfentanil und dem Lebensalter nachgewiesen
Dextropropoxyphyen	Bei älteren Probanden ergab sich eine deutlich verlängerte Halbwertszeit
Ibuprofen	Bei älteren männlichen Probanden fand sich eine verlängerte Halbwertszeit und eine erniedrigte Clearance
Ketoprofen	Bei älteren Probanden zeigte sich eine verlängerte Halbwertszeit und eine ernidrigte Clearance
Metamizol	Bei älteren Probanden fand sich ein verlängerte Halbwertszeit und eine erniedrigte Clearance
Morphin	Bei älteren Probanden ergab sich eine erniedrigte Clearance
Nalbuphin	Bei geriatrischen Patienten wurde im Vergleich zu jungen Probanden eine verlängerte Halbwertszeit und eine erniedrigte Clearance nachgewiesen
Naproxen	Bei älteren Patienten zeigte sich eine verlängerte Halbwertszeit und eine erniedrigte Clearance

Tabelle 5 (Fortsetzung)

Pethidin	Im Alter fand sich eine Abnahme der Exkretion von Pethidin und Norpethidin (aktiver Metabolit)
Phenylbutazon	Die Substanz bietet bei älteren Patienten mit rheumatoider Arthritis nur eine geringe Schmerzlinderung. Nebenwirkungen: peptische Ulzera mit Gefahr der Blutung und Perforation. Darüber hinaus zeigte sich eine verlängerte Halbwertszeit
Piroxicam	Bei älteren Probandinnen ergab sich eine verlängerte Halbwertszeit und eine erniedrigte Clearance
Propofol	Bei geriatrischen Patienten konnte eine erniedrigte Clearance nachgewiesen werden
Salicylate	Im Alter ist auf eine erhöhte Gefahr des Auftretens gastroduodenaler Ulzera zu achten
	Bei älteren Probanden fand sich eine verlängerte Halbwertszeit und eine erniedrigte Clearance
Tiaprofensäure	Bei multimorbiden geriatrischen Patienten mit einer Herzinsuffizienz war die Pharmakokinetik nicht verändert. Es ergab sich kein Anhalt für eine Kumulation
Thiopentonal	Bei älteren Patienten wurde eine verlängerte Halbwertszeit nachgewiesen
Antiarrhythmika	
Chinidin	Bei älteren Probanden Verlängerung der Halbwertszeit und erniedrigte Clearance
Lidocain	Verlängerte Halbwertszeit, toxische Wirkungen bei älteren Patienten doppelt so häufig
Antibiotika	
Cefotaxim	Höhere Plasmaspiegel bei geriatrischen Patienten. Bei einer eingeschränkten Nierenfunktion besteht die Gefahr der Kumulation des aktiven Metaboliten Desacetylcefotaxim
Ceftazidim	Bei älteren Patienten wurde eine verlängerte Halbwertszeit, eine Erniedrigung der totalen und renalen Clearance sowie eine verminderte Wiederfindungsrate im Urin beobachtet. Bei älteren Patienten mit einer akuten bakteriellen Infektion wird eine Dosisreduktion um ca. 50% empfohlen
Ceftriaxon	Bei Erwachsenen nimmt die Halbwertszeit mit dem Lebensalter zu. Es wird daher empfohlen, bei sehr alten Patienten nur die halbe Dosis zu geben
	Bei älteren Patienten war im Vergleich zu jungen Probanden die Halbwertszeit verlängert und die Clearance erniedrigt
Cephalosporine	Bei überhöhten Dosen ist eine Nephrotoxizität und Neurotoxizität (Stupor, Verwirrtheit, Krämpfe) möglich
Ciprofloxacin	Bei älteren Probanden war die mittlere Spitzenkonzentration signifikant erhöht, die renale Clearance erniedrigt

Tabelle 5 (Fortsetzung)

Doxycyclin	Höhere Gewebe- und Serumspiegel wurden bei alten Patienten nachgewiesen. Wegen einer großen therapeutischen Breite besteht nur eine geringe Gefahr von Nebenwirkungen
Erythromycin	Bei gesunden älteren Probanden zeigten sich höhere Spitzenkonzentrationen nach einmaliger und nach mehrfacher Gabe. Nach einer mehrfachen Gabe wurde eine Verlängerung der Eliminationshalbwertszeit um das 2fache nachgewiesen
Kanamycin, Gentamycin, sonstige Aminoglykoside	Verlängerte Halbwertszeit bei älteren Patienten. Bei einer Kombinationstherapie von Aminoglykosiden mit Cephalosporinen besteht generell die Gefahr eines akuten Nierenversagens (Nephrotoxizität). Eine Schädigung des 8. Hirnnerven (ototoxische Wirkung des Kanamycins) ist möglich
Metronidazol	Bei älteren Patienten zeigte sich eine erniedrigte Clearance
Sulfisoxazol	Signifikant verlängerte Halbwertszeit bei älteren Probanden und eine verminderte totale und renale Clearance
Sulfonamide	Im höheren Lebensalter ist die renale Clearance erniedrigt, Gefahr der Kumulation
Trimethoprim	Bei älteren Probanden zeigten sich höhere Spitzenkonzentrationen und eine deutlich (um zwei Drittel) verminderte renale Clearance (im Vergleich zu jungen Probanden)
Antidepressiva	
Trizyklische Antidepressiva	Tachykardien, Herzrhythmusstörungen mit Blockbildungen, Extrasystolien und Kammerflimmern. Anticholinerge Effekte: Austrocknung der Schleimhäute, Akkommodationsstörungen, Obstipation, Miktionsstörungen. Gefahr der Glaukomprovokation. Delirante Zustände und parkinsonähnliche Bilder, Schleimhautulzera
Amitriptylin	Bei älteren Probanden wurden eine verlängerte Halbwertszeit und eine erniedrigte Clearance nachgewiesen
Desipramin	Bei älteren Probanden zeigte sich eine verlängerte Halbwertszeit
Imipramin	Bei älteren Probanden fanden sich eine verlängerte Halbwertszeit und eine erniedrigte Clearance
Lithium	Bei älteren Patientinnen war die Clearance im Vergleich zu jungen Probanden signifikant erniedrigt. Eine Dosisreduktion auf ein Drittel oder die Hälfte wird empfohlen
Nortriptylin	Bei depressiven älteren Patienten zeigte sich im Vergleich zu jungen gesunden Probanden eine verlängerte Halbwertszeit und eine deutlich erniedrigte Clearance
Trazodon	Bei älteren Männern wurden eine verlängerte Halbwertszeit und eine erniedrigte Clearance gemessen Bei älteren Patienten zeigte sich eine verlängerte Halbwertszeit und eine erniedrigte Clearance

Tabelle 5 (Fortsetzung)

Antihypertensiva u.a.	
Ganglienblocker	Anwendung im Alter vermeiden! Gefahr des Blutdruckabfalls mit Auslösung eines zerebralen Insultes
Guanethidin	Zusätzliche Potenzstörungen
Hydralazin	Auslösung von Tachykardien mit nachfolgender Koronarinsuffizienz, Gefahr eines zu plötzlichen Blutdruckabfalls. Kontraindikationen bei älteren Patienten: Herzinsuffizienz, schwere Koronarsklerose, zerebrale Ischämie und ausgeprägte Niereninsuffizienz
Indoramin	Bei älteren weiblichen Probandinnen deutlich verlängerte Halbwertszeit
Labetalol	Bei älteren Patienten mit Hypertonie verlängerte Halbwertszeit und erniedrigte Clearance
Prazosin	Bei älteren Probanden verlängerte Halbwertszeit
Rauwolfiaprodukte, Reserpin	Auslösung und Verstärkung von Depressionen; wegen des antihypertensiven Effektes besteht bei älteren chirurgiscen Notfallpatienten die Gefahr der Auslösung einer Koronarthrombose und einer Niereninsuffizienz
Betarezeptorenblocker	
Acebutolol	Terminale Halbwertszeit des aktiven Metaboliten Diacetolol bei multimorbiden geriatrischen Patienten verlängert, Dosisanpassung gemäß Nierenfunktion erforderlich
Atenolol	Der therapeutische Effekt von Atenolol (relative Erniedrigung des systolischen Blutdruckes) nimmt im höheren Lebensalter ab
	Bei älteren Patienten mit einer Hypertonie fand sich eine signifikant größere Fläche unter der Zeit-Konzentrations-Kurve
Bevantolol	Die Halbwertszeit war bei älteren Patienten gegenüber jüngeren verlängert
Metoprolol	In einer randomisierten Doppelblindstudie zeigte sich, daß die Kombination von 2 Pharmaka im Vergleich zu einer Monotherapie mit Hydrochlorothiazid (hier fanden sich signifikant mehr Patienten mit einer Hypokaliämie und einer Hyperurikämie) effektiver und sicherer in der Behandlung älterer Patienten war
Propranolol	Es zeigte sich eine Verlängerung der Halbwertszeit. Es besteht die Gefahr der Bradykardie und Herzinsuffizienz, der Obstruktion der Atemwege sowie von Bronchospasmen
	Ein Vergleich von 10 älteren mit jungen Probanden hinsichtlich der freien Fraktionen von S- und R-Propranolol ergab keine alternsabhängigken Unterschiede.
	Bei älteren Probanden fand sich eine verlängerte Halbwertszeit und eine erniedrigte Clearance

Tabelle 5 (Fortsetzung)

Propranolol	Bei multimorbiden geriatrischen Patienten waren im Vergleich zu einer Kontrollgruppe von jungen Probanden die mittleren Spitzenkonzentrationen beider Enantiomeren (S- und R-Propranolol) signifikant erhöht, ebenso die mittleren Plasmakonzentrationen. Die orale Clearance war signifikant erniedrigt. Trotz der höheren Plasmaspiegel war der pharmakologische Effekt (% Herzfrequenzerniedrigung) bei den älteren Patienten geringer
Sotalol	Bei älteren Patienten mit einer Hypertonie fand sich eine verlängerte Halbwertszeit und eine erniedrigte Clearance
Timolol	Bei 12 gesunden älteren Probanden war (im Vergleich zu jungen Probanden) die Isoprenalindosis, die nötig war, um die Herzfrequenz um 25 Schläge/min zu erhöhen, deutlich größer; die Ansprechbarkeit (d.h. das Dosis-Wirkungs-Verhältnis) gegenüber Timolol war jedoch bei beiden Gruppen gleich (im Gegensatz zu fast allen anderen Betablockern!)
Diuretika	
Amilorid	Bei älteren Patienten mit einer Hypertonie war im Vergleich zu jungen Probanden die Clearance sowohl für Amilorid als auch für Hydrochlorothiazid deutlich erniedrigt. Bei Gabe der o.g. Kombination sollte bei älteren Patienten die Dosis in Abhängigkeit von der Kreatininclearance reduziert werden
Canrenon	Nach einer 8tägigen Therapie war die Akkumulationsrate von Canrenon (einschließlich aller Metabolite) bei älteren Probanden signifikant erhöht
Furosemid	Bei multimorbiden geriatrischen Patienten zeigte sich eine um den Faktor 2 verlängerte Halbwertszeit. Die Fläche unter der Zeit-Konzentrations-Kurve korrelierte mit der Kreatininclearance. Es bestand auch eine Korrelation zwischen der pharmakologischen Wirkung und der Eliminationsrate. Die maximale Wirkung (Wasser- und Natriumausscheidung) setzt bei älteren Probanden vermindert und verzögert ein
Hydrochlorothiazid	Bei geriatrischen multimorbiden Patienten zeigten sich pharmakokinetische Interaktionen mit Triamteren (erhöhte Plasmaspiegel von Triamteren) und pharmakokinetische und pharmakodynamische Interaktionen mit Enalapril (erhöhte Plasmaspiegel von Enalaprilat, verminderte renale Clearance, zusätzliche Erniedrigung des systolischen Blutdrucks)
Spironolacton	Die mittleren Serumkonzentrationen von Spironolacton und dessen Metaboliten waren bei älteren multimorbiden Patienten doppelt so hoch wie bei jungen Probanden
Thiazide	Gefahr der Hypokaliämie, wodurch eine Verstärkung der Digitaliswirkung möglich ist. Verwirrtheitszustände, Anorexie, Muskelschwäche, kardiale Rhythmusstörungen, komatöse Zustände, Dehydratation mit Viskositätserhöhung des Blutes (erhöhte Thromboemboliegefahr) können auftreten

Tabelle 5 (Fortsetzung)

Glykoside	
Digitalis	Gefahr des Kammerflimmerns erhöht, Appetitverlust, Gewichtsabnahme, Rhythmusstörungen, toxische Wirkung kann zusätzlich durch verlangsamte Elimination verlängert werden. Depressionen, Verwirrtheitszustände, Muskelschwäche, gastrointestinale Beschwerden
Digitoxin	Verlängerte Halbwertszeit, Dosisreduktion erforderlich
Digoxin	Verlängerte Halbwertszeit, Dosisreduktion erforderlich
Hypnotika	
Barbiturate	Ausgeprägte weitere Verschlechterung einer zerebralen Hypoxie. Desorientierung und delirante Zustandsbilder. Depression der Atmung
S-Hexobarbital	Alternsabhängige stereoselektive Veränderungen des Metabolismus. Bei älteren Probanden: verlängerte Halbwertszeit und eine erniedrigte Clearance
Mephobarbital (Barbiturat in Racematform, Methylphenobarbital)	Stereoselektive Veränderungen der Pharmakokinetik und des Metabolismus von Mephobarbital in Abhängigkeit von Alter und Geschlecht: verlängerte Halbwertszeiten und verminderte totale Clearance von R-Mephobarbital bei älteren Probanden
Phenobarbital	Verlängerte Halbwertszeit
Kalziumantagonisten	
Diltiazem	Bei älteren gesunden Probanden war nach 4tägiger Gabe von Diltiazem die ICG-Clearance (ein Marker für die hepatische Perfusion) beschleunigt; die Antipyrinclearance war dagegen vermindert (Einfluß von Diltiazem auf die hepatische Enzymaktivität) Bei älteren Patienten mit einer Hypertonie war die Halbwertszeit im Vergleich zu jüngeren Patienten verlängert
Nifedipin	Das scheinbare Verteilungsvolumen und die Serumspiegel sind bei älteren Patienten höher
Nifedipin	Bei 10 älteren Patienten mit kardialen Erkrankungen waren im Gegensatz zu jüngeren Patienten die mittleren Plasmakonzentrationen (AUC) und die Spitzenkonzentratiionen signifikant erhöht
Nimodipin	Die Plasmakonzentrationen von Nimodipin und der 3 Hauptmetabolite wurden bei geriatrischen Patienten bestimmt. Innerhalb der Studie fanden sich keine signifikanten Änderungen in der maximalen Plasmakonzentration und der AUC
Nitrendipin	Es besteht eine inverse Korrelation zwischen dem Lebensalter und der Abnahme des diastolischen Blutdrucks nach Gabe von Nitrendipin Bei älteren Patienten fanden im Vergleich zu jungen Probanden signifikant höhere Plasmakonzentrationen und eine verlängerte Halbwertszeit

Tabelle 5 (Fortsetzung)

Terodilin	Bei multimorbiden geriatrischen Patienten zeigten sich erhöhte Plasmaspitzenkonzentrationen, verlängerte Halbwertszeiten (3fach!) und eine verminderte renale Clearance
Verapamil	Bei älteren Patienten mit einer Hypertonie fand sich im Vergleich zu jüngeren Patienten eine verlängerte Halbwertszeit und eine erniedrigte Clearance
Neuroleptika	
Clozapin	Bei älteren Patienten waren im Gegensatz zu jüngeren Patienten die Plasmakonzentrationen deutlich erhöht
Phenothiazin- und Thioxanthenderivate, Butyrophenone	Orthostatische Kreislaufstörungen, extrapyramidal-motorische Syndrome
Thioridazin	Bei älteren Patienten waren im Vergleich zu jüngeren Patienten die durchschnittlichen Plasmakonzentrationen um den Faktor 1,5–2 erhöht. Unerwünschte Nebenwirkungen traten bei älteren Patienten häufiger und deutlich ausgeprägter auf
Nootropika	
Naftidrofuryl	Die mittlere Halbwertszeit von Naftidrofuryl war bei geriatrischen Patienten um das 3fache verlängert (im Vergleich zu den Daten jüngerer Probanden)
Piracetam	Die Pharmakokinetik wird mehr durch die Multimorbidität als durch das Lebensalter als solches beeinflußt
Tranquilizer	
Alprazolam	Bei älteren Probanden fanden sich eine Verlängerung der Halbwertszeit une eine erniedrigte Clearance
Bromazepam	Bei älteren Probanden sind im Vergleich zu jüngeren Freiwilligen die mittleren Spitzenkonzentrationen erhöht, die mittlere Clearance ist erniedrigt
Brotizolam	Verlängerte Halbwertszeit und verminderte Clearance bei älteren Probanden
Chlordiazepoxid	Verlängerte Halbwertszeit und verminderte Clearance bei älteren Probanden
Clobazam	Bei älteren Probanden wurde eine deutliche Verlängerung der Halbwertszeit gefunden
Diazepam	Bei älteren Probanden fanden sich erhöhte Plasmakonzentrationen. Verschlechterung der Reaktionszeit und von Gedächtnisfunktionen im Vergleich zu jungen Probanden
Diazepam und Desmethyldiazepam (aktiver Metabolit)	Nach Langzeittherapie zeigt sich eine Akkumulation von Diazepam und Desmethyldiazepam im Plasma. Die Halbwertszeit war verlängert

Tabelle 5 (Fortsetzung)

Flunitrazepam	Mit zunehmendem Lebensalter konnte eine signifikante Zunahme der sedierenden Wirkung nachgewiesen werden; diese Zunahme läßt sich durch alternsabhängige Veränderungen der Kinetik nicht erklären
Loprazolam	Bei älteren Probanden wurden eine Verlängerung der Halbwertszeit und eine verminderte orale Clearance nachgewiesen. Bei gleichen Plasmaspiegeln war die pharmakologische Wirkung verstärkt. Verlängerung der Reaktionszeiten
Lorazepam	Bei älteren Probanden zeigte sich eine verminderte Clearance, erhöhte Fraktion von „freiem", nicht an Proteine gebundenen Lorazepam
	Bei multimorbiden geriatrischen Patienten wurde die Pharmakokinetik nach einer Dauertherapie untersucht: verlängerte Halbwertszeit im Vergleich zu jungen Probanden. Die maximalen Lorazepamspiegel korrelierten signifikant mit dem Alter der geriatrischen Patienten. Im Vergleich zur Erstapplikation war jedoch nach einer Woche Therapie die Elimination von Lorazepam beschleunigt
Lormetazepam	Nach ein- und mehrmaliger Gabe fand sich eine Verschlechterung der assoziativen Gedächtnisfunktionen bei älteren gesunden Probanden
Meprobamat, Nitrazepam	Erniedrigung des Muskeltonus bei Gangstörungen, Darmatonie, Blutdruckabfall, Vigilanzminderung, Störung des normalen Schlafmusters
Midazolam	Die Halbwertszeit von Midazolam ist bei älteren Probanden signifikant verlängert
	Signifikant erniedrigte Clearance bei gesunden älteren Probanden
	Bei älteren gesunden Probanden und bei unveränderten Plasmaspiegeln (im Vergleich zu jungen Probanden) zeigte sich eine Zunahme der pharmakologischen Wirkung
Triazolam	Bei gesunden älteren Probanden fanden sich eine massive Beeinträchtigung der psychomotorischen Aktivität (als Folge erhöhter Plasmaspiegel) und ein erhöhtes Risiko von Stürzen (und Frakturen) beim nächtlichen Aufstehen
	Signifikant verminderte Clearance bei gesunden älteren Probanden. Als Folge der erhöhten Plasmaspiegel ausgeprägte Einschränkung der Gedächtnisfunktion (im Vergleich zu jungen Probanden)

Fragen und Antworten zur Erfolgskontrolle

1. Welches sind die häufigsten arzneimittelinduzierten klinischen Bilder und Syndrome beim alten Menschen?

- Akute Verwirrtheitszustände,
- anticholinerges Syndrom,
- Synkopen und Stürze,
- orthostatische Beschwerden.

2. Wichtigste Arzneimittelnebenwirkungen und Interaktionen im Alter?

- Die Häufigkeit von unerwünschten Arzneimittelwirkungen nimmt mit der Zahl gleichzeitig eingenommener Medikamente zu.
- Höhere Letalität bei Vergiftungen im Alter.
- Erhöhtes Risiko einer Digitalisintoxikation aufgrund erhöhter Plasmaspiegel, Gefahr der Bradykardie wegen der erniedrigten Reizschwelle des Vagus im Alter (Symptome: Schwindelgefühl, Blockbilder).
- Das Risiko einer Hypokaliämie und damit einer gesteigerten kardialen Digitalisempfindlichkeit wird durch den im Alter vermehrten Einsatz von Diuretika und Laxanzien weiter erhöht (Rhythmusstörungen).
  Beim Einsatz von Diuretika: Gefahr eines verstärkten Flüssigkeitsverlustes (vermindertes Durstgefühl im Alter), der Hypokaliämie (verminderter intrazellulärer Kaliumgehalt im Alter); über die Hypovolämie überschließender Blutdruckabfall (verminderte Ansprechbarkeit der Barorezeptoren im Alter) mit der Gefahr eines Herzinfarktes oder eine Apoplexie.
- Bei allen Antihypertensiva: vorsichtige Blutdruchsenkung bei älteren Patienten wegen der alternsbedingte veränderten Reaktion der Barorezeptoren und wegen des reduzierten peripheren Venentonus (erhöhte Gefahr der orthostatischen Dysregulation im Alter).
- Bei Benzodiazepinen ist im Alter das Risiko von Stürzen und Frakturen erhöht, ebenso bei Anti-Parkinson-Mitteln, Neuroleptika und trizyklischen Antidepressiva.
- Bei kombinierer Gabe mit Hydrochlorothiazid ist (wegen der intermittierenden Einschränkung der im Alter ohnehin erniedrigten glomerulären Filtrationsrate) die Clearance von Triamteren (kaliumsparendes Diuretikum) und von Enalapril vermindert (Mühlberg et al. 1989).
- Akute Verwirrtheitszustände sind im Alter häufiger medikamenteninduziert (Analgetika, Benzodiazepine, Antidepressiva, Neuroleptika, Parkinsonmittel).
- Anticholinerge Syndrome treten bei älteren Patienten häufiger auf (Antiemetika, Parkinsonmittel, Spasmolytika, Antidepressiva, Antihistaminika, Neuroleptika).

3. Welche pharmakokinetichen Veränderungen sind für die erhöhte Nebenwirkungsrate im Alter verantwortlich?

- Veränderungen der Absorption: im Alter verminderte Magensäurebildung, verlangsamte Magenentleerung undn eingeschränkte gastrointestinale Motilität, verlängerte Zirkulation im enterohepatischen Kreislauf.
- Veränderungen des Verteilungsvolumens: im Alter Abnahme des Körpergewichts, des Körperwassers (erhöhte Plasmaspiegel von wasserlöslichen Medikamenten, z.B. Digoxin, Alkohol) bei gleichzeitiger Zunahme des Anteils des Fettgewebes am Körpergewicht (verlängerte Halbwertszeit für fettlösliche Medikamente, z.B. Diazepam). Durch das veränderte Plasmaproteinmuster (im Alter Abnahme des Albumins, Zunahme z.B. von saurem α_1-Glykoprotein) können die „freien", d.h. nicht proteingebundenen und dadurch pharmakologisch wirksamen Plasmaspiegel erhöht sein (verstärkte Wirkung).

– Veränderungen des hepatischen Abbaus: im Alter Abnahme des Lebergewichts, der Enzymkapazität und der Leberdurchblutung

4. Welche klinische Kenngröße eignet sich am besten zur Abschätzung er alternsabhängigen Nierenfunktionseinschränkung?

Die Kreatininclearance: entweder die endogene (24-Stunden-Sammelurin) oder ersatzweise die errechnete Kreatininclearance nach der Formel von Cockgroft u. Gault.

5. Welche pharmakokinetischen Eigenschaften eines Arzneimittels sind bei geriatrischen Patienten eher ungünstig?

- Hohe Proteinbindung,
- Bildung von aktiven Metaboliten,
- hohe Lipidlöslichkeit,
- ausschließliche renale Elimination,
- ausschließliche hepatische Elimination,
- ausschließliche biliäre Exkretion,
- Zirkulation im enterohepatischen Kreislauf.

Literatur

Ammon, H.P.T. (1994) Pharmaka zur Behandlung von Funktionsstörungen der endokrinen Organe. In: Estler, C.J. (Hrsg.) Pharmakologie und Toxikologie. Schattauer, Stuttgart, New-York, 416-508

Forster LE, Pollow R, Stoller EP (1993) Alcohol use and potential risk for alcohol-related adverse drug reactions among community-based elderly. Journal of Community Health 18 (4): 225-239

Greenblatt DJ, Harmath JS, Shader RI (1991c) Clinical pharmacokinetics of anxiolytics and hypnotics in the elderly. Clin Pharmacokinet 21:262-273

Greenblatt DJ, Harmath JS, Shader RI (1991b) Clinical pharmacokinetics of anxiolytics and hypnotics in the elderly. Clin Pharmacokinet 21:165-177

Loesche WJ, Bromberg J, Terpenning MS, Bretz WA, Dominguez BL, Grossmann NS, Langmore SE (1995) Xerostomia, xerogenic medications and food avoidances in selected geriatric groups. Journal of the American Geriatrics Society 43 (4): 401-407

Minne, H.W. (1993) Therapie der Osteoporose, In: Platt, D. (Hrsg.) Pharmakotherapie und Alter, 375-394

Mühlberg W, Spahn H, Platt D, Mutschler E, Jung R (1989) Pharmacokinetics of triamterene in geriatric patients - influence of piretanide and hydrochlorothiazide. Archives of Gerontology and Geriatrics 8: 73-85

Mühlberg W, Platt D (1991) Besonderheiten der Diuretikatherapie im Alter. Urologe 31: 50-54

Mühlberg W (1997) Untersuchungen zur Pharmakokinetik und Toxikologie multimorbider geriatrischer Patienten. Habilitationsschrift, Erlangen-Nürnberg

Mühlberg W, Rieck W, Arnold E, Ott G, Lungershausen E (1997) Pharmacokinetics of alprazolam in elderly patients with multiple diseases. Archives of Gerontology and Geriatrics 25: 91-100

Mutschler E, Völger KD (1988) Diuretikatherapie. In: Platt D (Hrsg) Pharmakotherapie im Alter - ein Leitfaden für die Praxis. Springer, Berlin Heidelberg New York

Platt D, Mühlberg W (1988) Besonderheiten der klinischen Pharmakologie in der Geriatrie. In: Kuemmerle HP, Hitzenberger G, Spitzy KH (Hrsg) Klinische Pharmakologie 4. Aufl, 1. Ergänzungslieferung. Ecomed, Landsberg/Lech

Platt D, Mühlberg W (1993) Spezielle klinische Pharmakologie in der Geriatrie. In: Kuemmerle HP, Hitzenberger G, Spitzy KH (Hrsg) Klinische Pharmakologie 4. Aufl, 40. Ergänzungs-lieferung. Ecomed, Landsberg/Lech

Platt D (1994) Die Bedeutung der Pharmakokinetik für die medikamentöse Behandlung multimorbider geriatrischer Patienten. In: Platt D (Hrsg) Pharmakotherapie und Alter. Springer, Berlin Heidelberg New York

Pollow RL, Stoller EP, Forster LE, Duniho TS (1994) Drug combinations and potential for risk of adverse drug reaction among community-dwelling elderly. Nursing Research 43 (1): 44-49

Rochon PA, Gurwitz JH (1995) Drug Therapy. Lancet 346 (8966): 32-36

Tett SE, Triggs EJ (1996) Use of methotrexate in older patients. A risk-benefit assessment. Drugs and Aging 9 (6): 458-471

Thomson WM, Brown RH, Williams SM (1993) Medication and perception of dry mouth in a population of institutionalised elderly people. New Zealand Medical Journal 106 (957): 219-221

Zeeh J, Platt D (1990) Alternsveränderungen der Leber - Konsequenzen für die Arzneimitteltherapie. Fortschr Med 108: 703-706

Zeeh J, Platt D (1994) Pharmakotherapie im Alter. Therapiewoche 44: 272-282

Prof. Dr. D. Platt
Dr. W. Mühlberg
Lehrstuhl Innere Medizin/Gerontologie
der Friedrich-Alexander-Universität
Erlangen-Nürnberg
Heimerichstraße 58
D-90419 Nürnberg

5/94

Internist (1994) 35:501–513 © Springer-Verlag 1994

Hepatosplenomegalie

H. Hinrichsen und U.R. Fölsch
I. Medizinische Klinik, Klinik für Allgemeine Innere Medizin, Christian-Albrechts-Universität, Kiel

Bereits vor Jahrhunderten war bekannt, daß eine Größenzunahme innerer Organe wie der Leber und der Milz Krankheitsbedeutung hat. Die Hepatosplenomegalie ist auch heute noch häufig ein erstes Symptom einer ernsten Erkrankung.

Definition

▶ Lebergröße: 9–12 cm.

▶ Milzgröße: 11 · 5 cm (Länge mal Dicke).

Unter dem Begriff Hepatosplenomegalie versteht man die Größenzunahme von Leber und Milz. Bei der klinischen Untersuchung gilt als Maß für eine normale ▶ Lebergröße 9–12 cm, welche perkutorisch in der Medioklavicularlinie bestimmt wird. Eine exakte Größenbestimmung von Leber und Milz liefert die Ultraschalluntersuchung beider Organe. Hierbei gilt als obere Normgröße für die ▶ Milz: 11 · 5 cm (Länge mal Dicke), wobei insbesondere die Zunahme der Dicke mit einem pathologischen Befund der Milz korreliert ist. Bei der sonographischen Bestimmung der Leber in der Medioklavikularlinie ergibt sich eine Normalgröße von 11–13 cm bei Verwendung eines Sektor- oder Konvexscanners, der eine exakte Größenbestimmung vom Scheitel der Leberkuppel bis zum Unterrand der Leber erlaubt. Bei Verwendung eines Linearscanners erfolgt die Messung von der perkutorisch ermittelten Lungen-Leber-Dämpfungslinie bis zum Leberunterrand. Hierbei finden sich Normalwerte, die in der Regel 2 cm kleiner sind, da der Scheitel der Leberkuppel nicht berücksichtigt wird. In diesem Zusammenhang muß erwähnt werden, daß gemäß den bereits genannten Aspekten die perkutorisch und sonographisch ermittelte Lebergröße in der Regel nicht übereinstimmt. Die gemessene Größe beider Organe ist darüber hinaus jeweils in Relation zum Geschlecht, zur Körpergröße und zum Körpergewicht zu setzen.

Einteilung

Hinter dem Symptom Hepatosplenomegalie verbergen sich zahlreiche systemische Erkrankungen wie auch primäre Lebererkrankungen:

Ursachen einer Hepatosplenomegalie

Erkrankungen, die zu einer Hepatomegalie und/oder Splenomegalie führen

- Lebererkrankungen mit Steigerung des portalen Venendruckes
- Erkrankungen des retikuloendothelialen Systems

- Erkrankungen des hämatopoetischen Systems
- Autoimmunologische Erkrankungen
- Hepatotrope und lymphotrope Virusinfektionen
- Protozoeninfektionen
- Hämatogen streuende bakterielle Infektionen
- Endokrinologische Erkrankungen
- Herzinsuffizienz

Häufig kommt es bei einer primären Lebererkrankung zu einer Steigerung des portalen Venendruckes mit einer sekundären Größenzunahme der Milz. Daher können alle Erkrankungen der Leber, die zu einer Steigerung des portalen Venendrucks führen, auch eine Splenomegalie verursachen. Eine Erkrankung des beiden Organen gemeinsamen retikuloendothelialen Systems, wie sie bei verschiedenen Speichererkrankungen zu finden ist, führt zu einer Hepatosplenomegalie. Auch Erkrankungen des hämatopoetischen Systems oder primär mesenchymale Erkrankungen können eine Hepatosplenomegalie aufweisen. Virusinfektionen mit lymphotropen und hepatotropen Viren sowie Protozoeninfektionen sind häufig durch eine Hepatosplenomegalie gekennzeichnet. Hämatogen streuende septische bakterielle Infektionen können zu einer Vergrößerung von Milz und Leber führen. Auch gibt es seltenere endokrinologische Ursachen (Akromegalie) für eine Hepatosplenomegalie.

Es muß betont werden, daß alle Erkrankungen, die in Betracht kommen, zwar eine Hepatosplenomegalie hervorrufen können, diese jedoch nicht immer vorhanden sein muß. Eine Hepatosplenomegalie kann mit einem schweren Krankheitsbild oder mit leichten Beschwerden einhergehen, aber auch vollkommen asymptomatisch verlaufen.

Erkrankungen mit Steigerung des portalen Venendrucks

▶ Portale Hypertension: Drucksteigerung in der V. portae bei posthepatischer, intrahepatischer oder prähepatischer Abflußbehinderung.

Pfortaderhochdruck

Eine Steigerung des ▶ Druckes im Portalvenensystem bedeutet einen herabgesetzten Blutfluß in diesem Stromgebiet, so daß es bei gleichbleibender arterieller Füllung zu einer Stauung in den Organen mit venösem Abfluß in das Pfortadersystem kommt. Dies führt zu einer Vergrößerung der entsprechenden Organe, also auch der Milz. Lediglich eine prähepatische Ursache einer portalen Hypertension, wie sie bei der Pfortaderthrombose auftritt, weist keine Hepatomegalie auf (vgl. folgende Auflistung).

Erkrankungen mit Drucksteigerung im Pfortadersystem und Hepatosplenomegalie

- Toxische Leberzirrhose (z.B. Alkohol, Medikamente)
- Leberzirrhose bei einer chronischen Virushepatitis B oder C
- Primär biliäre Leberzirrhose
- Sekundär biliäre Leberzirrhosen
- Budd-Chiari-Syndrom
- Bilharziose
- Tumorbefall der Leber.

▶ Alkoholtoxischer Leberschaden: 1) Leberverfettung, 2) Fettleber, 3) Fettleberhepatitis, 4) Leberzirrhose.

alkoholtoxischer Leberschaden

Virushepatitis

primär biliäre Zirrhose

Die häufigste Ursache ist in Mitteleuropa in diesem Zusammenhang die ▶ alkoholtoxische Leberschädigung mit Ausbildung einer Leberzirrhose. Daneben findet man eine Leberzirrhose auf dem Boden einer chronischen Virushepatitis B oder C (s. unten: „Hepatotrope und lymphotrope Virusinfektionen"). In selteneren Fällen ist eine primär biliäre Zirrhose Ursache einer Hepatosplenomegalie. Diese Erkrankung, die zu Beginn häufig asymptomatisch verläuft, wird durch den Nachweis von antimitochondrialen Antikörpern charakterisiert, was auf den autoimmunologischen Hintergrund dieser Erkrankung hinweist. Die antimitochondrialen Antikörper können in weitere Untergruppen differenziert werden, welche prognostische Bedeutung für den Erkrankungsverlauf haben. Daneben führen auch sekundäre biliäre Obstruktionen zu einer Leberzirrhose. Ursächlich kommen Gallengangsobstruktionen nach Cholezystektomien oder ein chronischer Verschluß durch einen Gallengangsstein in Zusammenhang mit einer aszendierenden bakteriellen Cholangitis in Frage. Klinisch steht ein cholestatisches Syndrom mit Fieberschüben (Cholangitis) im Vordergrund. Erst über einen langjährigen Verlauf entwickelt sich dann eine sekundäre biliäre Zirrhose. Durch die Ultraschalluntersuchung und moderne endoskopische Untersuchungsverfahren (▶ ERCP, Cholangioskopie) werden diese Erkrankungen jedoch frühzeitig erkannt und behandelt, so daß Spätfolgen dieser Erkrankungen immer seltener werden.

sekundär biliäre Zirrhose

▶ ERCP: endoskopische retrograde Cholangiopankreatikographie.

Einen weiteren Sonderfall stellt das Budd-Chiari-Syndrom (thrombotischer Verschluß der Lebervenen) dar. Hierbei zeigt sich häufig das Krankheitsbild einer akuten portalen Hypertension. Ursächlich findet sich in den meisten Fällen (etwa 70%) z.B. eine Thrombophilie im weitesten Sinne, eine Polycythaemia vera (s. unten: „Erkrankungen des hämatopoetischen Systems"). Aber auch andere Ursachen wie die Einnahme von oralen Kontrazeptiva und Tumorerkrankungen kommen in Frage.

Budd-Chiari-Syndrom

Die ▶ Bilharziose ist eine Infektion, die durch Schistosomata (Pärchenegel) hervorgerufen wird. Im Rahmen dieser Infektion kann es zu Eiablagerungen im Pfortaderstromgebiet, insbesondere periportal kommen. Dies kann über Jahre eine Periportalfibrose und Leberzirrhose mit portaler Hypertension hervorrufen. Die Bilharziose als Ursache einer portalen Hypertension wird häufig trotz eines vorangegangenen Aufenthalts in tropischen Gebieten nicht in Betracht gezogen, da zwischen der Infektion und den Spätkomplikationen 10–15 Jahre vergehen können. Der Erregernachweis, der im Stuhl oder Urin geführt wird, ist häufig nach dieser langen Zeit nicht mehr möglich, so daß eine Diagnosestellung auf serologische Untersuchungen angewiesen ist. Neben den genannten Erkrankungen, die zu einer Drucksteigerung im Pfortadersystem führen, können auch Tumoren in der Leber, die eine Pfortaderkompression verursachen, eine Hepatosplenomegalie hervorrufen.

Bilharziose

▶ Bilharziose: Infektion durch Zerkarien als aktive Durchwanderung der Haut.

Tumoren

Die Diagnose einer portalen Hypertension wird durch Hinweise für Ösophagusvarizen, kutane Umgehungskreisläufe (Caput medusae) oder das Vorhandensein von Aszites gestellt. Die Ursache der portalen Hypertension wird dann in einem zweiten Schritt serologisch (primär biliäre Zirrhose, Bilharziose) und histologisch durch eine ultraschallgezielte Leberpunktion oder eine Laparoskopie festgestellt.

Erkrankungen des retikuloendothelialen Systems

Bei den Erkrankungen des ▶ RES handelt es sich vorwiegend um *Stoffwechselerkrankungen*, die durch einen genetischen Defekt zu einer Speicherung von Stoffwechselprodukten in Organen führen. Ein Großteil dieser Erkrankungen geht mit einer Hepatosplenomegalie einher:

retikuloendotheliales System

▶ RES: retikuloendotheliales System.

Bei Erwachsenen:
- Morbus Wilson,
- Hämochromatose,

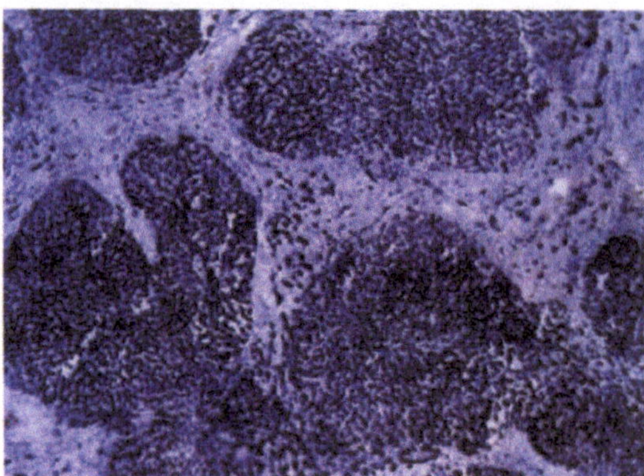

Abb. 1. Eisenablagerungen im Lebergewebe bei einer Hämochromatose; Darstellung mit der Berliner-Blau-Färbung (Vergr. 25:1)

- α_1-Antitrypsinmangel,
- Amyloidose.

Bei Kindern:
- Sphingolipidosen,
- Glykogenosen.

▶ **Sphingolipidose: eine Gruppe lyosomaler Speicherkrankheiten.**

Da es sich überwiegend um angeborene Erkrankungen handelt, wird die Diagnose häufig bereits im Kleinkindalter gestellt bzw. ist der Stoffwechseldefekt so schwerwiegend, daß die Patienten das Erwachsenenalter nicht erreichen. Beispiele hierfür sind die ▶ Sphingolipidosen (Morbus Gaucher, Niemann-Pick-Krankheit) und einige Glykogenosen (Typ I, von Gierke; Typ II, Pompe). Durch die modernen therapeutischen Möglichkeiten besteht jedoch für diese Patienten eine immer größer werdende Chance, das Erwachsenenalter zu erreichen.

Sphingolipidosen

Glykogenosen

Neben den genannten gibt es weitere angeborene Stoffwechselerkrankungen, die sich erst im späteren Lebensalter manifestieren und so differentialdiagnostisch bei der Hepatosplenomegalie in Betracht kommen. Dazu gehört die abnorme Speicherung von Eisen bei der Hämochromatose. Diese Erkrankung betrifft im wensentlichen Männer im Alter von 40–60 Jahren und ist durch eine gesteigerte Resorption von Eisen und der daraus resultierenden unzureichenden Verwertung des Eisens im retikuloendothelialen System gekennzeichnet (Abb. 1). Der genaue Stoffwechseldefekt, der dieser Erkrankung zugrunde liegt, ist noch nicht bekannt. Klinisch stehen das dunkle Hautkolorit (Bronzediabetes), eine Hepatosplenomegalie mit Ausbildung einer Leberhirrhose, ein Diabetes mellitus und häufig eine Kardiomyopathie im Vordergrund. Die Diagnose wird aufgrund des erhöhten Serumeisenspiegels, des erhöhten Serumferritins, der gesteigerten Transferrinsättigung und der histologischen Begutachtung von Lebergewebe oder einer Knochenmarksbiopsie mit Nachweis der vermehrten Eisenablagerung gestellt. Bei der Wilson-Erkrankung handelt es sich um einen Stoffwechseldefekt mit mangelnder biliärer Sekretion von Kupfer. Klinisch zeigt sich bereits im jugendlichen Alter die Entwicklung einer Leberzirrhose. Daneben können auch neurologische Manifestationen (extrapyramidalmotorische Bewegungsstörungen) und

Hämochromatose

Morbus Wilson

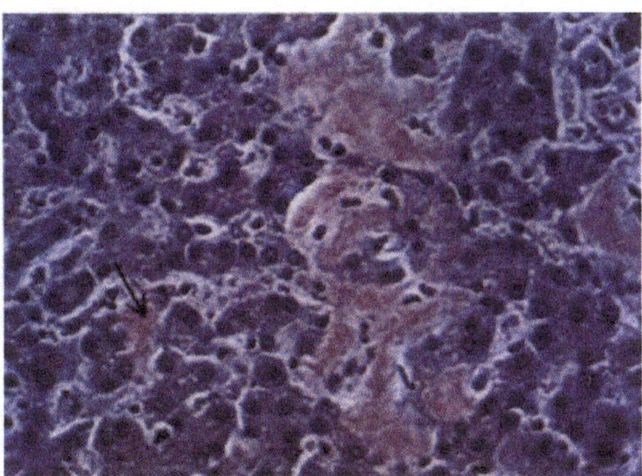

Abb. 2. Ablagerung von Amyloid bei einer sekundären Amyloidose in der Leber; Darstellung mit der Kongo-Rot-Färbung (Vergr. 400:1)

charakteristische Augensymptome (Kayser-Fleischer-Kornealring) auftreten. Laborchemisch fallen eine Erniedrigung des kupferbindenden Proteins im Serum (Coeruloplasmin) und ein verminderter Kupfergehalt im Serum auf. Bei der histologischen Untersuchung von Lebergewebe findet man dann eine vermehrte Kupferspeicherung, die die Diagnose bestätigt.

α_1-Antitrypsinmangel

Beim α_1-Antitrypsinmangel fehlt die Bildung dieses Proteinaseninhibitors in der Leber. Klinisch betrachtet steht dabei die pulmonale Beteiligung mit Ausbildung eines schweren Lungenemphysems bereits im Kindesalter im Vordergrund. Daneben weisen die Patienten häufig eine Hepatosplenomegalie mit Übergang in eine Leberzirrhose auf.

Der Nachweis erfolgt aufgrund des Fehlens von α_1-Antitrypsin im Serum (85% der α_1-Globulinfraktion in der Serumeiweißelektrophorese). Neben diesen angeborenen Stoffwechseldefekten der Leber und der Milz kommt auch eine meist erworbene und selten angeborene Erkrankung in Frage: die Amyloidose. Es handelt sich hierbei um die Ablagerung eines spezifischen Proteins in verschiedenen inneren Organen wie Leber, Milz, Herz und Niere. Die erworbene Amyloidose tritt bei monoklonalen Gammopathien (Plasmozytom, Morbus Waldenström) und am häufigsten als Begleiterscheinung bei chronisch entzündlichen Erkrankungen infektiöser Art (Osteomyelitis, Tuberkulose, Lues, Bronchiektasien) oder nichtinfektiöser Art (Kollagenosen, rheumatoide Arthritis, Colitis ulcerosa, Morbus Crohn) auf. Das klinische Krankheitsbild hängt von der Beteiligung der Niere (nephrotisches Syndrom, Niereninsuffizienz) und des Herzens (Kardiomyopathie) ab. Die Diagnose wird durch den histologischen Nachweis von Amyloid in der Rektumschleimhautbiopsie mit der Kongo-Rot-Färbung geführt (Abb. 2). Darüber hinaus ist man heute in der Lage, das Amyloid in verschiedene ▶ Unterfraktionen aufzuschlüsseln, was Rückschlüsse auf die ursächliche Erkrankung zuläßt.

Amyloidose

▶ Biochemische Aufteilung von Amyloidablagerung und mögliche ursächliche Erkrankung:
AL **↔ primäre Amyloidose, Plasmozytom;**
AA **↔ reaktive Amyloidosen;**
AE **↔ lokale Amyloidosen;**
AS **↔ Altersamyloidose (Herz, Hirn);**
AH **↔ Hämodialyse.**

Erkrankungen des hämatopoetischen Systems

Verschiedene Erkrankungen des hämatopoetischen Systems können zu einer Hepatosplenomegalie führen:

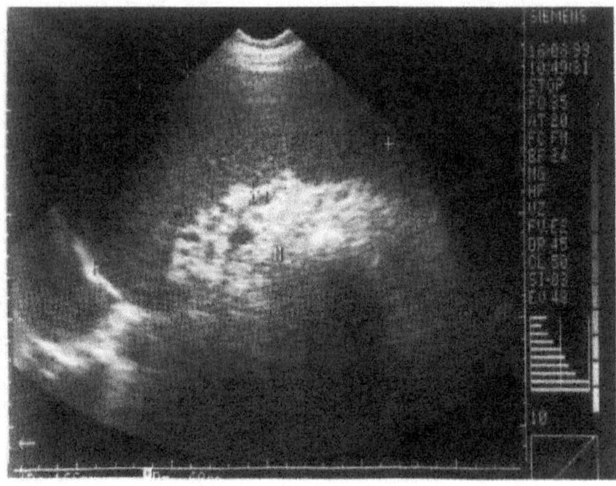

Abb. 3. Sonographische Darstellung einer vergrößerten Milz bei Hepatosplenomegalie auf dem Boden einer akuten lymphatischen Leukämie mit Organinfiltration (Leber und Milz)

1. Myeloproliferative Erkrankungen:
   - chronische myeloische Leukämie,
   - Osteomyelosklerose,
   - Polycythaemia vera,
   - megakaryozytäre Myelose;
2. Morbus Hodgkin,
3. Non-Hodgkin-Lymphome,
4. Haarzelleukämie,
5. Histiozytosis X,
6. Hämolytische Anämien.

Dabei spielen für die Größenzunahme der Leber und der Milz unterschiedliche Mechanismen eine Rolle. Zum einen kann es zu einer Verdrängung der blutbildenden Zellen im Knochenmark mit extramedulärer Blutbildung in der Milz und Leber kommen, wie es typischerweise bei der Osteomyelofibrose zu beobachten ist. Andererseits gibt es Infiltrationen der Milz und Leber sowohl bei Lymphomen als auch bei Leukämien, insbesondere bei der chronischen myeloischen Leukämie. Die Abbildungen 3 und 4 zeigen sonographische und computertomographische Aufnahmen der Leber und der Milz bei einer Patientin mit Hepatosplenomegalie. Beide Organe wiesen histologisch eine Infiltration durch Gewebe einer akuten lymphatischen Leukämie auf. Von einem Hyperspleniesyndrom spricht man dann, wenn es bei einer vergrößerten Milz zu einer vermehrten Speicherung von Erythrozyten, Leukozyten oder Thrombozyten in diesem Organ kommt, was zu einer Abnahme der entsprechenden Zellen im peripheren Blut führt.

extramedulläre Blutbildung

Organinfiltration

Hyperspleniesyndrom

Hämolytische Anämien führen durch den gesteigerten Abbau von Erythrozyten im RES der Leber und Milz zu einer Hepatosplenomegalie.

vermehrter Erythrozytenabbau

Diagnostik

Die Diagnose einer hämatopoetischen Erkrankung wird aus dem Blutbild mit Differentialblutbild, dem Knochenmarkpunktat und

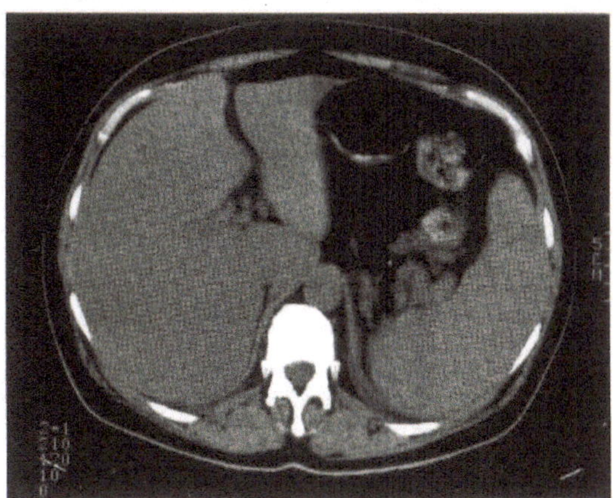

Abb. 4. Computertomographische Darstellung von Leber und Milz bei Hepatosplenomegalie auf dem Boden einer akuten lymphatischen Leukämie mit Organinfiltration (Leber und Milz)

– bei Erkrankungen des lymphatischen Systems – durch eine Lymphknotenbiopsie festgestellt. Eine histologische Begutachtung von Leber- oder Milzgewebe ist in der Regel nicht erforderlich. Eine Ausnahme bildet die Gruppe der Granulombildungen von Langerhans-Zellen (Histiozytosis X). Bei einigen Formen dieser Erkrankung kann es zu Infiltrationen in Leber und Milz kommen; erst eine histologische Untersuchung führt zur Diagnose.

Histiozytosis X

Bei einer hämolytischen Anämie findet man eine charakteristische Laborkonstellation mit Erhöhung der Retikulozytenzahl, des Serumeisens, der ▶ LDH und des indirekten Bilirubins, Erniedrigung der Erythrozytenzahl, des Hämoglobins und des Haptoglobins sowie Veränderungen der Erythrozytenmorphologie, die zur Diagnose führen. Danach ist eine weitere Differenzierung in autoimmunhämolytische Anämieformen, angeborene Stoffwechseldefekte (Sphärozytose) und angeborene Hämoglobinsynthesestörungen (Thalassämie, Sichelzellanämie) möglich.

▶ LDH: Laktatdehydrogenase.

▶ d-DNS-AK: Antikörper gegen native Doppelstrang-DNS.

▶ Anti-ENA: Antikörper gegen extrahierbares nukleäres Antigen, z.B. RNP: ribonukleäres Protein beim Sharp-Syndrom.

▶ ANA: antinukleäre Antikörper,

▶ LMA: Lebermembranantikörper,

▶ LKM: Antikörper gegen mikrosomales Antigen der Leber und Niere,

▶ SLA: Antikörper gegen lösliches zytoplasmatisches Leberantigen,

▶ SMA: Antikörper gegen glatte Muskulatur.

▶ AMA: antimitochondriale Antikörper.

Autoimmunerkrankungen

Verschiedene autoimmunologische Erkrankungen können eine Beteiligung von Leber und Milz aufweisen; es seien - mit ihrer serologischen Diagnostik – genannt:

- Felty-Syndrom: positiver Rheumafaktor;
- systemischer Lupus erythematodes: ▶ d-DNS-Antikörper;
- Sharp-Syndrom: ▶ Anti-ENA (RNP);
- Autoimmunhepatitis: ▶ ANA, LMA, LKM, SLA, SMA;
- Primär biliäre Zirrhose: ▶ AMA.

Bei der Autoimmunhepatitis handelt es sich um eine Erkrankung, die in über 80 % der Fälle Frauen betrifft. Klinisch steht eine chronische Hepatitis mit immer wiederkehrenden entzündlichen Schüben im Vordergrund. Dabei treten sehr hohe Serumtransaminasen auf. Nach Ausschluß einer chronischen Virushepatitis wird die

Autoimmunhepatitis

Diagnose durch den Nachweis von Autoantikörpern, die gegen Antigene in der Leber gerichtet sind, gestellt: Lebermembranantikörper (LMA), Antikörper gegen mikrosomales Antigen in der Leber und Niere (LKM), Antikörper gegen lösliches zytoplasmatisches Leberantigen (SLA), Antkörper gegen glatte Muskulatur (SMA) und antinukleäre Antikörper (ANA). Neben der Autoimmunhepatitis stellt die primär biliäre Zirrhose eine weitere Autoimmunerkrankung der Leber dar. Sie ist durch den Nachweis von antimitochondrialen Antikörpern (AMA) gekennzeichnet. Da sie jedoch über den Mechanismus der portalen Hypertension zur Splenomegalie führt, wurde sie bereits im ersten Abschnitt besprochen.

Felty-Syndrom

Das Felty-Syndrom stellt eine Sonderform der rheumatoiden Arthritis dar. Neben der Gelenkbeteiligung und positivem Nachweis des Rheumafaktornachweis steht eine Milz- und Lymphknotenschwellung sowie in einigen Fällen eine Hepatomegalie im Vordergrund. Dazu kommt noch ein Hyperspleniesyndrom mit Leukopenie.

Der systemische Lupus erythematodes ist eine Autoimmunerkrankung, die sämtliche Organe des menschlichen Organismus betreffen kann. Die Diagnose wird durch den Nachweis von Antikörpern gegen Doppelstrang-DNS im Serum geführt. Zusätzlich wird die Erkrankung durch die Kriterien der American Rheumatism Association gesichert, die sich aus speziellen Laborbefunden und Organmanifestationen zusammensetzt.

Sharp-Syndrom

Neben dem systemischen Lupus erythematodes stellt das Sharp-Syndrom („mixed connective tissue disease", MCTD) eine weitere systemische autoimmunologische Erkrankung dar, die zu einer Hepatosplenomegalie führen kann. Der Nachweis des Sharp-Syndroms wird ebenfalls serologisch durch den Nachweis von Antikörpern gegen extrahierbares nukleäres Antigen (Anti-ENA) (ribonukleäres Protein, RNP) geführt.

Sarkoidose

Auch die Sarkoidose, eine Erkrankung mit möglicher autoimmunologischer Genese, bei der die pulmonale Beteiligung im Vordergrund steht, kann mit einer Hepatosplenomegalie einhergehen. Beim Vorliegen einer klassischen bihilären Lymphknotenschwellung und/oder pulmonaler Beteiligung kann zusätzlich in über 50% der Fälle die Diagnose auch durch Nachweis von Granulomen in der Leber gestellt werden. Da jedoch die pulmonale Beteiligung ausschlaggebend ist, wird die Diagnose meist durch eine transbronchiale Lungenbiopsie und die bronchoalveoläre Lavage gestellt.

Hepatotrope und lymphotrope Virusinfektionen

Zahlreiche systemische Virusinfektionen manifestieren sich in der Leber und der Milz; es seien – mit ihrer serologischen Diagnostik – genannt:

- Hepatitis-A-Virus: Anti-HAV-IgM-Ak;
- Hepatitis-B-Virus: HBS-Ag; HBeAg; HBV-DNS;
- Hepatitis-C-Virus: Anti-HCV-Ak; HCV-PCR;
- Hepatitis-D-Virus: Anti-HD-Ak;
- Hepatitis-E-Virus: (bisher unbekannt);
- Epstein-Barr-Virus: EBV-IgM-Ak; Mononukleoseschnelltest;
- Zytomegalievirus: CMV-IgM-Ak;
- Gelbfiebervirus: IgM-Ak;
- Marburg- und Ebola-Virus: Virusisolierung, serologische Untersuchung.

Derzeit sind 5 klassische Virushepatitiserreger nachgewiesen worden. Über einen fäkal-oral verlaufenden Infektionsweg wird die Hepatitis A (RNA-Virus) übertragen. Sie kann zu einer akuten Hepatitis mit Hepatosplenomegalie führen. Eine chronische Verlaufsform ist nicht zu erwarten, eine fulminant verlaufende Erkrankung tritt äußerst selten (v.a. bei älteren Menschen) auf. Die Hepatitis B (DNA-Virus) und die Hepatitis C (RNA-Virus) werden in der Regel parenteral übertragen, sie stellen daher den überwiegenden Anteil der Posttransfusionshepatitiden dar. Neben klinisch inapparenten Verläufen können beide Erkrankungen sowohl einen akuten Verlauf als auch in bis zu 50% der Fälle eine chronische Verlaufsform bis zum Übergang in die Leberzirrhose aufweisen. Eine Infektion mit dem Hepatitis-D-Virus (inkomplettes RNA-Virus) ist nur bei bestehender Hepatitis-B-Virusinfektion möglich, da das Hepatitis-D-Virus als inkomplettes Virus auf das HBS-Ag des Hepatitis B-Virus angewiesen ist. Eine Superinfektion mit dem Hepatitis-D-Virus bedeutet ein erhöhtes Risiko für das Auftreten einer chronischen Hepatitis. Die Hepatitis-E-Virusinfektion wurde erst in den letzten Jahren beschrieben. Sie kommt in tropischen Gebieten vor, wird fäkal-oral übertragen und weist überwiegend einen akuten Verlauf auf.

Virushepatitis

Neben der klassischen Virushepatitiserkrankungen führt insbesondere die Epstein-Barr-Virusinfektion häufig zu einer Hepatosplenomegalie. Eine wesentliche differentialdiagnostische Hilfe liefert jedoch die in über 80% der Fälle vorhandene, zum Teil schwer verlaufende Pharyngitis, Tonsillitis und Lymphknotenvergrößerung. Seltener kommt es bei einer Zytomegalievirusinfektion zur Beteiligung von Leber und Milz. Aber auch tropische Virusinfektionen wie z. B. Gelbfieber kommen als Ursache einer Hepatosplenomegalie in Betracht. Das Verbreitungsgebiet dieser Infektion ist das südliche Afrika und der nördliche Teil Südamerikas. Durch vorgeschriebene aktive Impfungen vor Einreise in die meisten betroffenen Länder ist diese Erkrankung nur sehr selten bei uns anzutreffen. Hierzu gehört auch eine Infektion mit dem Ebola- oder Marburg-Virus; weltweit sind erst wenige Infektionen mit diesen hochvirulenten Erregern beschrieben worden; sie verliefen zu einem hohen Prozentsatz letal. Neben einer schweren fieberhaften Infektion treten ein hämorrhagisches Hautexanthem, eine Lymphadenopathie, gastrointestinale Blutungen, eine Pankreatitis, eine Hepatitis und eine Myokarditis auf. In seltenen Fällen, bei schwer immunsupprimierten Patienten, können auch Herpes-simplex-, Mumps-, Masern-, Röteln-, Coxsackie-, und Adenoviren zu einer Leber- und Milzbeteiligung führen.

EBV-Infektion

Allen Virusinfektionen ist gemein, daß sie in der Regel eine systemische Erkrankung mit Fieber darstellen. Darüber hinaus kommt es zu einem Anstieg der Serumtransaminasen, so daß das klinische Erscheinungsbild und der serologische Nachweis zur Diagnose führt. Für die EBV-Virusinfektion stellt das Differentialblutbild mit den charakteristisch veränderten mononukleären Zellen ein zusätzliches diagnostisches Kriterium dar. Für alle Virusinfektionen gilt jedoch auch, daß sie häufig klinisch inapparente Verläufe – ohne wesentliche Hepatosplenomegalie – aufweisen.

Protozoeninfektionen

Neben den bereits beschriebenen tropischen Virus- und Wurmerkrankungen, die zu einer Hepatosplenomegalie führen können, kommen ursächlich verschiedene Protozoeninfektionen in Frage. Diese Infektionskrankheiten werden alle durch verschiedene

Tabelle 1
Tropische Protozoeninfektionen, die mit einer Hepatosplenomegalie einhergehen

Krankheit	Erreger	Nachweis
Malaria	Plasmodium vivax	– direkt (dicker Tropfen)
	P. ovale	+ serologisch
	P. malariae	
	P. falciparum	
Kala-Azar	Leishmania donovani	– direkt (Blut, Sternalpunktat)
	L. infantum	+ serologisch
Chagas-Krankheit	Trypanosoma cruzi	– direkt (dicker Tropfen)
		+ serologisch

Stechmücken (Malaria, Kala-Azar) oder Raubwanzen (Chagas-Krankheit) übertragen (Tabelle 1).

Malaria

Weltweit ist die Malaria die häufigste Infektion. Neben dem charakteristischen Fieberverlauf tritt eine Hepatosplenomegalie auf, die im wesentlichen durch den vermehrten Erythrozytenabbau bedingt ist. Durch Resistenzentwicklungen der Erreger und inkonsequent durchgeführte Infektionsprophylaxe werden jedoch uncharakteristische Fieber- und Erkrankungsverläufe, die längere Zeit nach der Rückkehr aus den Tropen differentialdiagnostische Probleme bereiten, immer häufiger. Der Nachweis einer Malariainfektion wird durch den direkten Erregernachweis im Blut (dicker Tropfen) geführt. Daneben stehen heutzutage auch serologische Tests unterstützend zur Verfügung. Die viszerale Leishmaniose (Kala-Azar) wird durch eine Infektion mit dem Erreger Leishmania donovani oder Leishmania infantum hervorgerufen. Im menschlichen Organismus vermehren sich diese Erreger im RES und führen zu einer Endothelwucherung. Daher kommt es bei dieser Infektionserkrankung zu einer Hepatosplenomegalie, begleitet von länger anhaltendem unregelmäßigem Fieber, einer Leukopenie und einer Hypergammaglobulinämie. Der Erregernachweis gelingt direkt in der Blutkultur und dem Sternalpunktat oder indirekt mit Hilfe serologischer Tests.

Kala-Azar

Chagas-Krankheit

Die Chagas-Krankheit wird durch den Erreger Trypanosoma cruzi hervorgerufen. Im Anschluß an die Infektion kommt es zu einer intrazellulären Vermehrung dieses Parasiten im menschlichen Organismus. Im akuten Stadium beobachtet man unregelmäßiges Fieber, eine Lymphadenopathie, eine Hepatosplenomegalie und häufig ein einseitiges Oberlidödem. Im chronischen Stadium können Organvergrößerungen (Megakolon, Megaösophagus und Kardiomegalie) auftreten. Die Diagnose wird durch den direkten Erregernachweis im Blut (dicker Tropfen) gestellt. Zusätzlich liefern serologische Untersuchungsverfahren im chronischen Stadium diagnostische Hilfestellung.

Verbreitungsgebiet der Protozoeninfektionen

Das Verbreitungsgebiet dieser Protozoenerkrankungen liegt ausnahmslos im tropischen Bereich. Während eine Malariainfektion und viszerale Leishmaniose erdteilübergreifend in fast allen tropischen Gebieten auftreten können, ist die Chagas-Erkrankung auf Mittel- und Südamerika begrenzt.

Bakteriell septische Erkrankungen

Jedes bakteriell septische Krankheitsbild kann zu einer Vergrößerung der Leber und vor allem der Milz führen. Hier steht jedoch das klinische Bild der schweren Sepsis im Vordergrund, so daß differentialdiagnostische Überlegungen zur Hepatosplenomegalie in den Hintergrund treten. Zu diesen septischen Krankheitsbildern gehört auch die Endokarditis mit ihren bakteriellen Embolien in Leber und Milz. Oft schwer zu diagnostizieren ist die Miliartuberkulose als Ursache einer so ausgeprägten Hepatosplenomegalie.

Miliartuberkulose

Endokrinologische Erkrankungen

Hier ist vor allem die Akromegalie zu nennen. Es handelt sich um einen Tumor des Hypophysenvorderlappens mit intrinsischer Aktivität. Es wird in einem hohen Maße körpereigenes Wachtumshormon („human growth hormone", HGH) produziert. Neben einer Größenzunahme der Akren wird auch eine Größenzunahme der Organe im Splanchnikusgebiet beobachtet, also auch eine Hepatosplenomegalie. In seltenen Fällen wird eine Hepatosplenomegalie bei einer Überfunktion der Schilddrüse festgestellt.

Akromegalie

Herzinsuffizienz

Eine ausgeprägte Rechtsherzinsuffizienz führt zu einer Vorlaststeigerung mit einer Stauung von venösem Blut in den Kapazitätsgefäßen, also auch im Pfortadersystem. Im Verlauf von Jahren kann es gelegentlich sogar zu Umbauvorgängen in der Leber mit Ausbildung einer Leberzirrhose kommen (▶ Cirrhose cardiaque). Ursächlich kommen verschiedene kardiopulmonale Erkrankungen in Betracht: Cor pulmonale, Herzklappenfehler, Kardiomyopathien. Ein ähnliches Krankheitsbild entsteht durch die Pericarditis constrictiva, da auch diese zu einer ausgeprägten Kongestion vor dem rechten Herzen führt. Klinisch finden sich neben der Stauung in den Lebervenen und im Pfortadersystem mit der Ausbildung einer Hepatosplenomegalie weitere Zeichen der Rechtsherzinsuffizienz wie Halsvenenstauung, Beinödeme oder Pleuraergüsse. In der Regel dominiert klinisch die kardiale Symptomatik, so daß differentialdiagnostische Überlegungen zur Ursache der Hepatosplenomegalie in den Hintergrund treten.

Rechtsherzinsuffizienz

▶ Cirrhose cardiaque: Periportalfibrose bei chronischer Rechtsherzinsuffizienz mit Ausbildung einer portalen Hypertension.

Differentialdiagnostik

Die Darstellung der zahlreichen Erkrankungen, die zu einer Hepatosplenomegalie führen können, macht deutlich, daß eine gezielte Diagnostik in der Regel in mehreren Schritten erfolgen muß (Abb. 5). Zu Beginn (1. Stufe) steht eine ausführliche Anamnese und eine eingehende körperliche Untersuchung. Dadurch werden wichtige diagnostische Hinweise und sogar eine Verdachtsdiagnose gewonnen, und die Zahl der in Frage kommenden Erkrankungen kann eingegrenzt werden. Als nächster Schritt (2. Stufe) schließt sich eine Ultraschalluntersuchung von Leber und Milz an, um die klinisch festgestellte Hepatosplenomegalie zu verifizieren und zu quantifizieren. Daneben sollten Routinelaborparameter (Blutbild, Differentialblutbild, Serumtransaminasen, Cholestaseparameter, Bilirubin) bestimmt werden. Bei Verdacht auf einen infektiösen Prozeß (Fieber) muß eine virale oder bakterielle Diagnostik sowie nach Aufenthalt in den Tropen auch eine Proto-

Anamnese und körperliche Untersuchung

Ultraschalluntersuchung

Infektionsdiagnostik

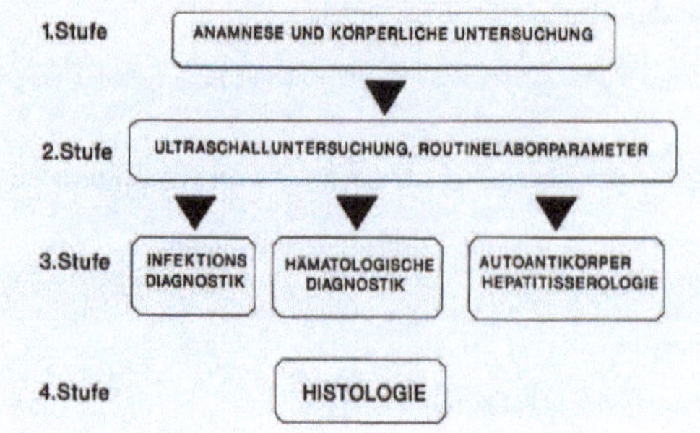

Abb. 5. Stufenschema zur Diagnosefindung bei Vorliegen einer Hepatosplenomegalie

zoendiagnostik erfolgen (u.a. dicker Tropfen Blut). Veränderungen im Blutbild und Differentialblutbild sowie eine Lymphadenopathie lassen an eine hämatologische Erkrankung denken. Sollte bis zu diesem diagnostischen Schritt noch kein spezifischer Hinweis vorliegen, ist in einer 3. Stufe die Bestimmung von Autoantikörpern zum Nachweis einer Autoimmunerkrankung indiziert.

hämatologische Diagnostik

immunologische Diagnostik

Die Ursache einer Hepatosplenomegalie wird häufig durch Blut- und histologische Untersuchungen gefunden. Daher sind neben der Ultraschalluntersuchung nur in speziellen Fällen zusätzliche bildgebende Verfahren, endoskopische Untersuchungsmethoden oder Angiographien indiziert. Hierbei sind insbesondere die Pfortaderthrombose (selten Hepatomegalie) und das Budd-Chiari-Syndrom zu erwähnen. Bei beiden Erkrankungen liefert die Ultraschalluntersuchung in Verbindung mit der Duplexsonographie und der farbkodierten Dopplersonographie entscheidende diagnostische Hinweise. Im Anschluß daran werden konventionelle angiographische Untersuchungen durchgeführt (Zöliakographie, Splenoportographie), mit deren Hilfe die Diagnose bewiesen werden kann. Letztendlich sollte als 4. Stufe in der Diagnostik eine histologische Untersuchung von Lebergewebe angestrebt werden. Die einfachste Form stellt die Leberblindpunktion dar, welche jedoch nur begrenzte Aussagekraft hat, da sie nur ein kleines Areal des betroffenen Organs widerspiegelt. Größere Aussagekraft hat eine Laparoskopie mit der makroskopischen Begutachtung von Leber und Milz, wobei die Möglichkeit besteht, verschiedene Leberbiopsien zu entnehmen. Die Indikation zur Laparoskopie ist v.a. dann gegeben, wenn bei einer Leberblindpunktion eine Erkrankung nicht diagnostiziert werden konnte.

Histologie

Fragen und Antworten zur Erfolgskontrolle

1. Welche Erkrankung führt bevorzugt zu einer extramedullären Blutbildung in Leber und Milz mit Auftreten einer massiven Hepatosplenomegalie?

Osteomyelofibrose.

2. Wie wird der Morbus Wilson diagnostiziert?

Durch einen verminderten Coeruloplasminspiegel im Serum, einen verminderten Kupfergehalt im Serum und eine vermehrte Anreicherung von Kupfer im histologischen Befund von Lebergewebe.

3. Nennen sie 3 Mechanismen, die über die Erkrankungen des hämatopoetischen Systems zu einer Hepatosplenomegalie führen!

1) extramedulläre Blutbildung; 2) Organinfiltration durch eine Leukämie oder Lymphom; 3) vermehrter Erythrozytenabbau bei hämolytischer Anämie.

Literatur

Beswick DR, Klatskin G, Boyer JL (1985) Asymptomatic primary biliary cirrhosis: A progress report on long-term follow-up and natural history. Gastroenterology 89:267–271

Glenner GG (1980) Amyloid deposits and amyloidosis. The β-fibrillosis. N Engl J Med 302:1283–1292

Gluud C, Henriksen JH, Nielsen G (1988) Prognostic indicators in alcoholic cirrhotic men. Hepatology 8:222–227

Kirchhoff LV (1989) Trypanosoma cruzi a new threat to our blood supply? Ann Intern Med 111:773–774

Sato S, Nouchi T, Worner TM, Lieber CS (1986) Liver fibrosis in alcoholics: Detection by FAB radioimmunoassay of serum procollagen III peptides. JAMA 256:1471–1473

Sherlock S (1989) Diseases of the liver and bile system. 8th edn. Blackwell, Oxford

Yeaman SJ, Fussey SP, Danner DJ, James OF, Mutimer DJ, Bassendine MF (1988) Primary biliary cirrhosis: identification of two major M2 mitochondrial autoantigens. Lancet 1:1067–1070

Prof. Dr. U.R. Fölsch
I. Medizinische Klinik
Klinik für Allgemeine Innere Medizin
Christian-Albrechts-Universität
Schittenhelmstraße 12
D-24105 Kiel